Tabakatlas Deutschland 2009

DEUTSCHES KREBSFORSCHUNGSZENTRUM

Tabakatlas Deutschland 2009

Autorinnen und Autoren

Dr. Martina Pötschke-Langer
Ute Mons M.A.
Dr. Katrin Schaller
Dr. Svenja Stein
Dipl. Biol. Sarah Kahnert
Nick K. Schneider
Dr. Urmila Nair
Susanne Schunk
Dipl. Kfm. Hubertus Mersmann

Mitwirkung an der Manuskripterstellung

Dipl. Vw. Florian Gleich
Lennart Girrbach
Jessica Schütz

In Zusammenarbeit mit

Dr. Andreas Schoppa
Geschäftsstelle der Drogenbeauftragten
der Bundesregierung
Bundesministerium für Gesundheit

Bundesministerium für Gesundheit

Dipl. Soz. Thomas Lampert
Robert-Koch-Institut

ROBERT KOCH INSTITUT

Diese Publikation wurde vom Bundesministerium für Gesundheit und mit Mitteln aus dem Nachlass von Horst Heinz Hermann Wertgen finanziell gefördert.

Impressum

Herausgeber:
Deutsches Krebsforschungszentrum
Im Neuenheimer Feld 280
D-69120 Heidelberg
who-cc@dkfz.de
www.dkfz.de
www.tabakkontrolle.de

Die Deutsche Bibliothek verzeichnet diese Publikation in der Deutschen Nationalbibliographie; detaillierte bibliographische Daten sind im Internet über http://dnb.ddb.de abrufbar.

1. Auflage 2009

Verantwortlich:
Dr. Martina Pötschke-Langer
Leiterin der Stabsstelle Krebsprävention und des
WHO-Kollaborationszentrums für Tabakkontrolle
im Deutschen Krebsforschungszentrum

Umschlaggestaltung:
Stabsstelle Krebsprävention, Deutsches Krebsforschungszentrum, Heidelberg

Gestaltung, Layout, Satz:
Stabsstelle Krebsprävention, Deutsches Krebsforschungszentrum, Heidelberg
komplus GmbH, Heidelberg

Druck:
Stürtz GmbH, Würzburg

Verlag:
Steinkopff Verlag, Heidelberg

ISBN 978-3-7985-1882-7

Es ist nicht genug, zu wissen,
man muss auch anwenden.

Es ist nicht genug, zu wollen,
man muss auch tun.

Johann Wolfgang von Goethe –
Wilhelm Meisters Wanderjahre

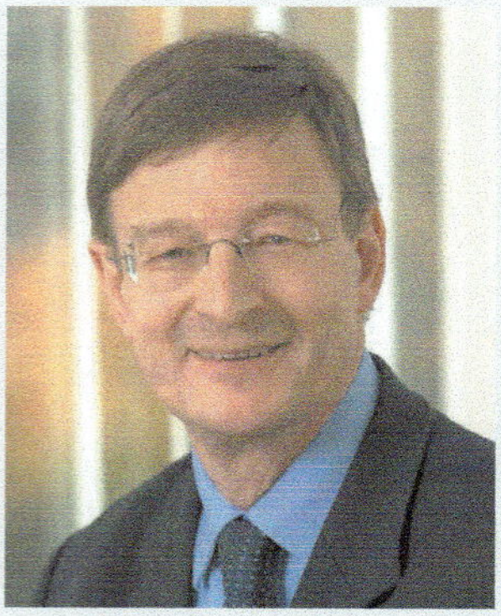

Vorwort von **Prof. Dr. Otmar D. Wiestler**
Vorstandsvorsitzender des Deutschen Krebsforschungszentrums

Tabakprodukte können bei bestimmungsgemäßem Gebrauch zu Abhängigkeit, Erkrankung und vorzeitigem Tod führen - Raucher büßen durchschnittlich 10 Jahre ihrer Lebenserwartung ein.
Bislang liegen die Daten zum Tabakproblem vorwiegend in wissenschaftlichen Artikeln vor, die für Nichtwissenschaftler schwer zugänglich sind. Wegen des breiten gesellschaftlichen Interesses an der Thematik hat sich das Deutsche Krebsforschungszentrum entschlossen, einen „Tabakatlas Deutschland" herauszugeben, der die aktuellen Fakten enthält. Vorbild war der internationale Tabakatlas, der von Prof. Judith Longstaff Mackay entwickelt wurde und dessen Grundkonzept für diesen ersten deutschen Tabakatlas weitgehend übernommen wurde. Wir danken Prof. Longstaff Mackay für die Erlaubnis dafür und für ihre Ermutigung.
Eine hervorragende Zusammenarbeit fand mit dem Bundesministerium für Gesundheit und dem Büro der Drogenbeauftragten Sabine Bätzing statt. Ihnen gilt ebenso unser Dank. Nicht zuletzt danken wir der Weltgesundheitsorganisation, die mit der Framework Convention on Tobacco Control die Voraussetzung schuf, den Tabakkonsum weltweit und in den beteiligten Mitgliedsstaaten, darunter Deutschland, wirkungsvoll einzudämmen. Eine Fülle von Maßnahmen können und müssen eingeleitet werden, um eine wirksame Rauchprävention, eine Ermutigung für Raucher zum Rauchstopp und einen Schutz vor Passivrauchen zu gewährleisten. Dies wird auch durch den Tabakatlas dargestellt. In diesem Sinne wünsche ich dem Buch eine nachhaltige Wirkung.

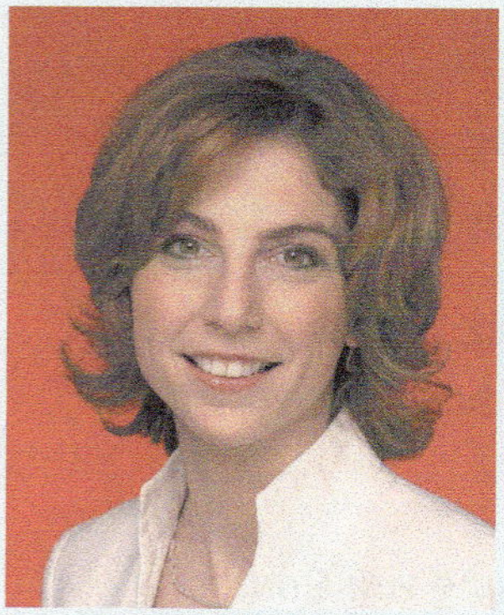

Vorwort von **Sabine Bätzing**, MdB
Drogenbeauftragte der Bundesregierung

Rauchen ist das größte vermeidbare Gesundheitsrisiko unserer Zeit. Dennoch raucht bis heute noch fast ein Drittel der Bevölkerung in Deutschland. Dies ist Grund genug, um mit dem vorliegenden Tabakatlas alle wichtigen Zahlen und Fakten zum Rauchen in übersichtlicher und neuer Form für die breite Öffentlichkeit darzustellen.
Mit gut aufbereiteten Grafiken und kurzen Erläuterungen ermöglicht er einen schnellen und aufschlussreichen Überblick zu aktuellen Daten sowie der mit dem Rauchen verbundenen großen Gefahren und direkten gesundheitlichen Folgen des Tabakkonsums. Er gibt ebenso Auskunft über Trends des Rauchens, wie über die Inhaltstoffe der angebotenen Tabakprodukte und deren Wirkung, die wirtschaftlichen Aspekte und Kosten des Tabakkonsums sowie die Möglichkeiten und Hilfsangebote zum Rauchstopp in Deutschland.
Für die Tabakprävention ist der vorliegende Tabakatlas ein wertvoller Bericht. Er zeigt auf, welche präventiven und gesetzlichen Maßnahmen zur Reduzierung des Tabakkonsums in Deutschland auf den Weg gebracht wurden und welche Anforderungen und Empfehlungen aus der internationalen Tabakrahmenkonvention der Weltgesundheitsorganisation für die Tabakpolitik bestehen. Ich bin überzeugt, dass mit dem Tabakatlas ein sehr informatives und praktisches Handbuch für alle Interessierten vorliegt, der einen Beitrag zum gemeinsamen politischen Handeln leisten wird.

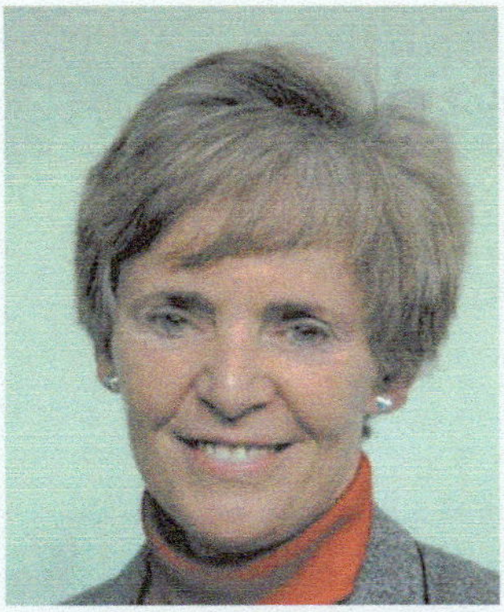

Vorwort von Prof. Dr. Judith Longstaff Mackay
Senior Advisor, World Lung Foundation
Senior Policy Advisor, World Health Organization
Mitherausgeberin der internationalen Tabakatlas-Reihe

Die Atlanten der Gesundheitsreihen sind Handlungsinstrumente für die Advocacy-Arbeit. Viel zu häufig finden sich Gesundheitsstatistiken versteckt in optisch wenig inspirierenden medizinischen Fachzeitschriften, in Fachbüchern, Berichten und Tabellen, was weder das Verständnis erhöht noch die Politik beeinflusst.
Ich habe mich für die Atlas-Reihe entschieden, um Tausende von Statistiken einem größeren Publikum verfügbar zu machen. Ich habe bereits den ,Health Atlas' und den ,Atlas on Human Sexual Behaviour' veröffentlicht, und war fasziniert davon, wie aussagekräftig kreative Grafiken kombiniert mit wenigen Worten sind. Dies erfuhr ich zum Teil auch dadurch, dass ich in Asien lebte, wo ich mit vielen Menschen sprach, deren Muttersprache nicht Englisch ist.
Nicht ansteckende Krankheiten waren lange Zeit ein wenig beachtetes Spezialgebiet, während viele Finanzmittel, viel Regierungsarbeit und große mediale Aufmerksamkeit für ansteckende Krankheiten, wie HIV/AIDS, Malaria, Tuberkulose und sogar SARS aufgewendet wurden, die alle weit weniger Menschen töten als Tabak.
Atlanten bieten auch die Möglichkeit, Entwicklungen zu verfolgen. Seit dem ersten Tabakatlas im Jahr 2002 gab es eine Reihe wichtiger Entwicklungen: das WHO-Rahmenabkommen zur Tabakkontrolle (FCTC), den MPOWER Bericht und Philantropen stellten bedeutende Finanzmittel für wirtschaftlich schwache Länder bereit. Da mehr Daten als je zuvor verfügbar sind, wächst auch das Wissen um die Interessen und Strategien der Tabakindustrie. Auch wenn es noch lange nicht ausreichend ist, führen immer mehr Länder Maßnahmen zur Tabakkontrolle ein: Tabaksteuererhöhungen, Einführung rauchfreier Bereiche, Verbote von Tabakwerbung, -sponsoring und -promotion, Hilfen bei der Entwöhnung und bildliche Warnhinweise auf Tabakprodukten.
Ich glaube, dass die Tabakatlas-Reihe dabei geholfen hat, dass die Tabakkontrolle auf viele politische und soziale Agendas gesetzt wurde.

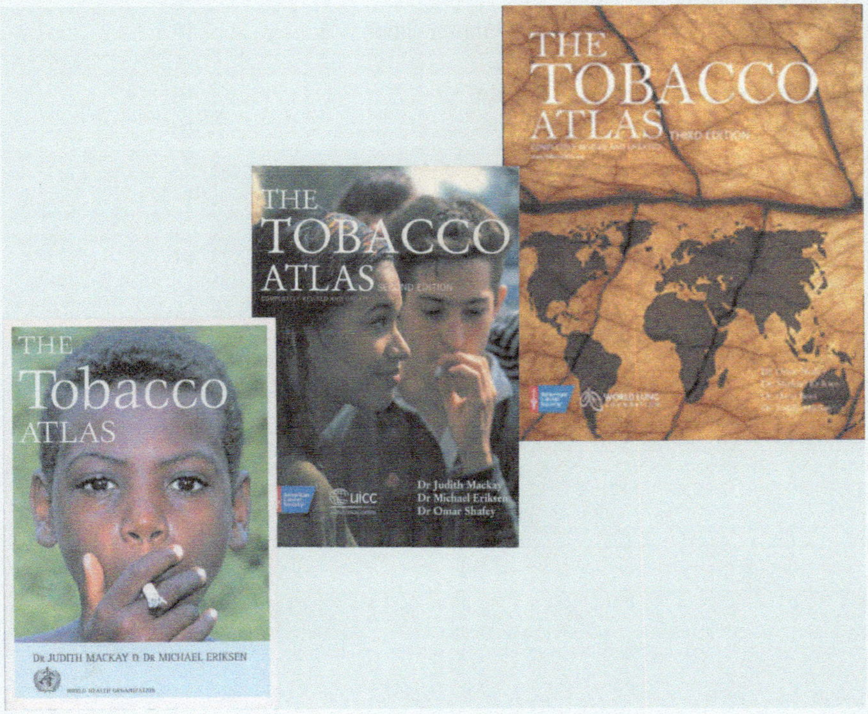

Inhalt

1	**Tabakprodukte**	10
1.1	Tabakprodukte im Überblick	12
1.2	Von der Pflanze zum Produkt	14
1.3	Zusatzstoffe	16
1.4	Inhaltsstoffe des Tabakrauchs	18
1.5	Verringerung oder Vermeidung von Gesundheitsgefahren?	20
2	**Tabakkonsum und gesundheitliche Folgen**	22
2.1	Physiologische Wirkungen des Rauchens	24
2.2	Tabakabhängigkeit	26
2.3	Entwicklungstrends des Tabakkonsums	28
2.4	Rauchen bei Erwachsenen	30
2.5	Rauchen bei Kindern und Jugendlichen	32
2.6	Sozialer Status und Rauchen	34
2.7	Rauchen bei verschiedenen Berufsgruppen	36
2.8	Rauchen in der Schwangerschaft	38
2.9	Durch Rauchen bedingte Todesfälle	40
2.10	Durch Rauchen bedingte Todesfälle - Lungenkrebs	42
2.11	Durch Rauchen bedingte Todesfälle - Herzerkrankungen	44
3	**Passivrauchen und gesundheitliche Folgen**	46
3.1	Gesundheitliche Folgen des Passivrauchens	48
3.2	Passivrauchen bei Erwachsenen	50
3.3	Passivrauchen bei Kindern und Jugendlichen	52
4	**Ökonomische Aspekte des Rauchens**	54
4.1	Individuelle Kosten des Rauchens	56
4.2	Krankheitskosten infolge des Rauchens	58
4.3	Tabakpreis und Tabaksteuer	60

5 Tabakindustrie ... 62
5.1 Hersteller von Tabakprodukten ... 64
5.2 Tabakanbau in Deutschland ... 66
5.3 Tabakanbau, Tabakproduktion und deren Folgen ... 68
5.4 Vertrieb und Absatz von Tabakprodukten ... 70
5.5 Tabakaußenhandel ... 72
5.6 Illegaler Tabakhandel ... 74

6 Tabakkontrollpolitik ... 76
6.1 Das Rahmenabkommen zur Tabakkontrolle (FCTC) ... 78
6.2 Geschichte des Rahmenabkommens ... 80
6.3 Eindämmung der Einflussnahme der Tabakindustrie ... 82
6.4 Tabaksteuererhöhungen ... 84
6.5 Rauchfreie Umwelt ... 86
6.6 Produktregulierung ... 88
6.7 Warnhinweise ... 90
6.8 Aufklärung und Information ... 92
6.9 Aufklärung und Information – internationale Projekte ... 94
6.10 Beteiligung der Zivilgesellschaft ... 96
6.11 Tabakwerbeverbote ... 98
6.12 Ausstieg und Entwöhnung ... 100
6.13 Bekämpfung des illegalen Handels ... 102
6.14 Ausblick ... 104

Literatur- und Abbildungsverzeichnis ... 106

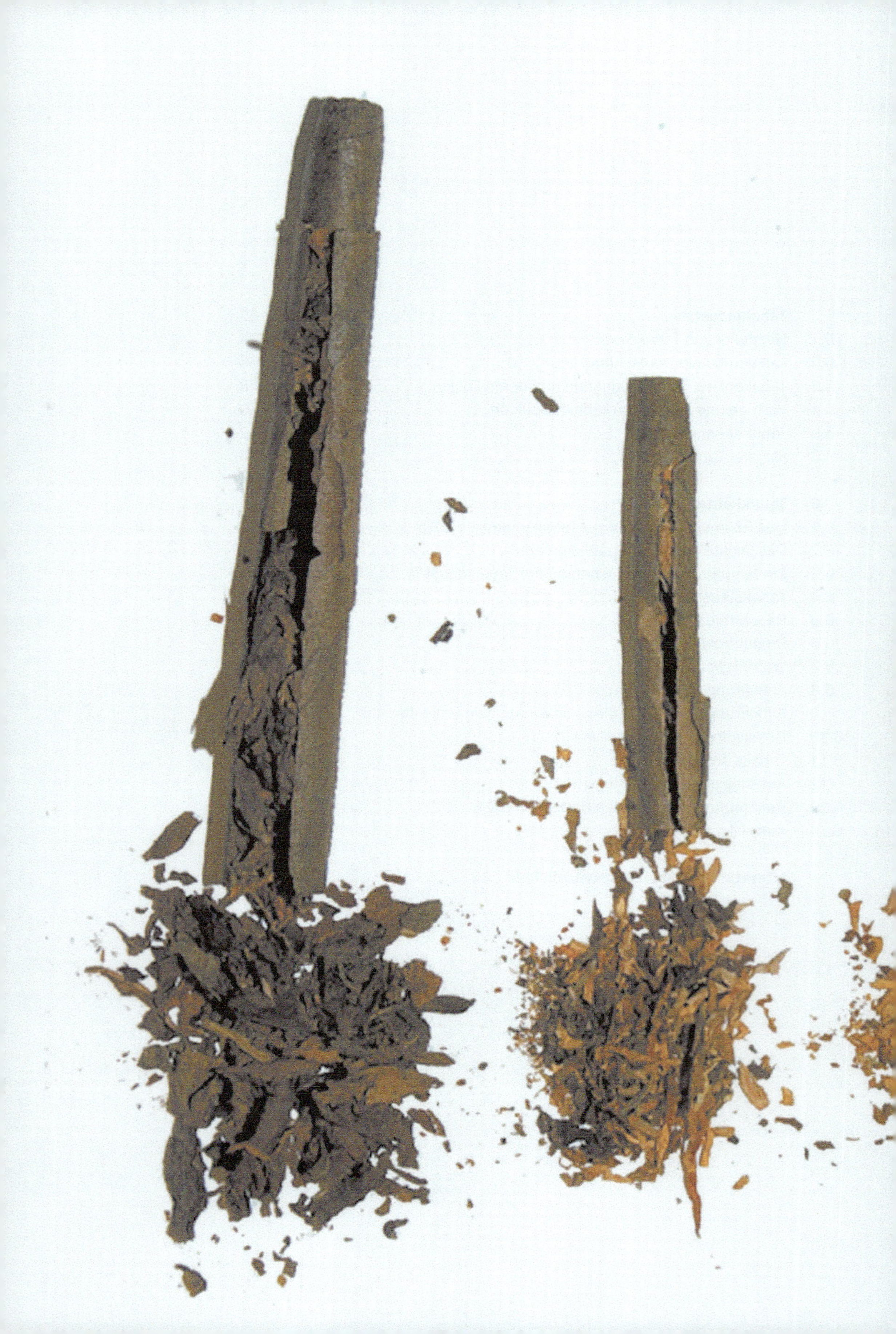

1 Tabakprodukte

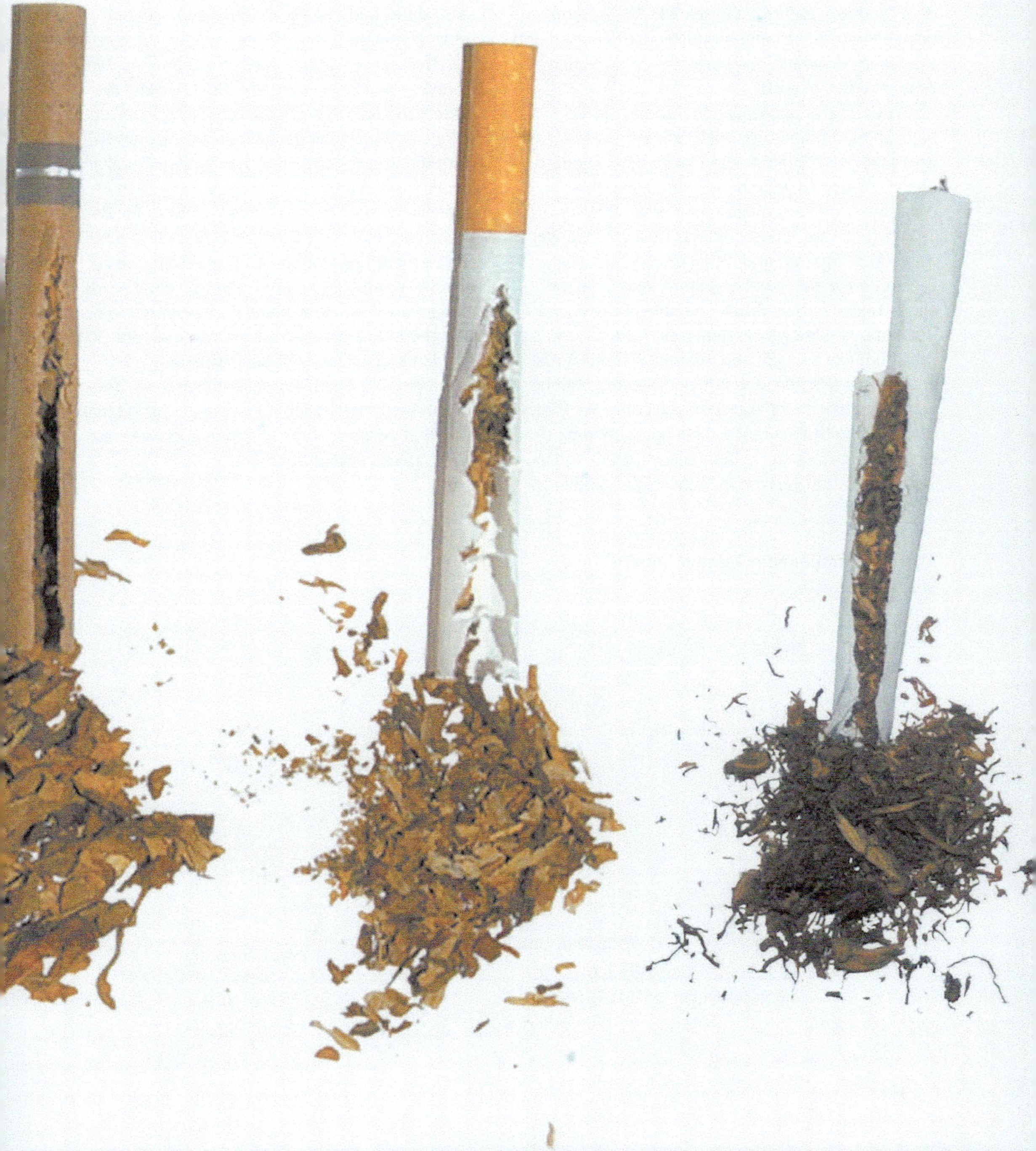

1.1 Tabakprodukte im Überblick

Die ursprünglich in Mittel- und Südamerika heimische Tabakpflanze gehört botanisch zu den Nachtschattengewächsen und enthält große Mengen an Alkaloiden (Nikotin, Nornicotin, Anabasin, Anatabin).

Heute wird Tabak weltweit angebaut. Die meisten Tabaksorten werden aus der rotblühenden Untergattung *Nicotiana tabacum* hergestellt, nur die russische Tabaksorte Machorka wird aus gelbblühendem *Nicotiana rustica* gefertigt. Alle Tabakprodukte bestehen aus Mischungen verschiedener Sorten und werden im Verarbeitungsprozess mit zahlreichen Zusatzstoffen versetzt.

In der Zigarettenproduktion wird der Tabak befeuchtet, aromatisiert, mit Blattrippen versetzt, gemischt, in 0,75 mm breite Fasern geschreddert und zu Zigaretten gedreht. Für selbstgedrehte Zigaretten wird Feinschnitt (auf eine Blattbreite von 0,3 bis 0,65 mm zugeschnittene Tabakmischungen) verwendet. Zigarren und die kleineren Zigarillos sind Tabakstränge aus unbehandeltem Tabak, die mit einem Deckblatt aus Tabak oder einem Deck- und Umblatt aus homogenisiertem (rekonstituiertem) Tabak umhüllt sein können. Homogenisierter Tabak besteht aus fein gemahlenem und wieder gebundenem Rohtabak oder Fabrikationsabfällen. Für Pfeifen werden Schnitttabak (auf 1,4 bis über 3,5 mm Blattbreite geschnittene Tabakmischungen), Presstabak (in Platten gepresster Tabak) oder gesponnener Tabak (in ein Deckblatt eingerollter Tabak in Strangform) verwendet. Alle diese Produkte werden geraucht. Rauchloser Tabak hingegen wird in fester Form über Mund oder Nase konsumiert.

Ab dem Ende des 16. Jahrhunderts wurde Tabak in Europa vorwiegend geschnupft oder in Pfeifen geraucht, später kamen Zigarren auf. Ab der Mitte des 17. Jahrhunderts wurde Tabak auch gekaut und ab dem Anfang des 19. Jahrhunderts kamen Zigaretten auf den Markt. Nach der Erfindung der Zigarettenrollmaschine im Jahr 1881, welche die Massenproduktion von Zigaretten ermöglichte, stieg der Zigarettenkonsum deutlich an. Heute stellen Zigaretten weltweit mit 96 % den größten Anteil an allen Produkten des Tabakmarktes dar – auch in Deutschland machen sie den weit größten Teil des Tabakabsatzes aus. Rechnet man zu den maschinell gefertigten Zigaretten den Feinschnitt, der zur Herstellung selbstgedrehter Zigaretten dient, dazu, betragen auch in Deutschland Fertig-Zigaretten und selbstgedrehte Zigaretten zusammen mehr als 90 % des Gesamtabsatzes an Tabakprodukten.

Zigarren und Zigarillos, Pfeifentabak sowie Kau- und Schnupftabak haben nur einen geringen Marktanteil. Seit einigen Jahren kommen auch Wasserpfeifen zunehmend in Gebrauch.

Absatz verschiedener Tabakprodukte
Stand: 2008

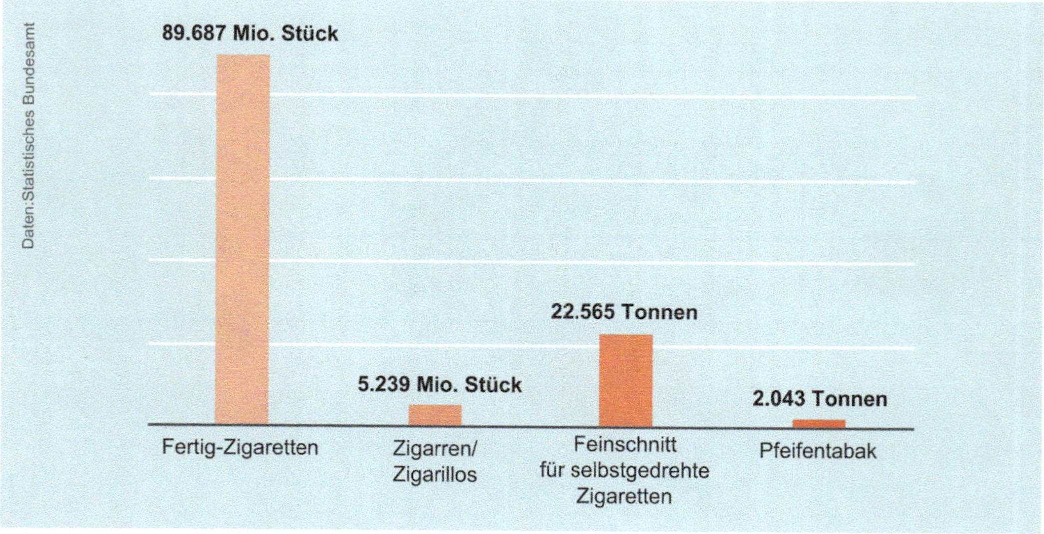

Tabakprodukte sind in jeder Form gesundheitsschädlich – egal ob geraucht, gekaut, gelutscht oder geschnupft.

Tabakprodukte in Deutschland

Zigaretten

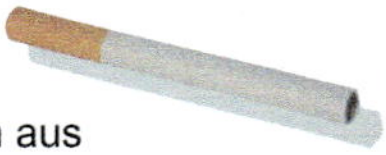

Handelsübliche Zigaretten werden maschinell gefertigt und bestehen aus geschreddertem und homogenisiertem Tabak, dem Hunderte von Substanzen zur Feuchthaltung und Aromabildung zugesetzt werden. Sie werden meist mit einem Filter versehen und sind weltweit das marktbeherrschende Tabakprodukt.

Feinschnitt

Selbstgedrehte Zigaretten werden vom Konsumenten aus fein geschnittenem, losem Tabak gefertigt. Dieser wird von Hand in Zigarettenpapier eingewickelt oder in fertige Hülsen gestopft. Hierfür werden manchmal kleine Tabakdreh- oder Tabakstopfmaschinen eingesetzt.

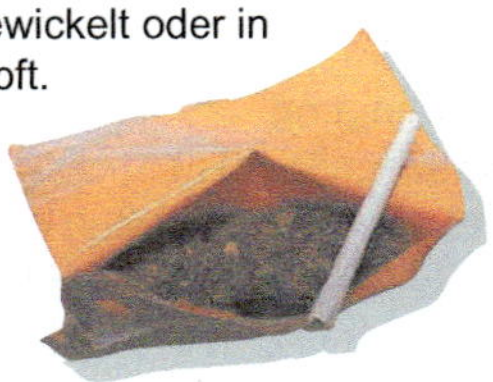

Zigarren & Zigarillos

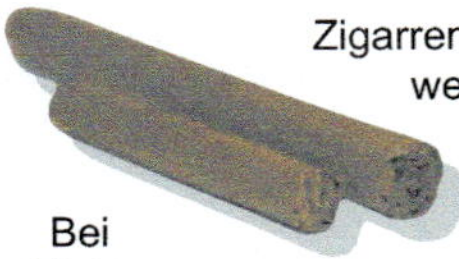

Zigarren und Zigarillos werden aus verschiedenen Tabaksorten hergestellt. Bei Zigarren wird eine Einlage aus ganzen, gerissenen oder zerkleinerten Tabakblättern von einem Umblatt sowie von einem Deckblatt umschlossen. Für Zigarillos wird als Umblatt homogenisierter Tabak verwendet.

Pfeifentabak

Pfeifentabak wird in geschnittener, loser Form in Pfeifen gestopft. Meist wird er mit verschiedenen natürlichen und chemischen Aromen (z.B. Fruchtaromen, Fruchtextrakten, Vanille) sowie alkoholischen Getränken (z.B. Rum, Whisky) aromatisiert.

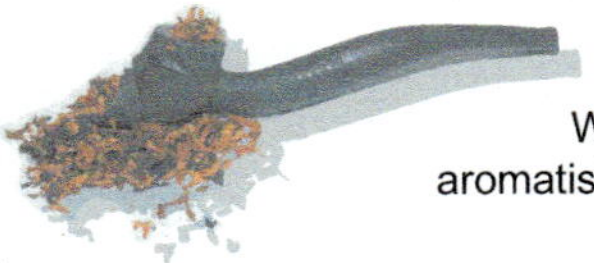

Wasserpfeifentabak

Bei der Wasserpfeife, u.a. auch Shisha, Narghileh oder Hookah genannt, werden feuchte Tabakmischungen auf Kohle verschwelt. Der Rauch wird zunächst zum Abkühlen durch ein Wassergefäß geleitet und dann über einen Schlauch inhaliert. Der Wasserpfeifentabak besteht aus einer Mischung von Tabak, Melasse, Glyzerin und Aromastoffen. Er unterscheidet sich von anderen Tabakarten durch einen besonders hohen Anteil an Feuchthaltemitteln, der trotz der gesetzlichen Begrenzung auf 5 % bei Importware oft bis zu 30 % betragen kann.

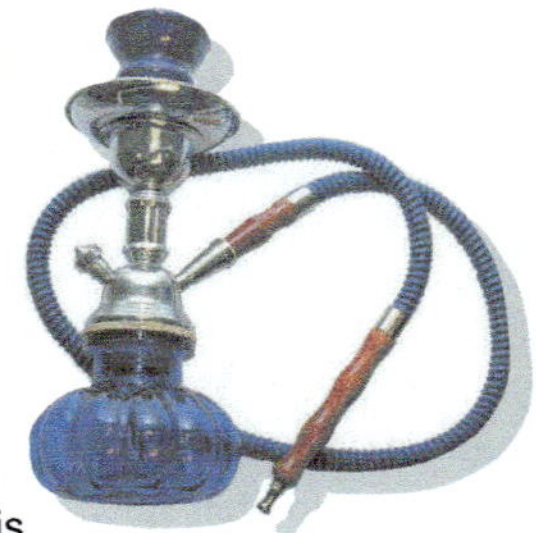

Rauchlose Tabakprodukte

Kautabak wird in Rollen, Stangen, Würfeln oder Platten produziert und eignet sich zum Kauen oder Lutschen. Er wird aus stark nikotinhaltigen Rohtabaken hergestellt und mit einer Mischung unterschiedlicher Stoffe (z.B. Fruchtessenzen, Traubenzucker, Kandiszucker, Lakritze, Menthol) versetzt.

Schnupftabak ist pulverisierter Tabak, der in einer Prisengröße von 30 bis 50 mg in die Nase eingezogen (geschnupft) wird. In Bayern ist Schnupftabak auch als „Schmalzler“ bekannt.

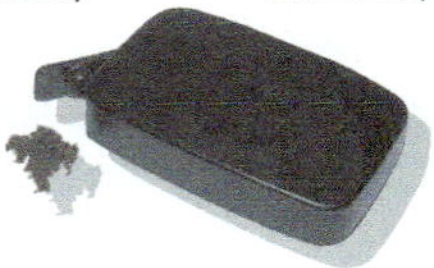

Rauchlose Tabakprodukte geben das Nikotin langsamer ab als gerauchte Tabakprodukte.

1.2 Von der Pflanze zum Produkt

Bei der Herstellung von Tabakprodukten werden sowohl im Anbau als auch bei der Weiterverarbeitung des Tabaks (Trocknung, Fermentation, Aufbereitung, Tabakwarenherstellung) zahlreiche Substanzen eingesetzt, die das Abhängigkeitspotential der Zigarette sowie deren gesundheitsschädigende Wirkung erhöhen.

Nitratdüngung

Nitratdünger enthält Stickstoff, der Pflanzen als Nährstoff dient. Bei Tabak erhöht Nitratdünger aber nicht nur den Ertrag, sondern steigert auch den Nikotingehalt in der Pflanze. Zudem werden die Nitrate in der Pflanze in Ammoniumverbindungen umgewandelt. Diese führen beim Rauchen der Zigarette zu einer vermehrten Freisetzung von Nikotin. Da Nikotin die suchterzeugende Substanz ist, steigt dadurch das Abhängigkeitspotential des Tabakprodukts. Eine hohe Stickstoffdüngung steigert aber auch die Bildung der krebserzeugenden tabakspezifischen Nitrosamine, die bei der Trocknung und Fermentation des Tabaks durch Nitrosierung von Nikotin und anderen Tabakalkaloiden gebildet werden. Darüber hinaus entstehen aus dem Nitrat bei der Verbrennung der Zigarette krebserzeugende Verbindungen.

Pestizide

Die eingesetzten Pestizide sollen die Ernte sichern und die Tabakproduktion steigern. Viele dieser Chemikalien können aber – insbesondere bei unsachgemäßer Anwendung – das Nervensystem und die Atemwege schädigen. Einige Substanzen stehen im Verdacht, dass sie das Risiko für bestimmte Krebserkrankungen erhöhen und dass sie bei Ungeborenen Missbildungen verursachen können. Eine direkte Gesundheitsgefährdung durch Pestizide besteht für die Arbeiter auf Tabakplantagen. Es wurden aber auch Rückstände von Pestiziden auf Tabakblättern sowie im Tabakrauch gefunden.

Anbau

Im Tabakanbau werden häufig große Mengen Nitratdünger und Pestizide eingesetzt.

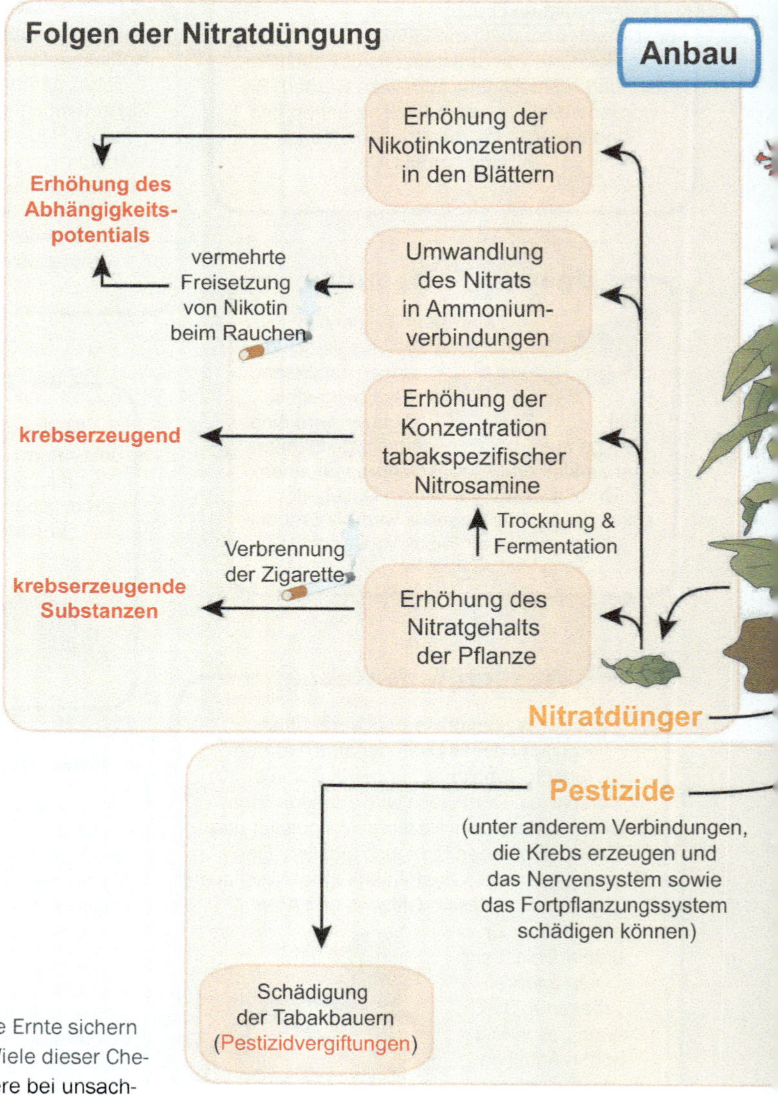

Ernte

Tabak wird überwiegend manuell geerntet, wobei die einzelnen Blätter entsprechend ihrem Reifegrad von unten nach oben abgenommen werden. Bei der selteneren Ganzpflanzenernte werden meist Blätter einzeln vorgeerntet. Anschließend wird die restliche Pflanze bei einem mittleren Reifegrad als Ganzes geerntet.

Trocknung
Zweck der Trocknung ist die Reduzierung des Wassergehaltes auf etwa 20 bis 25 %. Natürliche Trocknungsverfahren (Luft- und Sonnentrocknung) dauern etwa 30 bis 90 Tage, künstliche Trocknungsverfahren (Heißluft-, Stapel- oder Feuertrocknung) nur 3 bis 5 Tage.

Fermentation
Als Fermentation werden die zur Nachreife des Tabaks führenden chemischen Veränderungen bezeichnet. Dabei entsteht die typische braune Farbe und es werden Geschmacks- und Aromastoffe gebildet, die das Tabakaroma ausmachen. Die Fermentation dauert je nach Verfahren 4 Wochen bis 6 Monate.

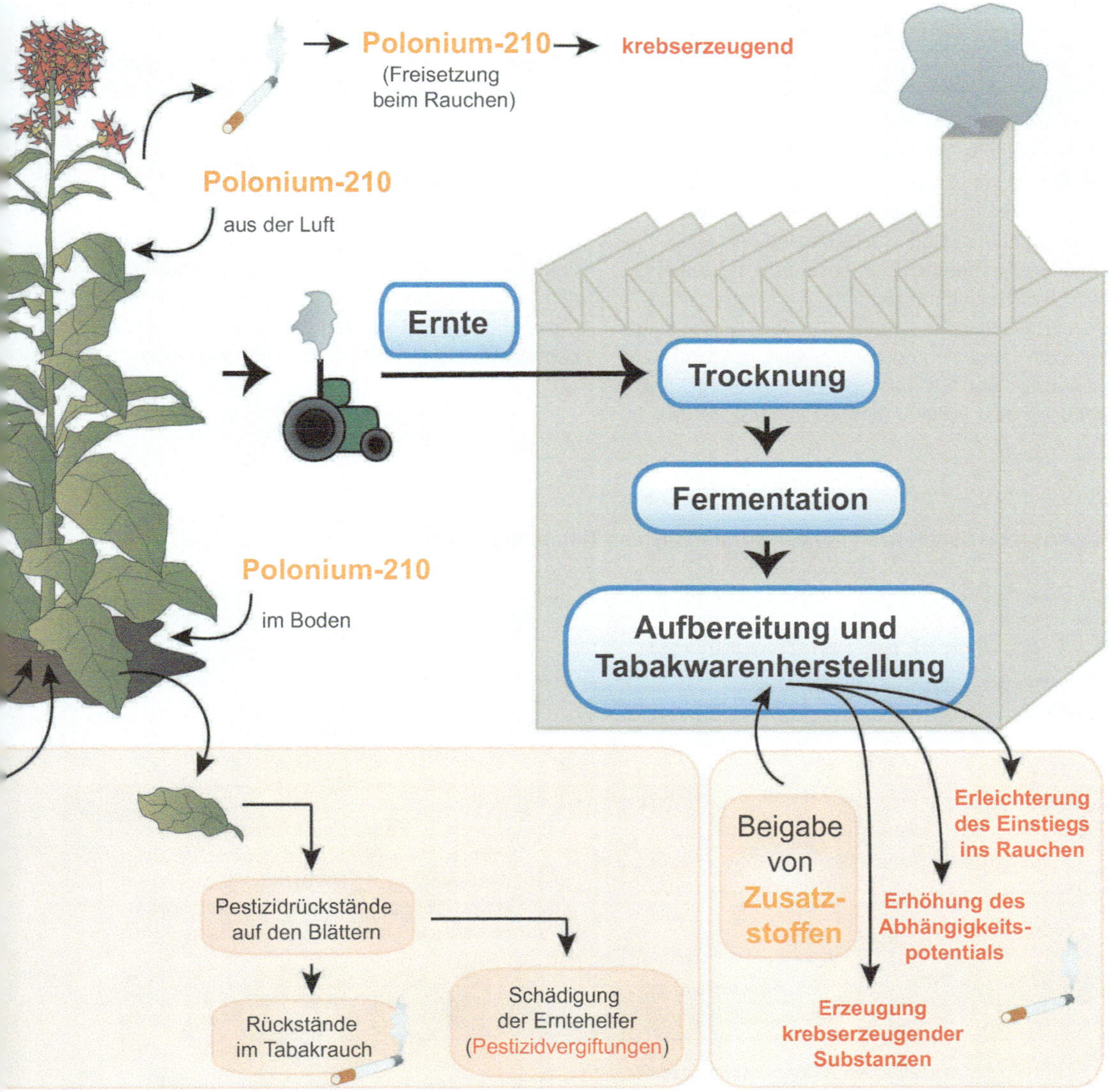

Aufbereitung & Tabakwarenherstellung
Zur Tabakaufbereitung gehören das Entstauben, Feuchten, Entrippen, Soßieren, Schneiden, Rösten, Aromatisieren, Mischen usw. Diese Arbeiten werden vollmechanisch durchgeführt. Bei der Herstellung der verschiedenen Tabakerzeugnisse wird eine Vielzahl von Zusatzstoffen beigefügt.

Zusatzstoffe
Hunderte von Tabakzusatzstoffen dienen der Feuchthaltung, der Verbesserung der Glimmeigenschaften und der Aromatisierung. Sie werden außerdem zur Steigerung der Zugintensität und zur Erhöhung des Abhängigkeitspotentials verwendet.

1.3 Zusatzstoffe

Die Tabakwarenhersteller fügen ihren Produkten bis zu 600 Zusatzstoffe hinzu, die über 10 % des Gesamtgewichts eines Produktes ausmachen können. Diese Zusatzstoffe werden dem Rohtabak, der Papierhülle und den Filtern zugefügt. Sie dienen unter anderem dazu, den Geschmack, den Geruch und die Inhalation für den Raucher so angenehm wie möglich zu gestalten. Zudem haben sie Einfluss auf die Abbrenngeschwindigkeit der Zigarette.

Die deutsche Tabakverordnung erlaubt bei der Herstellung von Tabakprodukten eine Vielzahl von Zusatzstoffen, von denen die meisten für Lebensmittel genehmigt sind. Gestattet sind demnach sämtliche Aromen der Aromenverordnung, die mehr als 130 Einzelsubstanzen und 30 chemisch nicht definierte Gemische umfasst. Darüber hinaus sind durch die Tabakverordnung 120 weitere Einzelsubstanzen und 115 chemisch entweder nur vage definierte oder völlig undefinierte Gemische erlaubt.

Zu den am häufigsten verwendeten Zusatzstoffen gehören Menthol, Zucker, Lakrize und Kakao.

In Lebensmitteln unbedenkliche Zusatzstoffe können sich in Rauchwaren, die bei bestimmungsgemäßem Gebrauch nicht gegessen, sondern geraucht werden, teilweise in gesundheitsgefährdende Substanzen umwandeln, denn in den hohen Temperaturen der Glutzone (600 bis 900 °C) verdampfen, sublimieren oder verbrennen die Zusatzstoffe. Dabei können Dutzende krebserzeugender Verbrennungsprodukte sowie Kohlendioxid, Stickstoffoxide und Schwefeldioxid entstehen. Beim Rauchen werden diese gesundheitsgefährdenden Verbrennungsprodukte zusammen mit den anderen Inhaltsstoffen des Tabakrauchs inhaliert. Über die Lunge werden Gase, flüchtige Substanzen und auch kleine Partikel besonders schnell und effektiv aufgenommen.

Zugelassene Substanzen bei der Herstellung von Tabakprodukten

Zum Kleben von Mundstücken

Stoffe für Heißschmelzstoffe: Paraffine, hydriertes Polycyclopentadienharz, Styrol-Misch- & Pfropfpolymerisate, mikrokristalline Wachse 2,6-Di-tert-butyl-4-methylphenol u.a.m.

Für Zigarettenfilter

Glyzerinacetat, Polyvinylacetat, Triäthylenglykoldiacetat u.a.m.

Für Tabak

Chemisch undefinierte Gemische: frische & getrocknete Früchte, Fruchtsaft/-sirup, Süßholz, Lakritze, Ahornsirup, Melasse, Gewürze, Honig, Wein, Likörwein, Spirituosen, Kaffee, Tee, Kakao, Dextrine, Zuckerarten, Stärke u.a.m.

Feuchthaltemittel: Glyzerin, hydrierter Glucosesirup, hydrierte Saccharide, 1,2-Propylenglykol, 1,3-Butylenglykol, Triäthylenglykol, Orthophosphorsäure, Glyzerin-Phosphorsäure sowie deren Natrium-, Kalium- & Magnesiumsalze u.a.m.

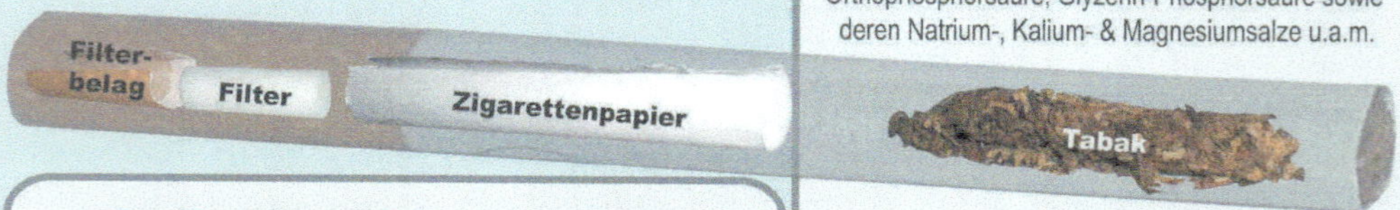

Für Mundstücke & Zigarettenpapier

Farbstoffe: Brilliantschwarz, Cochenillerot, Echtrot, Indigotin sowie Chromkomplexe zweier Azo-Verbindungen u.a.m.

Weichmacher für Farben & Lacke: Glyzerinacetate

Stoffe für Aufdrucke: Anthrachinonblau, Schwarz 7984, dünn- & dickflüssiges Paraffin, Lein- & Heizöl, Phenol-Formaldehyd-modifiziertes Kolophonium, mit Acrylsäure modifiziertes Kolophonium, Kondensationsprodukte von Phenolen mit Formaldehyd, Salze & Oxide des Cobalts, Salze der 2-Ethylhexansäure u.a.m.

Klebe-, Haft- & Verdickungsmittel: Gelatine, Schellack, Collodium, Celluloseacetat, Äthyl- & Methylcellulose, Carboxymethylcellulose, Carboxymethylstärke, Gummi arabicum, Agar-Agar, Alginsäure & Alginate, Tragant, Johannisbrotkernmehl, Guarkernmehl, Polyvinylacetat, Polyvinylalkohol u.a.m.

Weißbrand- & Flottbrandmittel: Aluminiumhydroxid, -sulfat & -oxid, Magnesiumoxid, Talkum, Titanoxid, Alkalisalze der Salpetersäure u.a.m.

Entstehung gesundheitsschädlicher Substanzen durch die Umwandlung von Zucker beim Rauchen

Zucker und andere Süßstoffe
- *maskieren und neutralisieren die Schärfe des Tabakrauchs,*
- *verstärken die Inhalationstiefe und erhöhen dadurch die Nikotinaufnahme,*
- *erhöhen die Suchtwirkung.*

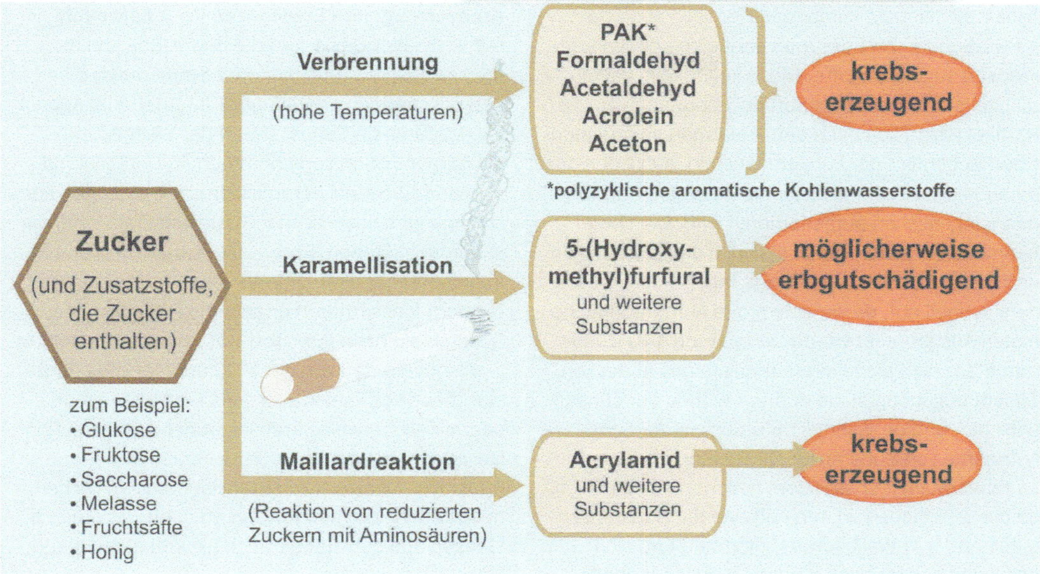

Menthol
- *ist der am häufigsten verwendete Zusatzstoff für Tabakprokukte,*
- *wird fast allen Zigaretten zugesetzt (auch Nicht-Mentholzigaretten),*
- *erleichtert und vertieft die Inhalation, wirkt schmerzunterdrückend, mildert das Kratzen im Hals und den Tabakgeschmack und kann so den Einstieg ins Rauchen erleichtern,*
- *kann die Aufnahme von Nikotin und krebserzeugenden Substanzen in die Lunge erhöhen.*

Die Wirkungen von Menthol beim Rauchen

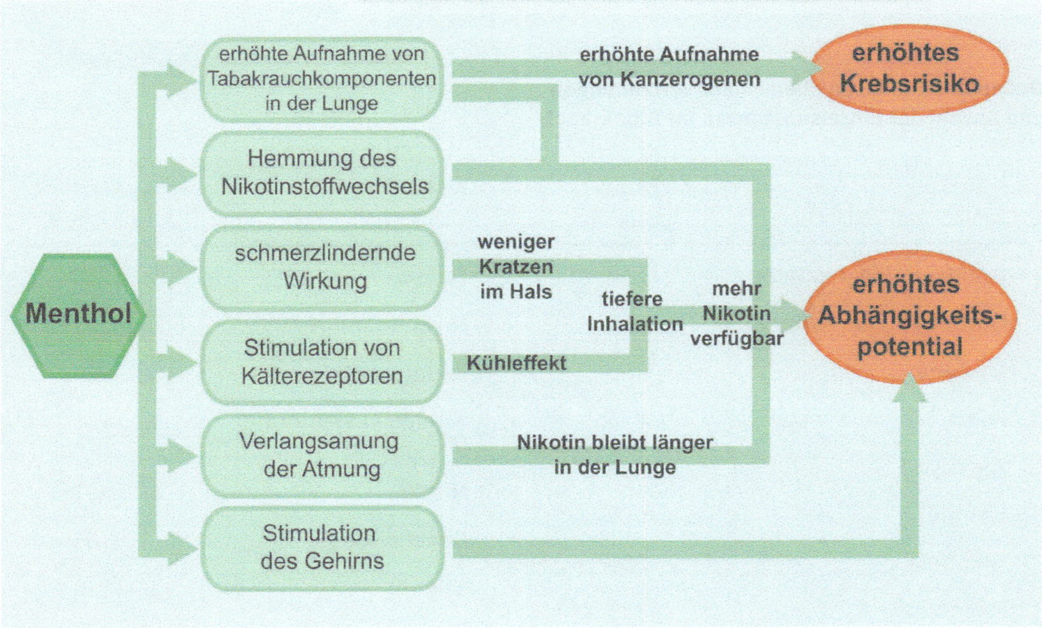

1.4 Inhaltsstoffe des Tabakrauchs

Tabakrauch ist ein komplexes Gemisch aus über 4.800 Substanzen, darunter zahlreiche giftige und krebserzeugende Stoffe. Diese liegen teils gasförmig, teils an Tabakrauchpartikel gebunden vor. Die Partikel lösen sich nach dem Einatmen im feuchten Oberflächenfilm der Lungenbläschen auf, wobei ihr Inhalt in der Feuchtigkeitsschicht aufgeht und von den Lungenzellen aufgenommen wird. Die Lunge nimmt sowohl die Partikel als auch die gasförmigen und flüchtigen Substanzen des Tabakrauchs besonders schnell auf, da sie eine große Aufnahmefläche bietet: Ausgebreitet würde sie mit rund 140 Quadratmetern die Fläche eines Tennisfeldes abdecken. Zudem begünstigen die dünnen Wände der Lungenbläschen und der schnelle Blutfluss in der Lunge die Aufnahme von Substanzen in den Körper.

Tabakrauch ist besonders gesundheitsschädlich, da die zahlreichen, in ihm enthaltenen Substanzen miteinander in Wechselwirkung treten und sich gegenseitig verstärken können. Die Gesundheitsgefährdung entsteht daher nicht nur durch die einzelnen Substanzen, sondern durch das komplexe Stoffgemisch. Für die zahlreichen im Tabakrauch enthaltenen krebserzeugenden Substanzen (Kanzerogene), gibt es keine Menge, die ungefährlich wäre. Für Kanzerogene kann kein Schwellenwert festgelegt werden, unterhalb dessen sie unbedenklich wären, da Kanzerogene bereits in geringsten Mengen Krebs erzeugen können.

Krebserzeugende Substanzen im Tabakrauch
Auf weltweiter Basis wird die Bewertung kanzerogener Risiken verschiedener Stoffe durch die wissenschaftlich unabhängige International Agency for Research on Cancer (IARC) der Weltgesundheitsorganisation vorgenommen. In Deutschland überprüft die MAK-Kommission der Deutschen Forschungsgemeinschaft (DFG) regelmäßig Stoffe, die in Verdacht stehen, Krebs zu erzeugen und stuft sie in entsprechende Kategorien ein. Auch in anderen Ländern klassifizieren unabhängige Institutionen Substanzen nach ihrer Toxizität und Kanzerogenität.

Bisher wurden von der IARC und der DFG 90 Bestandteile des Tabakrauchs als krebserzeugend oder möglicherweise krebserzeugend eingestuft. Da jedes Jahr weitere im Tabakrauch enthaltene Substanzen bewertet werden, ist damit zu rechen, dass in den kommenden Jahren noch weitere Substanzen aus dem Tabakrauch als krebserzeugend klassifiziert werden.

Für das aus einer Vielzahl krebserzeugender Substanzen bestehende Stoffgemisch Tabakrauch kann kein Grenzwert festgelegt werden, unter dem eine Ungefährlichkeit anzunehmen ist.

Bedeutende Klassen chemischer Verbindungen und Anzahl der Einzelsubstanzen im Tabakrauch

Klasse der chemischen Verbindung	Einzelsubstanzen	Klasse der chemischen Verbindung	Einzelsubstanzen
Amide, Imide, Lactame	240	**Amine**	200
Carbonsäuren, Anhydride	240	**N-Nitrosamine**	22
Lactone	150	**N-Heterozyklen**	920
Ester	475	**Kohlenwasserstoffe** (inklusive PAKs)	755
Aldehyde	110	**Nitrile**	105
Ketone	520	**Saccharide**	45
Alkohole	380	**Ether**	310
Phenole	285		

Ausgewählte gesundheitsgefährdende Substanzen im Tabakrauch

Acetaldehyd
Zwischenprodukt bei organischen Synthesen

krebserzeugend; reizt Augen & Atemtrakt; stört die Selbstreinigung der Lunge durch Lähmung der Flimmerhärchen

Acrylnitril
Produktion von Acrylfasern & Plastik

krebserzeugend; reizt Schleimhäute; schädigt die Augen; Kopfschmerzen, Schwindel & Übelkeit

Ammoniak
in Putzmitteln

reizt schon in geringer Konzentration die Augen & Atemwege; erhöht das Suchtpotential von Zigaretten

Aromatische Amine, z.B. Anilin
Ausgangsprodukte bei Herstellung von Kunst- & Farbstoffen

krebserzeugend (in Harnblase, Milz und Bauchhöhle); erbgutschädigend; giftig

Arsen
in Rattengift

krebserzeugend; Inhalation der Dämpfe verursacht Schleimhautreizung; giftig

Benzol
Antiklopfmittel in Benzin

krebserzeugend (Leukämie); erbgutschädigend

Blausäure
Schädlingsbekämpfung

giftig beim Einatmen; Kopfschmerzen, Schwindel & Erbrechen

Blei
in Batterien

krebserzeugend; erbgutschädigend; bei langfristiger Belastung Schäden an Gehirn, Nieren, Nervensystem & an den roten Blutkörperchen

1,3-Butadien
Grundstoff für Autoreifen; in Autoabgasen

krebserzeugend; erbgutschädigend; reizt Augen & Atemwege

Cadmium
in Batterien

krebserzeugend; erbgutschädigend; giftig; Schädigung der Nieren

Formaldehyd
Konservierungs- & Desinfektionsmittel

krebserzeugend; erbgutschädigend; giftig; reizt Augen & Atemwege

Hydrazin
Raketentreibstoff

krebserzeugend; giftig

p-Hydrochinon
Entwickler in der Fotografie

krebserzeugend; erbgutschädigend; schädigt Bindehaut & Hornhaut des Auges

Kohlenmonoxid
in Autoabgasen

blockiert den Sauerstofftransport im Blut; kann Blutgefäße schädigen

Nickel
in Batterien & Metall-Legierungen

krebserzeugend; reizt Atemwege; verursacht Lungenentzündung; giftig

Nitromethan
Treibstoff für Rennmotoren

krebserzeugend

N-Nitrosamine
in gebrauchten Motorenölen, in Gummi

krebserzeugend

Phenol
Unkrautvernichtungsmittel

krebserzeugend; giftig; reizt Haut, Augen & Schleimhäute

Polonium-210
Alpha-Strahler

stark radiotoxisch; krebserzeugend

Polyzyklische aromatische Kohlenwasserstoffe (PAKs), z.B. Naphthalin
in Verbrennungsabgasen & Mottenkugeln

krebserzeugend; erbgutschädigend

Styrol
in der Herstellung von Kunststoffen & -harzen

krebserzeugend; Störungen des Zentralnervensystems, Kopfschmerzen, Erschöpfungszustände & Depressionen

Toluol
Zusatz in Benzin, Lösungsmittel

reizt obere Atemwege & Augen; führt zu Heiserkeit, Übelkeit, Schwindel Kopfschmerzen & Schlafstörungen

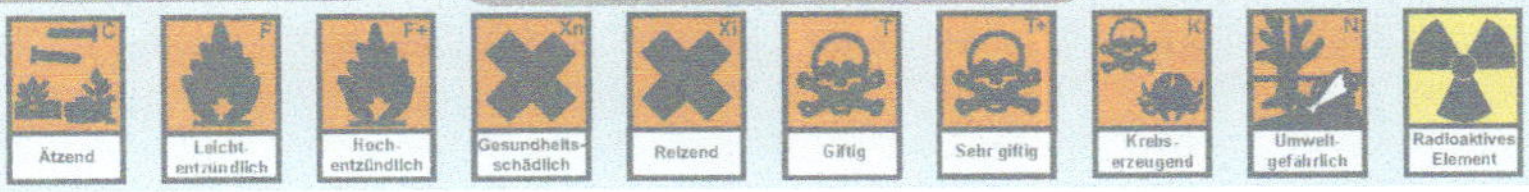

1.5 Verringerung oder Vermeidung von Gesundheitsgefahren?

Die Tabakindustrie forscht seit Jahrzehnten an Methoden, um Tabakprodukte weniger gesundheitsschädlich zu machen als die traditionelle Zigarette. Bereits in den 1970er Jahren wurden Zigaretten mit neuen Filtersystemen ausgestattet, welche die Teerbelastung vermindern und insbesondere gesundheitsbewussten Rauchern suggerieren sollten, dass diese unter dem Label „leicht“, „ultraleicht“ oder „mild“ verkauften Zigaretten weniger gesundheitsschädlich seien. Jedoch passen Raucher das Zugvolumen, die Zughäufigkeit und die Inhalationstiefe ihrem individuellen Nikotinbedarf an, um die gewünschte Nikotinaufnahme zu erreichen. Durch dieses kompensatorische Rauchverhalten nehmen sie unwissentlich zum Teil weit höhere Mengen an Nikotin und Teer auf. Beim Rauchen von „Light“-Zigaretten entstehen beim Verbrennungsvorgang die gleichen gesundheitsschädlichen und krebserzeugenden Substanzen wie bei regulären Zigaretten. Tabakprodukte mit Tabak aus biologischem Anbau oder ohne Zusatzstoffe sind, auch wenn sie frei von Kunstdünger und Pestiziden sind, gefährliche Produkte, da sie wie andere Zigaretten krebserzeugende Substanzen enthalten.

Bei elektrischen Zigaretten wird nicht Tabak verbrannt, sondern Nikotin vernebelt – es entstehen also keine der zahlreichen Verbrennungsprodukte wie beim Rauchen von Zigaretten. Bisher gibt es keine wissenschaftlich zuverlässigen Daten zu den physiologischen Wirkungen dieser Produkte und zu den möglichen Gesundheitsgefahren durch den Dampf für den Nutzer sowie für andere im Raum anwesende Personen. Ein von den Herstellern propagierter Nutzen des Produkts in der Tabakentwöhnung wurde bisher nicht nachgewiesen.

Rauchlose Tabakprodukte wie der schwedische Snus werden teilweise als Alternative zum Rauchen oder als Hilfsmittel für einen Rauchstopp diskutiert (vgl. Tabelle unten). Sie können aber Krebs in Mundhöhle und Bauchspeicheldrüse verursachen und, ebenso wie gerauchte Tabakprodukte, Zahnfleisch und Zähne schädigen. Da rauchloser Tabak über einen längeren Zeitraum große Mengen Nikotin abgibt, hat er ein großes Abhängigkeitspotential.

„Der Konsum von Snus verursacht ernste Gesundheitsschäden. Snus sollte nicht als Ersatz für Zigaretten empfohlen werden – egal, wie viel schädlicher Rauchen sein mag.“
Lars-Erik Holm, Generaldirektor der schwedischen Nationalen Behörde für Gesundheit und Soziales, 2009

„Harm Reduction“

„Harm Reduction“ (= Risikominderung, Schadensbegrenzung) bezeichnet schadensmindernde Maßnahmen, die gesundheitliche Folgeschäden begrenzen oder sogar gänzlich verhindern sollen. Mit der zunehmenden Verbreitung rauchloser Tabakprodukte entstand eine internationale Debatte darüber, ob diese für stark Nikotinabhängige, die nur schwer einen Rauchstopp schaffen, eine gesündere Alternative zu gerauchten Tabakprodukten sein könnten.

Schlüsselargumente der Diskussion über „Harm Reduction“ durch rauchlose Tabakprodukte

pro	contra
Rauchlose Tabakprodukte enthalten weniger krebserzeugende Substanzen und können deswegen als gesündere Alternative zum Rauchen angesehen werden.	Rauchlose Tabakprodukte enthalten krebserzeugende Substanzen und erhöhen somit das Krebsrisiko.
Weil Rauchen die gesundheitsschädlichste Art des Tabakgebrauches ist, sollten Raucher über rauchlose Tabakprodukte als Alternative informiert und der Umstieg auf diese Produkte erleichtert werden.	Besonders Snus enthält zum Teil große Mengen Nikotin, das abhängig macht. Der Umstieg auf rauchlose Tabakprodukte wird deshalb den Tabakgebrauch nicht senken, sondern erhöhen und Rauchstoppversuche verhindern.
Es ist ethisch nicht vertretbar, Konsumenten das geringere Risiko rauchloser Tabakprodukte im Vergleich zum Rauchen zu verschweigen.	Es ist ethisch nicht vertretbar, den Konsum eines Produktes, das zwar weniger gesundheitsgefährdend als Rauchen ist, aber dennoch tödlich sein kann, als Alternative anzubieten.

Tabakprodukte unter gesundheitsschädlichem Aspekt

„Es gibt keine ungefährlichen Zigaretten.“
Pierre de Labouchere,
Geschäftsführer von JTI, 2009

Snus

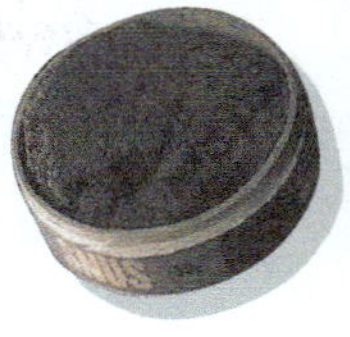

Der schwedische Snus ist in der EU, mit Ausnahme von Schweden, verboten. Er ist eine besondere Form des Lutschtabaks, der unter der Lippe deponiert wird.

Snus enthält krebserzeugende Substanzen. Das enthaltene Nikotin macht abhängig.

Tabak aus biologischem Anbau

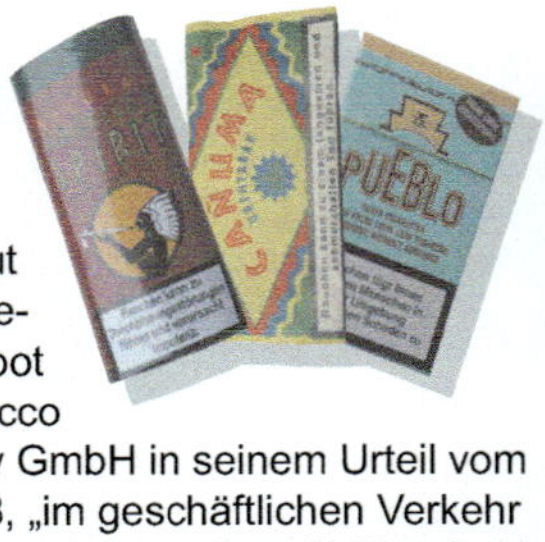

Diese Zigaretten enthalten Tabak, der nach umweltschonenden Prinzipien angebaut wurde. Das Landgericht Hamburg verbot der Santa Fe Tobacco Company Germany GmbH in seinem Urteil vom 5. September 2008, „im geschäftlichen Verkehr für Tabakerzeugnisse mit dem Begriff ‚Biotabak‘ [...] zu werben.“ (Aktenzeichen 406 O 94/08).

Beim Rauchen von Zigaretten mit ökologisch angebautem Tabak entstehen Tausende gesundheitsschädlicher und krebserzeugender Substanzen. Das enthaltene Nikotin macht abhängig.

„Light“- Zigaretten

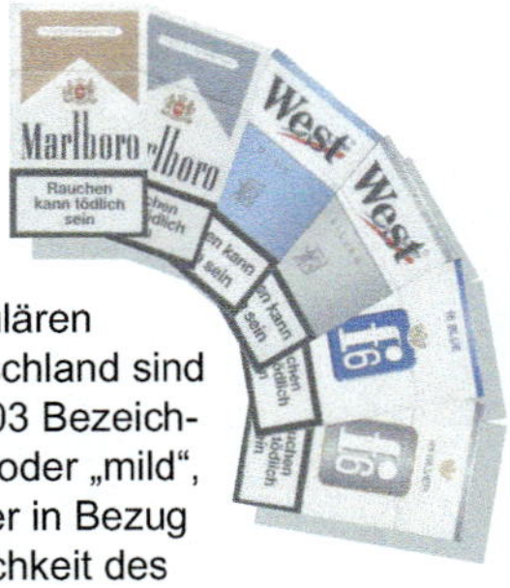

Der Rauch von so genannten „Light“-Zigaretten enthält weniger Nikotin, Kondensat und Kohlenmonoxid als der von regulären Zigaretten. In Deutschland sind seit September 2003 Bezeichnungen wie „leicht“ oder „mild“, die den Verbraucher in Bezug auf die Gefährlichkeit des Produkts irreführen, verboten. Zigaretten mit niedrigem Nikotingehalt werden aber mit zumeist in Pastelltönen gehaltenen Verpackungsfarben nach wie vor angeboten.

Der Rauch von „Light“- Zigaretten enthält eine Vielzahl gesundheitsschädlicher und krebserzeugender Substanzen. Das enthaltene Nikotin macht abhängig.

Elektrische Zigarette

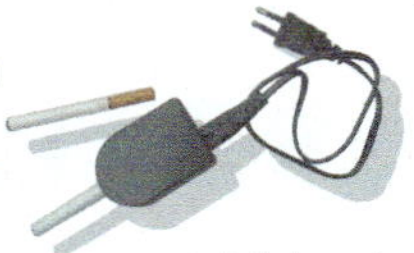

In elektrischen Zigaretten wird eine aromatisierte Nikotin- oder Tabaklösung entweder vernebelt oder verschwelt. Der dabei entstehende Nebel wird inhaliert. Es entstehen keine gesundheitsgefährdenden Abbrandprodukte, da kein Tabak verbrannt wird.
Der Verkauf von elektrischen Zigaretten ist in Deutschland nicht zugelassen.

Das inhalierte Nikotin macht abhängig.

Kohlefilter

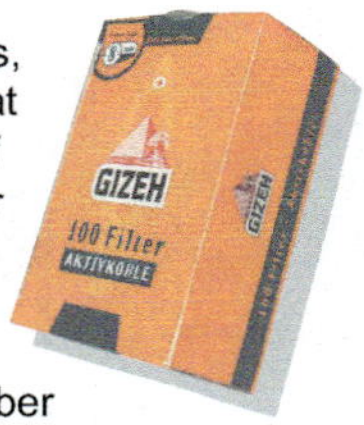

Aktivkohle ist ein schwarzes, leichtes Pulver oder Granulat aus Graphit und Kohlenstoff mit poröser Struktur und sehr großer Oberfläche. Dank dieser großen Oberfläche kann sie andere Substanzen an sich binden. Sie ist aber nicht in der Lage, die krebserzeugenden Substanzen aus dem Tabakrauch zu entfernen. In Deutschland sind keine Fabrikzigaretten mit Kohlefilter, sondern nur Kohlefilter für selbstgedrehte Zigaretten erhältlich.

Es gibt bisher keine Nachweise dafür, dass Aktivkohlefilter die Gesundheitsgefährdung durch das Rauchen reduzieren.

Tabak ohne Zusätze

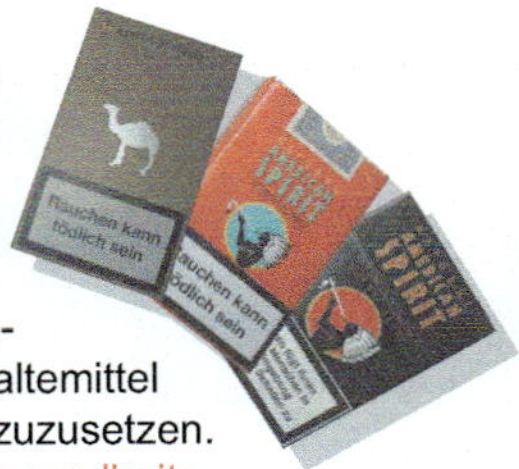

Bei Zigaretten ohne Zusatzstoffe wird im Produktionsprozess darauf verzichtet, Zusatzstoffe wie Aromen, Konservierungs- oder Feuchthaltemittel sowie Abbrennhilfen zuzusetzen.

Dennoch sind sie gesundheitsschädlich, da durch das Abbrennen zahllose gesundheitsschädigende und krebserzeugende Substanzen entstehen. Das enthaltene Nikotin macht abhängig.

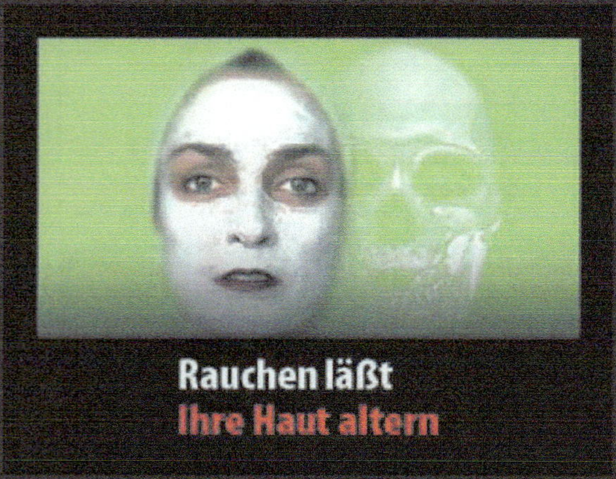
Rauchen läßt
Ihre Haut altern

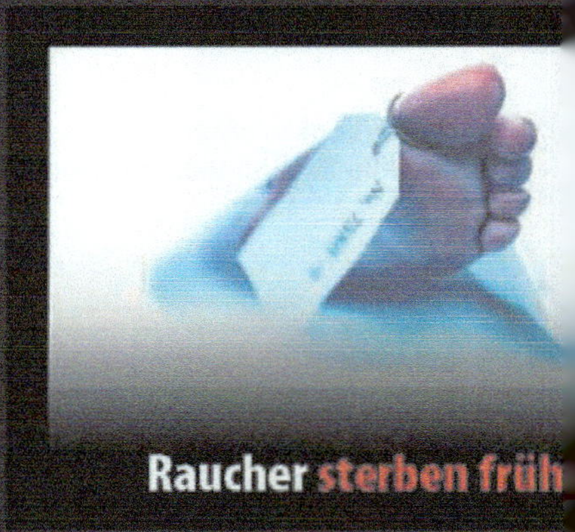
Raucher sterben früh

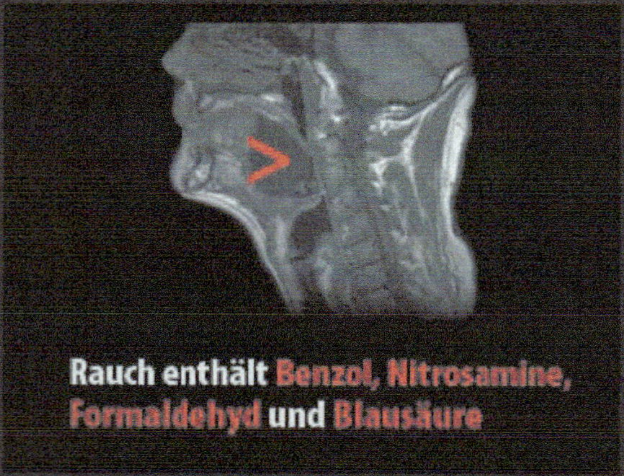
Rauch enthält Benzol, Nitrosamine,
Formaldehyd und Blausäure

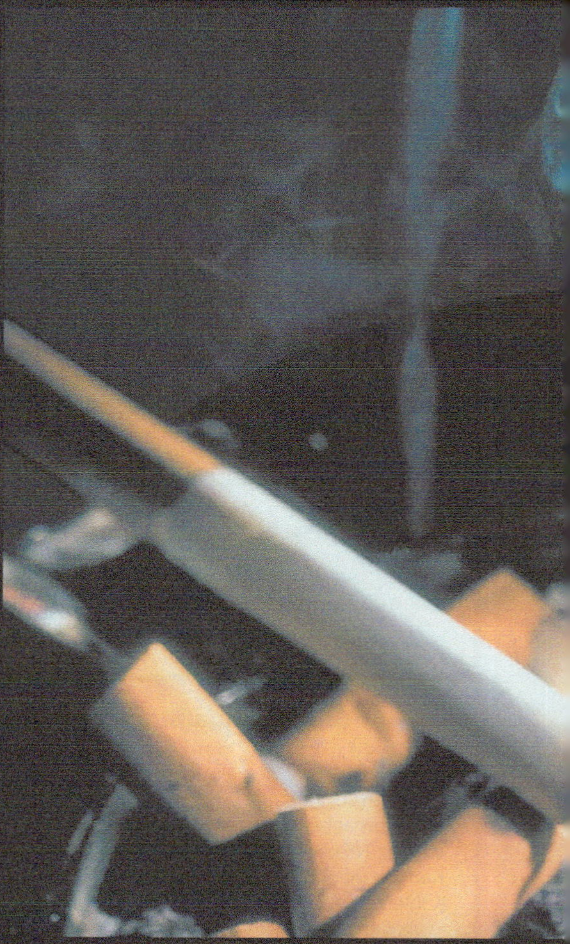

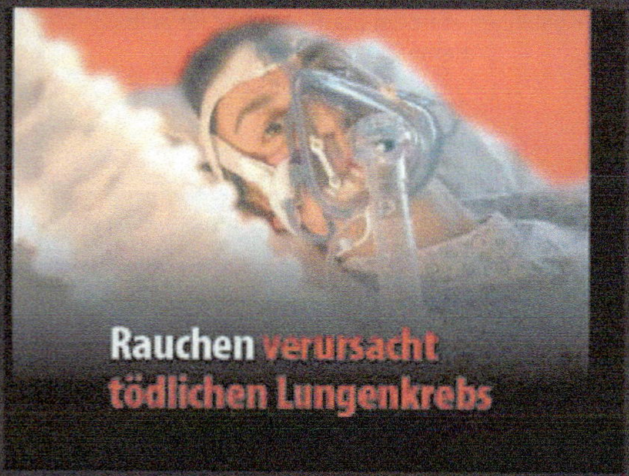
Rauchen verursacht
tödlichen Lungenkrebs

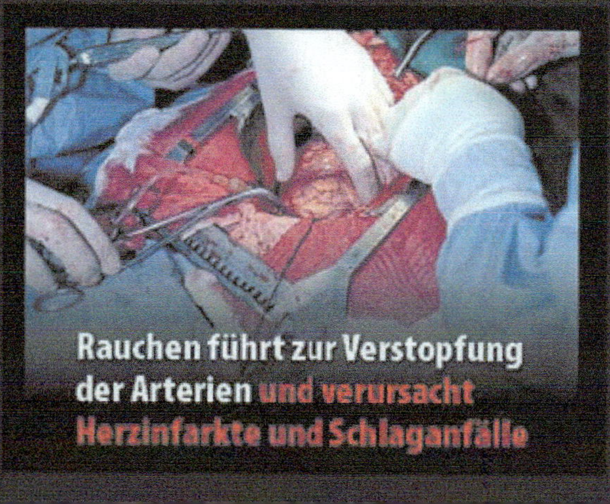
Rauchen führt zur Verstopfung
der Arterien und verursacht
Herzinfarkte und Schlaganfälle

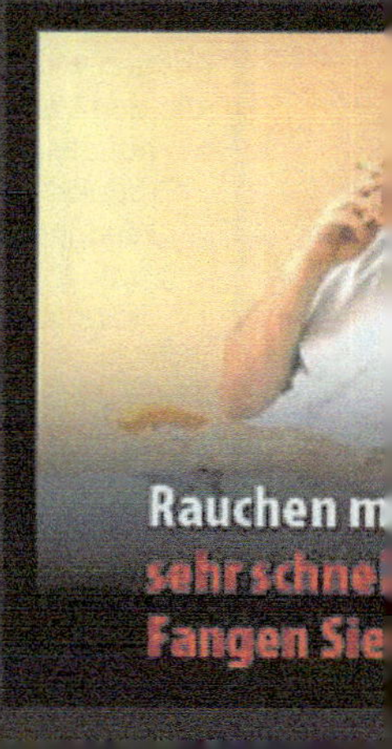
Rauchen

2 Tabakkonsum und gesundheitliche Folgen

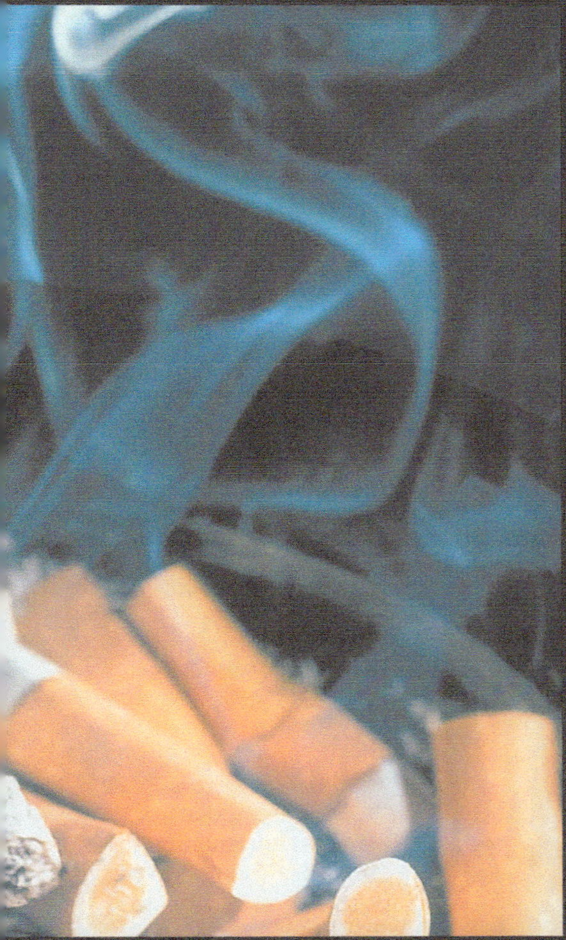

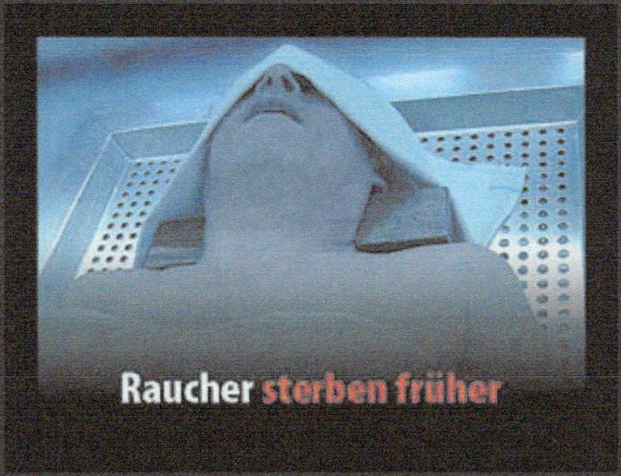

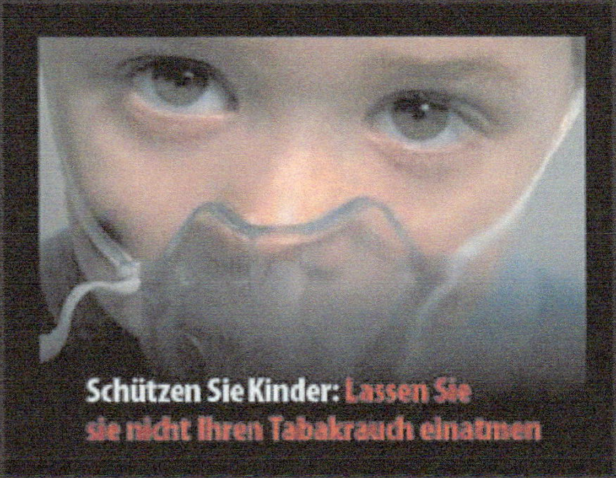

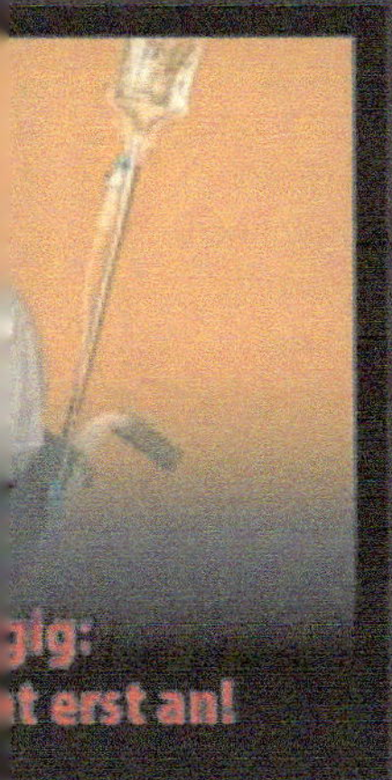

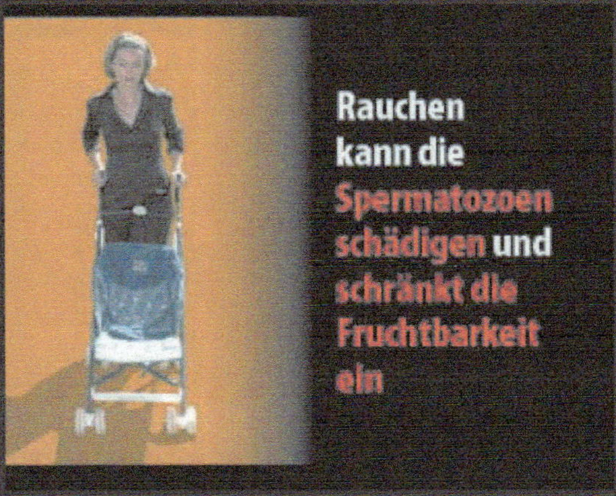

2.1 Physiologische Wirkungen des Rauchens

Mit dem inhalierten Rauch einer Zigarette gelangen rund 1 bis 2 mg Nikotin ins Blut. Das Nikotin erreicht innerhalb weniger Sekunden nach der Inhalation das Gehirn. Bei der Verwendung von Schnupf- und Kautabak sowie von Nikotinersatzprodukten wie Nikotinkaugummi gelangt das Nikotin deutlich langsamer ins Blut, erreicht aber letztlich vergleichbar hohe Werte wie beim Rauchen.

Nikotin bindet im Körper an bestimmte Rezeptoren, die sich z.B. im Gehirn (in Nervenknoten in dem Teil des Nervensystems, der unbewusste Prozesse wie beispielsweise den Herzschlag reguliert), im Nebennierenmark (produziert die Stresshormone Adrenalin und Noradrenalin) sowie auf motorischen Endplatten (Verbindungsstellen zwischen Nerv und Muskel) befinden. Das beim Rauchen aufgenommene Nikotin beeinflusst daher zahlreiche Prozesse im Körper und kann bereits innerhalb kurzer Zeit abhängig machen.

Nikotin wird in der Leber mit einer Halbwertszeit von ca. 2 Stunden abgebaut. Das Hauptabbauprodukt ist Cotinin.

Wirkung von Nikotin auf den Körper

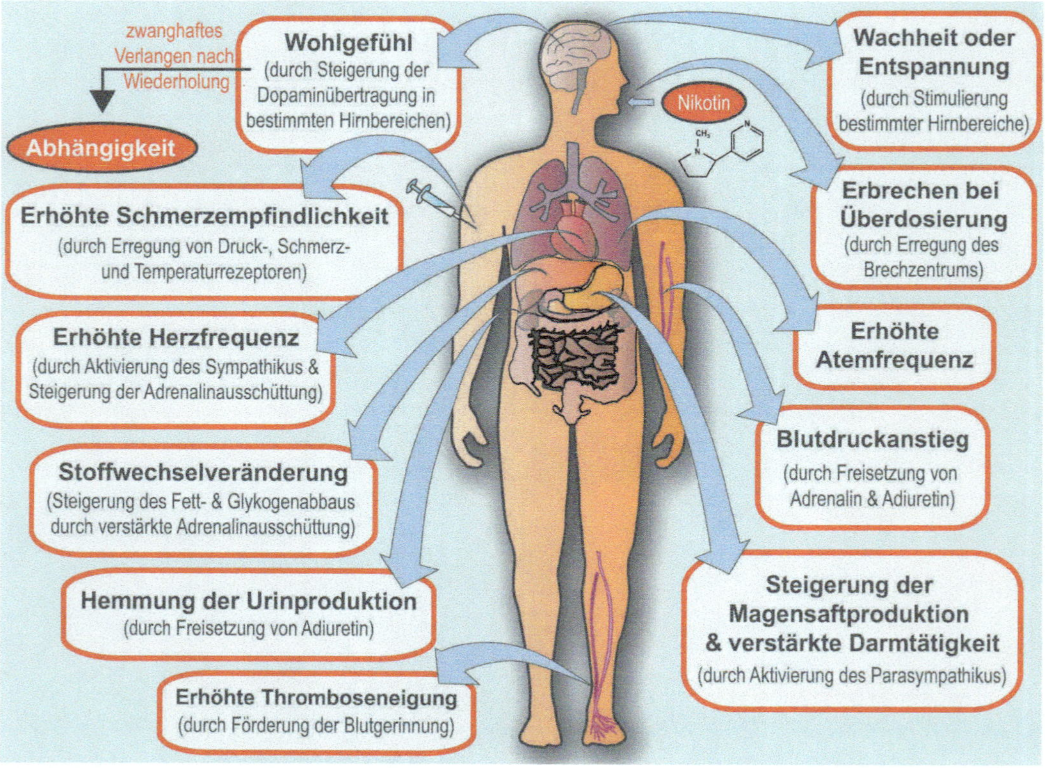

Tabakrauch enthält zahlreiche Schadstoffe, die beim Inhalieren über die Lunge sehr schnell und effizient aufgenommen werden, sodass das Rauchen nahezu jedes Organ des Körpers schädigt. Rauchen ist daher ein wichtiger Risikofaktor für chronische, nicht übertragbare Krankheiten wie Herz-Kreislauferkrankungen, Atemwegserkrankungen, Krebs und Typ 2 Diabetes. Neben anderen Krebsarten verursacht Rauchen bis zu 90 % aller Lungenkrebsfälle und ist die bedeutendste Ursache für die chronisch obstruktive Lungenerkrankung (COPD). Raucher haben außerdem ein mehr als doppelt so hohes Risiko wie Nichtraucher, an einer Herz-Kreislaufkrankheit zu erkranken und ein doppelt so hohes Risiko für Schlaganfälle. Daneben schädigt Rauchen die Augen, den Zahnhalteapparat, den Verdauungstrakt sowie das Skelett und schränkt die Fruchtbarkeit ein. Während der Schwangerschaft schadet Rauchen dem Ungeborenen.

Durch Rauchen verursachte Krankheiten und Beeinträchtigungen

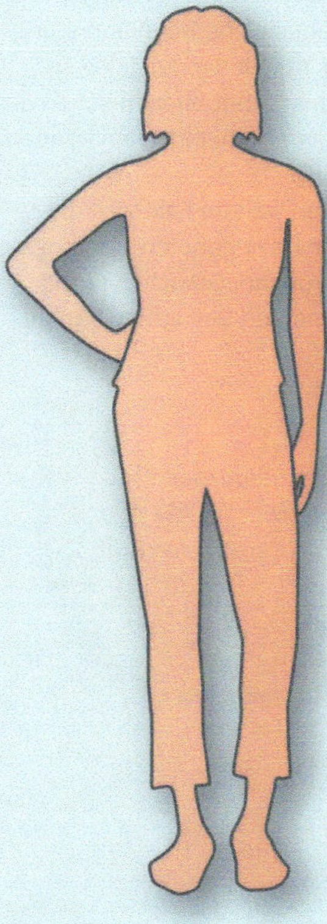

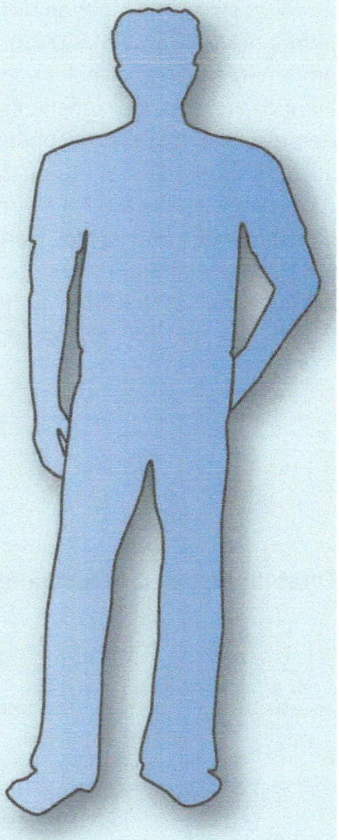

♀♂ Augen
- Grauer Star

♀♂ Zähne
- Parodontitis

♀♂ Atemwege
- Chronisch obstruktive Lungenerkrankung (COPD)
- Lungenentzündung
- Bronchitis
- Asthma

♀♂ Herz-Kreislauf
- Arteriosklerose
- Koronare Herzerkrankungen (Herzinfarkt)
- Zerebrovaskuläre Erkrankungen (Schlaganfall)
- Bauchaortenaneurisma
- Gefäßverschlüsse (Raucherbein)

♀♂ Krebs
- Lungenkrebs
- Mundhöhlenkrebs
- Kehlkopfkrebs
- Speiseröhrenkrebs
- Magenkrebs
- Bauchspeicheldrüsenkrebs
- Harnleiterkrebs
- Blasenkrebs
- Nierenkrebs
- Leukämie

♀♂ Stoffwechsel
- Diabetes

♀ Frauen
- Unfruchtbarkeit
- Schwangerschaftskomplikationen (Früh-, Fehl- und Totgeburten, vorzeitige Plazentaablösung, vorzeitiger Blasensprung, Eileiterschwangerschaft)
- Osteoporose (nach der Menopause)
- Gebärmutterhalskrebs
- Brustkrebs

♂ Männer
- Impotenz

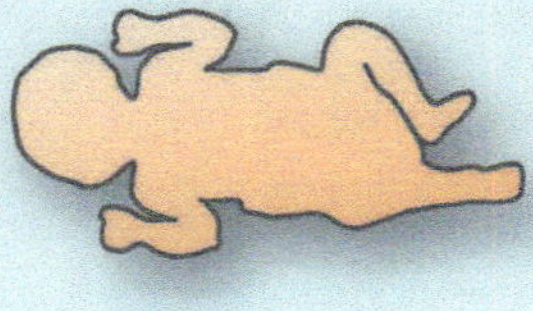

Neugeborene
- Geringeres Geburtsgewicht
- Geringere Größe
- Kleinerer Kopfumfang
- Geburtsdefekte
- Plötzlicher Kindstod

2.2 Tabakabhängigkeit

Tabakprodukte machen abhängig. Die Nikotinabhängigkeit beinhaltet eine physische (körperliche) und eine psychische Komponente. Entscheidend für die physische Abhängigkeit ist die Wirkung des Nikotins im Gehirn: Es stimuliert im Belohnungszentrum des Gehirns die Freisetzung von Dopamin. Dies weckt ein zwingendes Verlangen nach Nikotin. Außerdem gewöhnt sich der Körper an das Nikotin und bildet immer mehr Rezeptoren. Dadurch sind immer größere Mengen an Nikotin notwendig, um eine Wirkung zu erzielen oder um die Entzugssymptome zu unterdrücken (physische Abhängigkeit). Gleichzeitig zu der Dopaminausschüttung im Belohnungszentrum stimuliert das Nikotin einen Hirnbereich, der an Lernvorgängen beteiligt ist. Dadurch wird Rauchen mit bestimmten Situationen (beispielsweise der Zigarette zur Tasse Kaffee am Morgen, nach dem Essen oder zum Feierabendbier) sowie Handlungen im Zusammenhang mit dem Rauchen (beispielsweise das Entnehmen der Zigarette) und Empfindungen beim Rauchen (beispielsweise Geruch, Geschmack und Gefühl des Rauchs im Hals) in Verbindung gebracht, sodass eine Konditionierung entsteht. Dieser Prozess macht den Ausstieg so schwer, weil allein bestimmte Situationen schon das Verlangen nach einer Zigarette hervorrufen können (psychische Abhängigkeit).

Darüber hinaus können weitere Faktoren die Tabakabhängigkeit fördern. Dazu gehören Leistungs- und Stimmungsveränderungen, Gewichtsveränderungen, Entzugssymptome und Selbstmedikation.

In Deutschland gilt mindestens ein Drittel der Raucher und Gelegenheitsraucher als physisch nikotinabhängig.

Entstehung der Tabakabhängigkeit im Gehirn

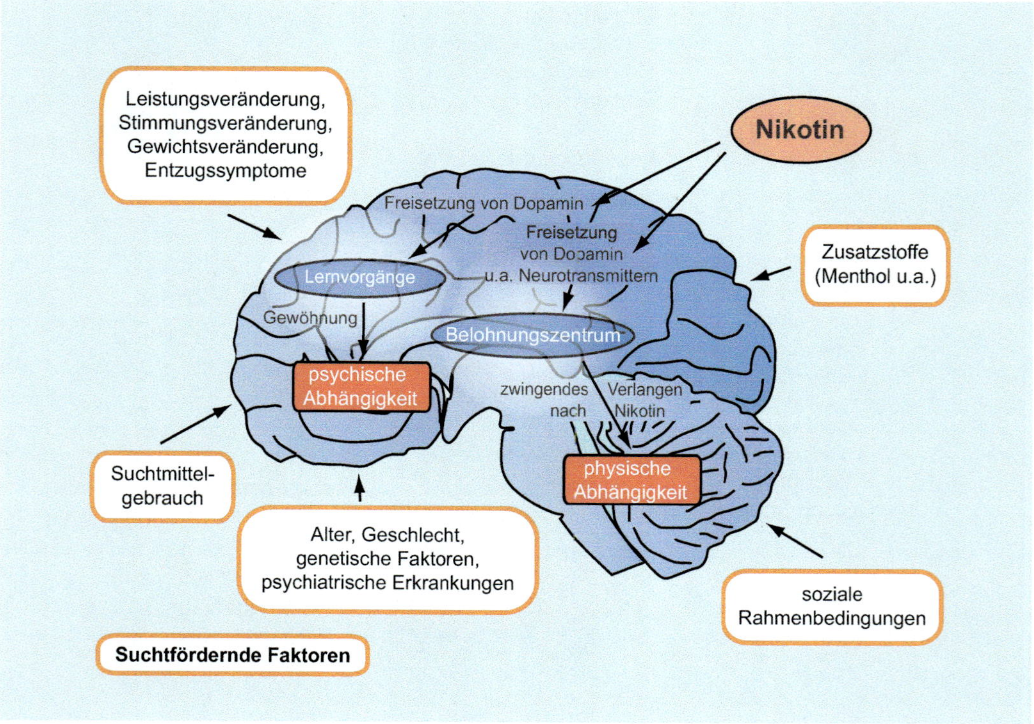

Risikofaktoren für die Entwicklung einer Tabakabhängigkeit

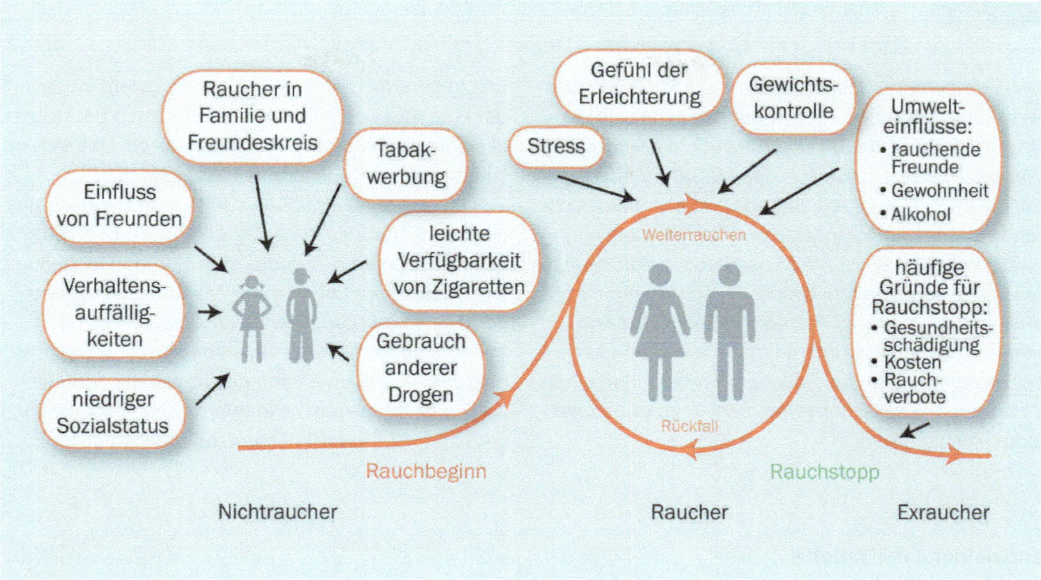

Rauchstopp

Bekommt ein Raucher für längere Zeit kein Nikotin, kann es zu Entzugssymptomen kommen. Dazu gehören Reizbarkeit, innere Unruhe, Angst, schlechte Stimmung, Konzentrationsprobleme, verstärkter Hunger und Appetit, Verstopfung und Verlangen nach Tabak. Diese pharmakologisch ausgelösten Symptome sind in der ersten Woche nach der letzten Nikotinaufnahme am stärksten ausgeprägt und gehen in den folgenden Wochen und Monaten allmählich zurück. Die Symptome können durch die Gabe von Nikotin (über Nikotinkaugummi, -pflaster, -tabletten und Nikotin-Nasal-Spray) und gegebenenfalls durch nicht nikotinhaltige Medikamente gelindert werden.

Die psychische Abhängigkeit, also das Verlangen nach einer Zigarette, das durch bestimmte Handlungen oder Situationen ausgelöst wird, kann jedoch noch jahrelang bestehen bleiben und muss durch eine Änderung von Verhaltensweisen abtrainiert werden.

Voraussetzung für einen Ausstieg aus der Abhängigkeit ist die Bereitschaft des Rauchers, den Tabakkonsum zu beenden. Eine Tabakentwöhnungstherapie, die im optimalen Fall eine medikamentöse Behandlung mit einer psychotherapeutischen Maßnahme kombiniert, erhöht die Erfolgschancen eines Rauchstopps beträchtlich.

Ein Rauchstopp senkt das Risiko für rauchbedingte Krankheiten deutlich.

Die psychische und physische Abhängigkeit machen den Ausstieg aus dem Rauchen sehr schwer und führen oftmals zu Rückfällen.

Der Hälfte der Raucher gelingt im Laufe des Lebens ein erfolgreicher Rauchstopp.

2.3 Entwicklungstrends des Tabakkonsums

Seit Erfindung der maschinellen Produktion von Zigaretten zum Ende des 19. Jahrhunderts hat sich der Raucheranteil in der Bevölkerung ständig verändert. War die Zigarette zu Beginn des 19. Jahrhunderts noch vorwiegend in den oberen Gesellschaftsschichten verbreitet, so veränderte sich das Konsumverhalten während des 1. Weltkriegs und in den darauf folgenden Jahrzehnten, sodass Zigaretten nunmehr auch in den unteren Schichten insbesondere von Männern geraucht wurden. Frauen rauchten eher selten regelmäßig. Das Rauchen war bei ihnen nur in den oberen gesellschaftlichen Schichten und Künstlerkreisen verbreitet.

Erst in den Nachkriegszeiten und vor allem im Zuge der Frauenbewegung wurde das Rauchen bei Frauen aller gesellschaftlichen Schichten üblich, was sich in zunehmenden Raucheranteilen zeigte.

Da es eine regelmäßige statistische Beobachtung der Raucheranteile in der Bevölkerung erst seit wenigen Jahrzehnten gibt, muss man sich zur Darstellung der historischen Entwicklung des Rauchverhaltens der Geburtsjahrgangsperspektive bedienen. Das bedeutet, dass die Maßzahlen des Rauchverhaltens (wie das Alter beim Beginn des Rauchens oder die Anteile derer, die jemals in ihrem Leben regelmäßig geraucht haben) nach Geburtsjahrgängen aufgeschlüsselt werden.

Entwicklung der Anteile der über 30-Jährigen, die jemals in ihrem Leben regelmäßig geraucht haben

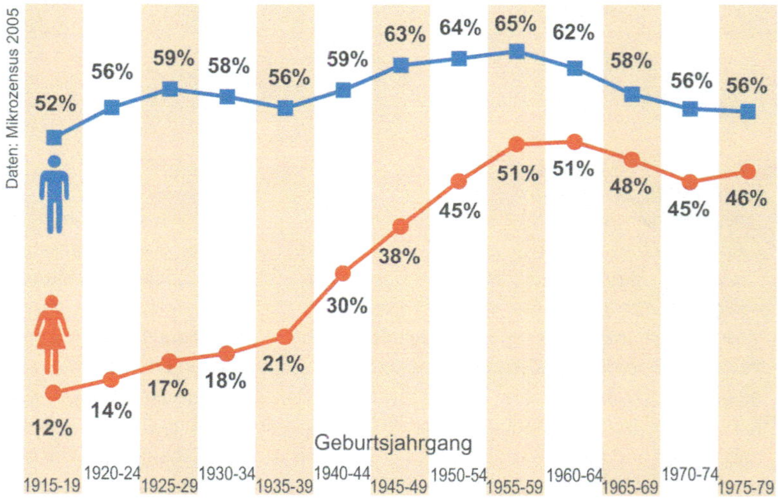

Alter beim Beginn des Rauchens von über 30-Jährigen
Durchschnittsalter in Jahren

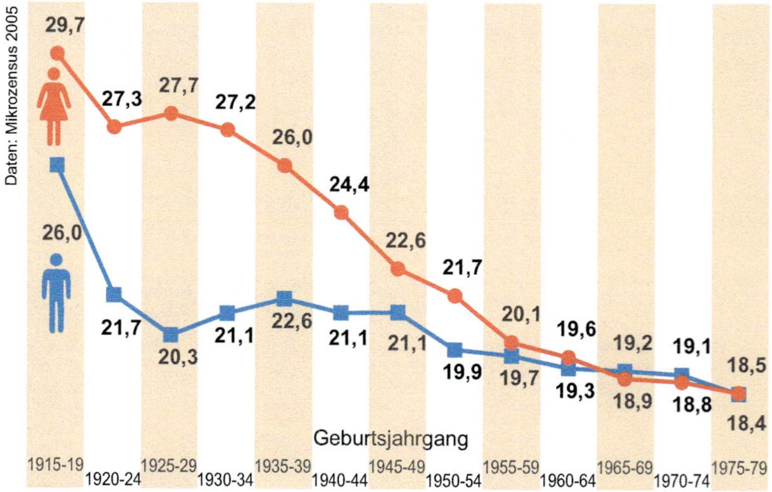

Die Anteile derer, die jemals in ihrem Leben regelmäßige Raucher waren, sind insbesondere bei den Geburtsjahrgängen der Frauen ab 1940 steil angestiegen, während bei Männern die Anteile seit den Jahrgängen zu Beginn des 20. Jahrhunderts konstant hoch blieben. In den Geburtsjahrgängen ab 1960 nahmen die Anteile der Jemalsraucher leicht ab.

Das durchschnittliche Alter beim Beginn des regelmäßigen Rauchens ist über die Geburtsjahrgänge des 20. Jahrhunderts kontinuierlich gesunken, bei den Männern früher als bei den Frauen. Dabei hat sich das Durchschnittsalter beim Beginn des Rauchens im Geschlechtervergleich immer mehr angeglichen.

Etwa seit den 1980er Jahren werden regelmäßig bei Erwachsenen und bei Jugendlichen Datenerhebungen durchgeführt, um die Entwicklung des Rauchverhaltens zu beobachten. Mittlerweile ist diesen Daten zufolge eine Trendwende beim Tabakkonsum zu beobachten. In der Erwachsenenbevölkerung im Alter von über 25 Jahren sind die Raucheranteile bei Männern rückläufig und auch bei Frauen ist in den letzten Jahren ein deutlicher Rückgang zu erkennen.

Auch bei den 12- bis 17-Jährigen ist seit dem Jahr 2001 ein kontinuierlicher Rückgang des Raucheranteils zu beobachten. Gleichzeitig ist auch der Anteil der Jugendlichen deutlich angestiegen, die noch nie geraucht haben.

Anteile der Raucher bei
25- bis 69-jährigen Männern und Frauen
nach Erhebungsjahr

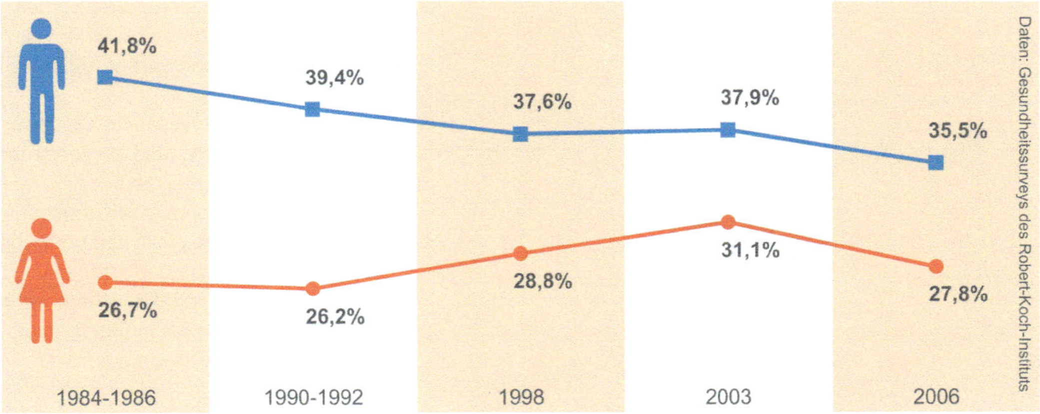

Anteile der Raucher und der Jugendlichen,
die noch nie geraucht haben (Nie-Raucher),
bei 12- bis 17-Jährigen
nach Erhebungsjahr

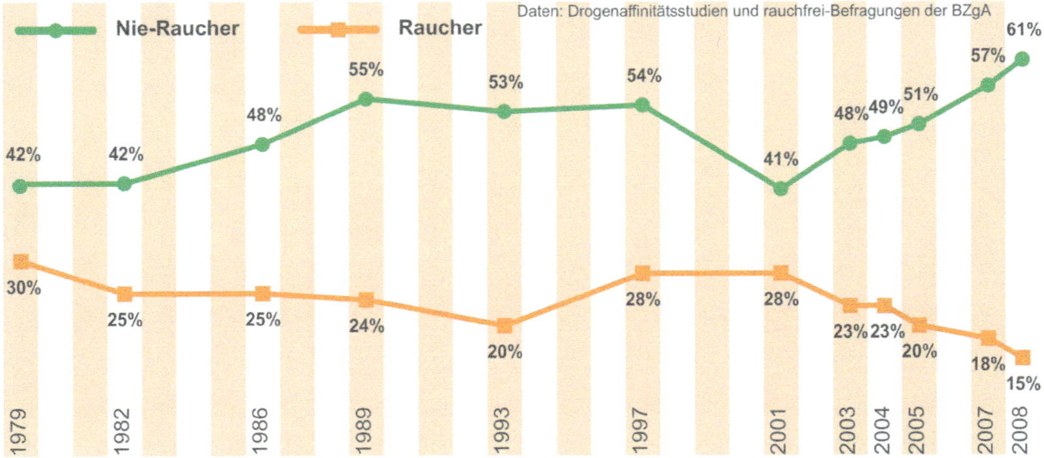

2.4 Rauchen bei Erwachsenen

Raucheranteile bei Frauen
im Alter von 18 Jahren und älter
Stand: 2005

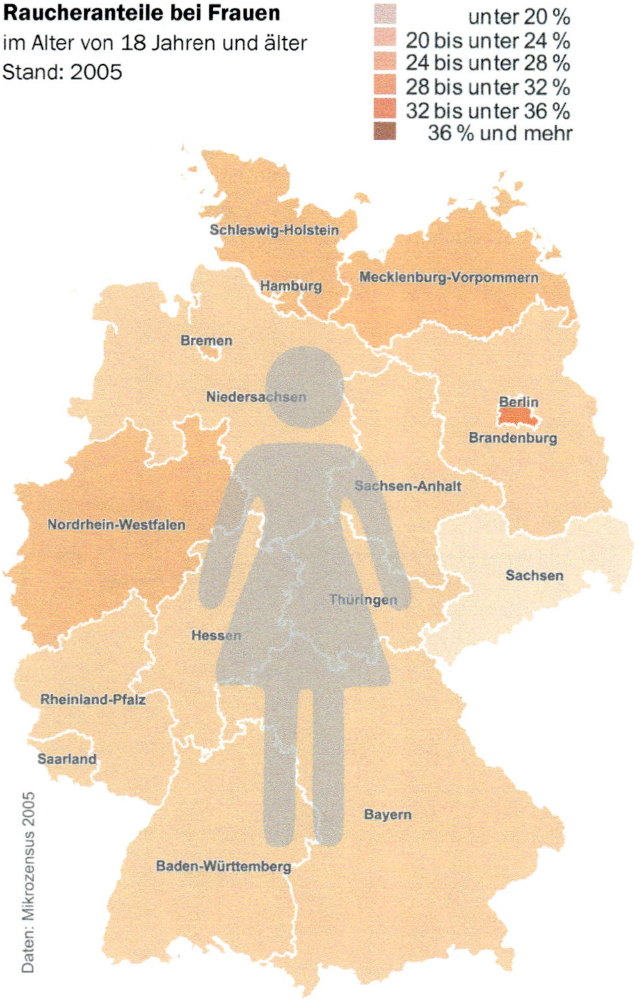

Mehr als ein Drittel der Raucher (37 %) und ein Viertel der Raucherinnen (23 %) rauchen täglich 20 oder mehr Zigaretten.

Mit einem Anteil von 30,1 % ist fast ein Drittel der erwachsenen deutschen Bevölkerung Raucher. Bei Männern ist der Raucheranteil mit 34,8 % höher als bei Frauen (27,3 %).

Im Bundesländervergleich zeigt sich deutlich bei Männern (und der Tendenz nach auch bei Frauen), dass in den südlichen Bundesländern die Raucheranteile geringer sind als in den nördlich gelegen Bundesländern. Überdurchschnittlich hoch sind die Raucheranteile in den Stadtstaaten Berlin und Bremen sowie in Mecklenburg-Vorpommern.

Menge und Häufigkeit des Rauchens bei Raucherinnen
Stand: 2006

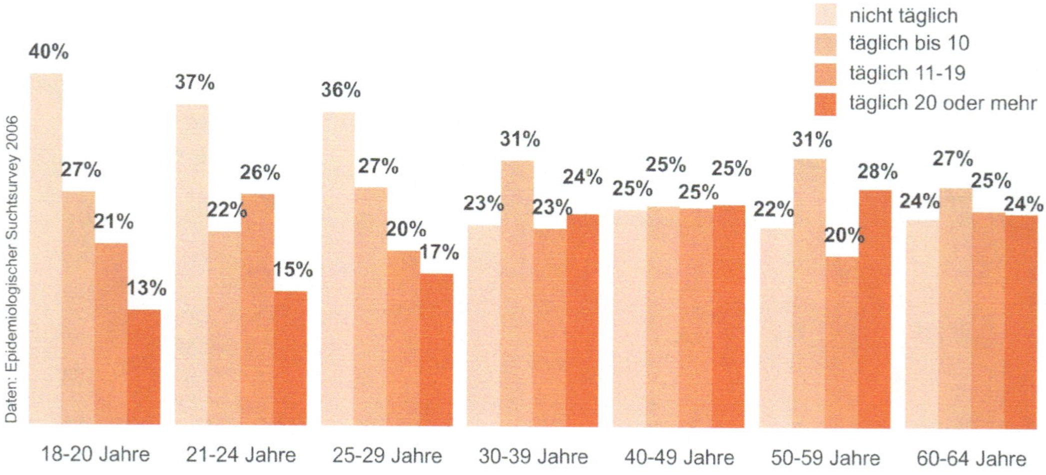

Menge und Häufigkeit des Rauchens bei männlichen Rauchern
Stand: 2006

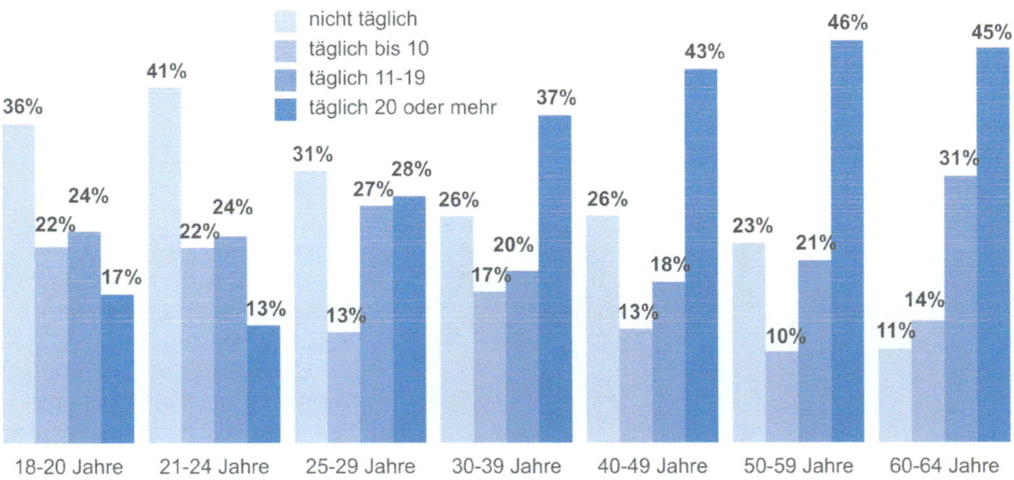

Daten: Epidemiologischer Suchtsurvey 2006

Raucheranteile bei Männern
im Alter von 18 Jahren und älter
Stand: 2005

unter 20 %
20 bis unter 24 %
24 bis unter 28 %
28 bis unter 32 %
32 bis unter 36 %
36 % und mehr

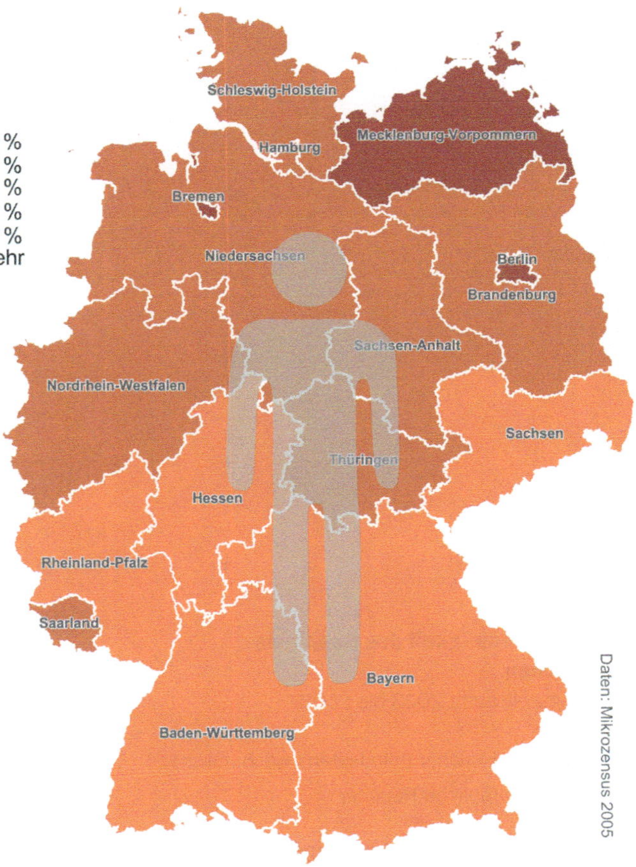

Daten: Mikrozensus 2005

Etwa 27 % der Raucher und Raucherinnen rauchen nur gelegentlich und nicht täglich. Weitere 30 % konsumieren 20 oder mehr Zigaretten am Tag, also mehr als eine Packung. Dabei rauchen Männer im Durchschnitt mehr Zigaretten als Frauen.

Der Umfang des Zigarettenkonsums nimmt bei Rauchern mit dem Alter zu: Mit steigendem Alter sinkt der Anteil der gelegentlichen Raucher und der Anteil der Raucher mit hohem Konsum steigt – bei Männern in stärkerem Ausmaß als bei Frauen.

Drei von 10 Erwachsenen rauchen (30,1 %).

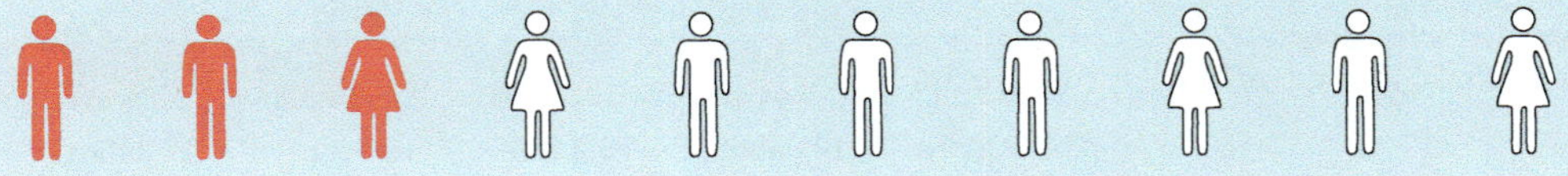

2.5 Rauchen bei Kindern und Jugendlichen

Raucheranteile bei Mädchen und jungen Frauen
im Alter von 15 bis 20 Jahren
Stand: 2005

unter 20 %
20 bis unter 24 %
24 bis unter 28 %
28 bis unter 32 %
32 bis unter 36 %
36 % und mehr

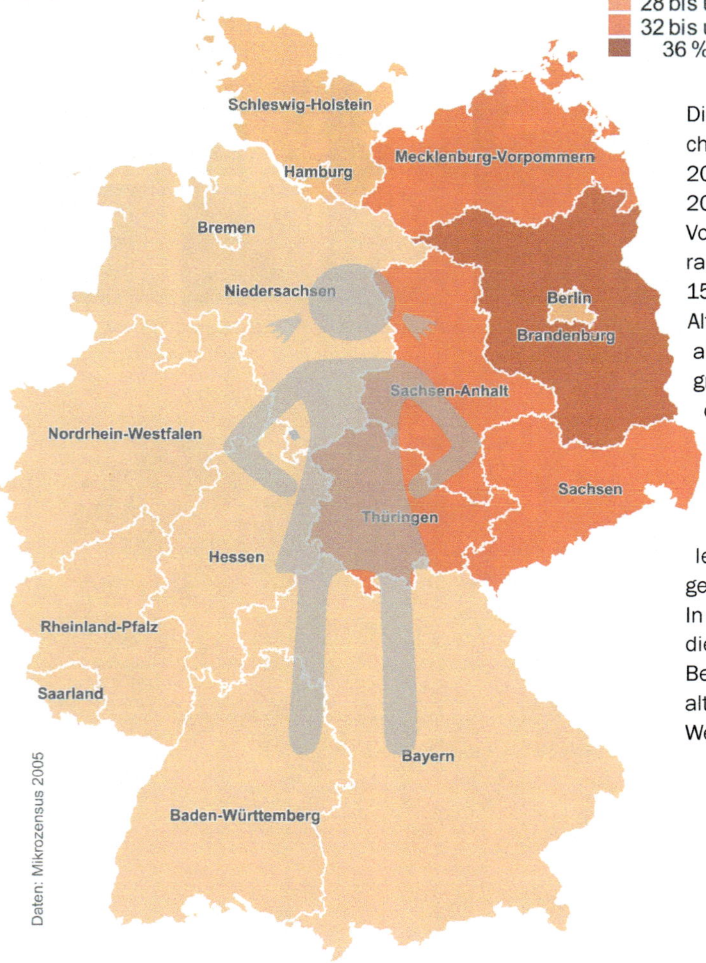

Die Raucherquote unter Jugendlichen in Deutschland hat im Jahr 2008 den tiefsten Stand der letzten 20 Jahre erreicht.
Von 12- bis 17-jährigen Jugendlichen rauchten im Jahr 2008 insgesamt 15,4 %. Mit 16,2 % rauchen in dieser Altersgruppe etwas mehr Mädchen als Jungen (14,7 %). In der Altersgruppe von 15 bis 20 Jahren, die in den Deutschlandkarten dargestellt ist, ist die Raucherquote der jungen Männer etwas höher als die der jungen Frauen. Von der Verteilung her zeigt sich ein leichtes Nord-Süd-Gefälle, vorwiegend aber ein Ost-West-Gefälle: In den neuen Bundesländern ist die Raucherquote – mit Ausnahme Berlins – deutlich höher als in den alten Bundesländern im Süden und Westen Deutschlands.

Menge und Häufigkeit des Rauchens bei Mädchen
Erhebungszeitraum: 2003 bis 2006

- regelmäßige Raucher (mindestens wöchentlich)
- regelmäßige tägliche Raucher

Von den täglichen Rauchern sind...

- starke Raucher (10 bis 20 Zigaretten/Tag)
- sehr starke Raucher (mehr als 20 Zigaretten/Tag)

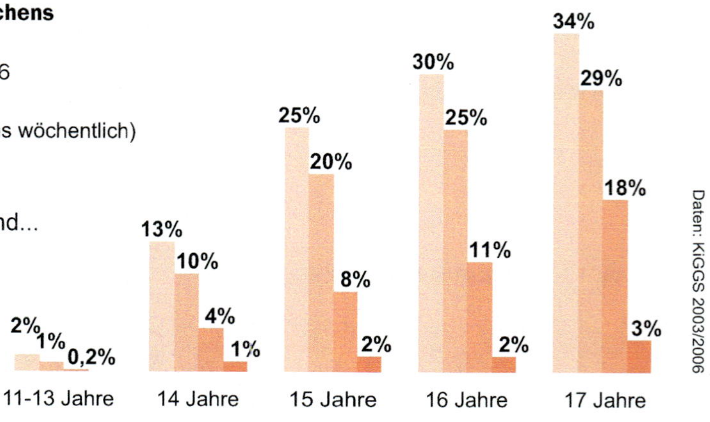

Menge und Häufigkeit des Rauchens bei Jungen
Erhebungszeitraum: 2003 bis 2006

- regelmäßige Raucher (mindestens wöchentlich)
- regelmäßige tägliche Raucher

Von den täglichen Rauchern sind...

- starke Raucher (10 bis 20 Zigaretten/Tag)
- sehr starke Raucher (mehr als 20 Zigaretten/Tag)

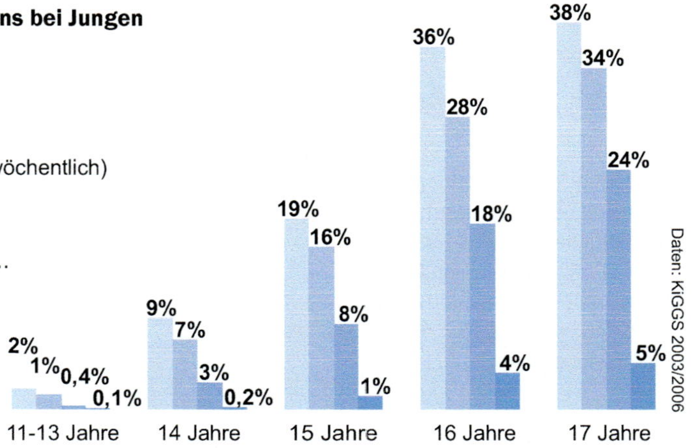

Raucheranteile bei Jungen und jungen Männern
im Alter von 15 bis 20 Jahren
Stand: 2005

- unter 20 %
- 20 bis unter 24 %
- 24 bis unter 28 %
- 28 bis unter 32 %
- 32 bis unter 36 %
- 36 % und mehr

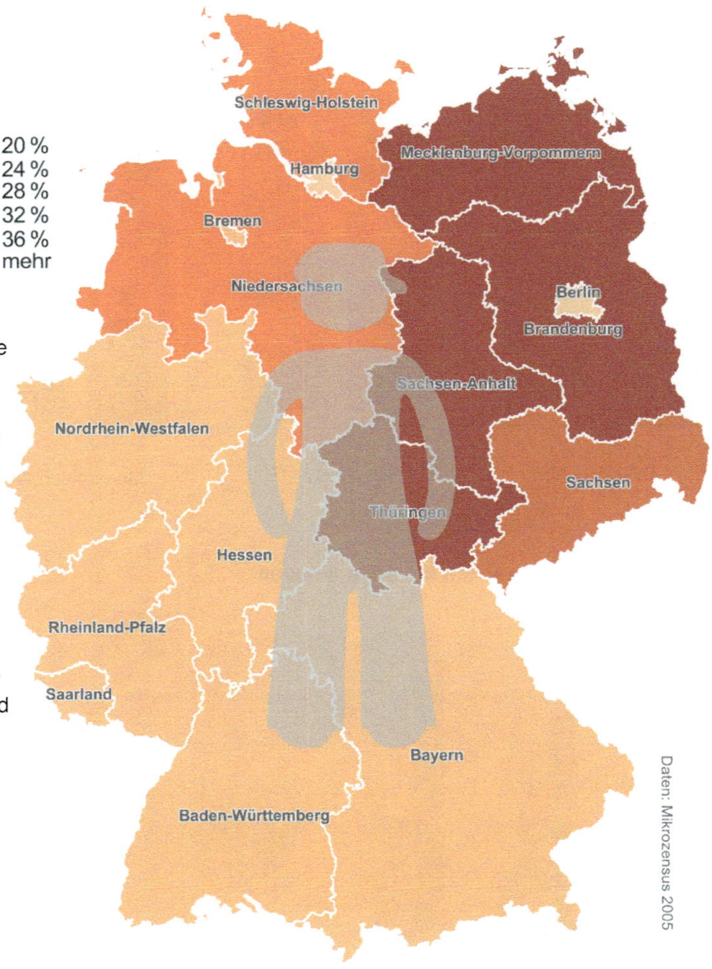

Mit zunehmendem Alter steigen die Raucheranteile bei Jungen und bei Mädchen. Mit den steigenden Raucheranteilen nehmen auch die Anteile derjenigen zu, die nicht nur gelegentlich, sondern täglich rauchen sowie derjenigen, die mindestens 10 Zigaretten am Tag rauchen. Der Anteil der Raucher, die mehr als 20 Zigaretten am Tag rauchen, ist - auch wenn der Anteil mit dem Alter zunimmt - sogar bei 17-jährigen Mädchen und Jungen noch recht gering.

1,5 von 10 Jugendlichen rauchen (15,4 %).

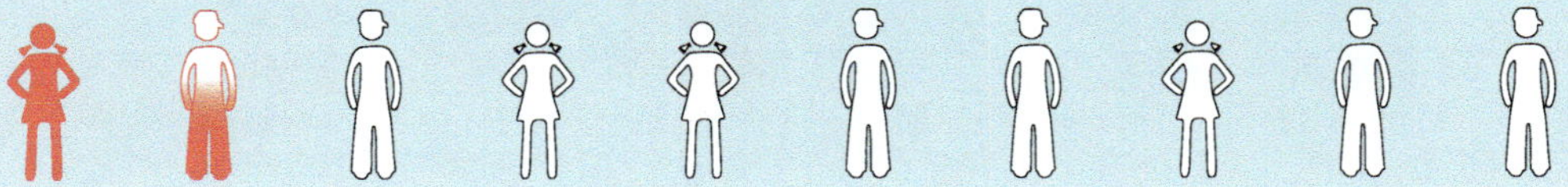

2.6 Sozialer Status und Rauchen

Zwei Beobachtungen beim gegenwärtigen Rauchverhalten sind bemerkenswert:

- Die Raucheranteile unterscheiden sich in Deutschland stark nach sozialen Merkmalen.
- Die sozialen Unterschiede im Rauchverhalten sind mittlerweile größer als die Geschlechtsunterschiede.

Bereits bei Jugendlichen zeigt sich eine deutliche Differenzierung nach Schultyp: Bei Schülern und Schülerinnen der Hauptschule ist der Raucheranteil mehr als doppelt so hoch wie bei Schülern und Schülerinnen des Gymnasiums.

Schulbildung und Rauchen bei 14- bis 17-Jährigen
Erhebungszeitraum: 2003 bis 2006

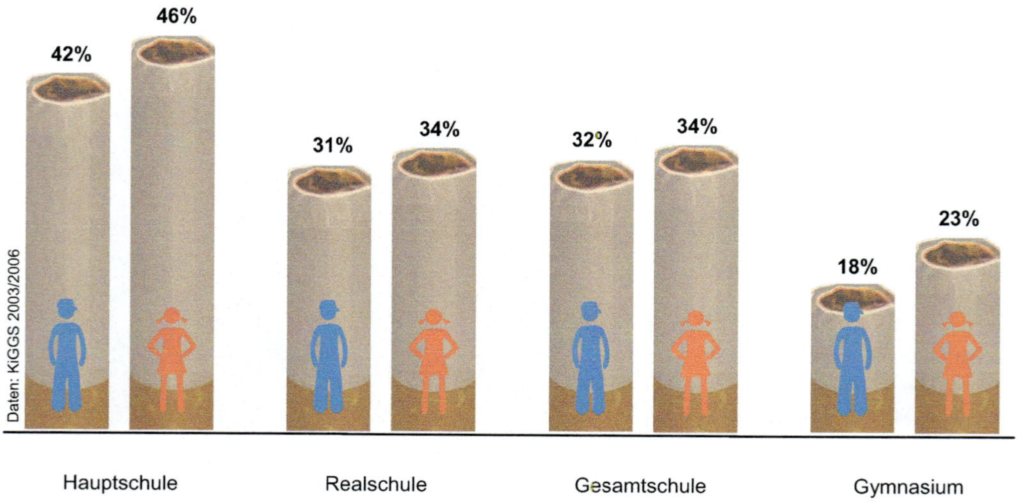

Sozialstatus und Rauchen bei Erwachsenen
Stand: 2006

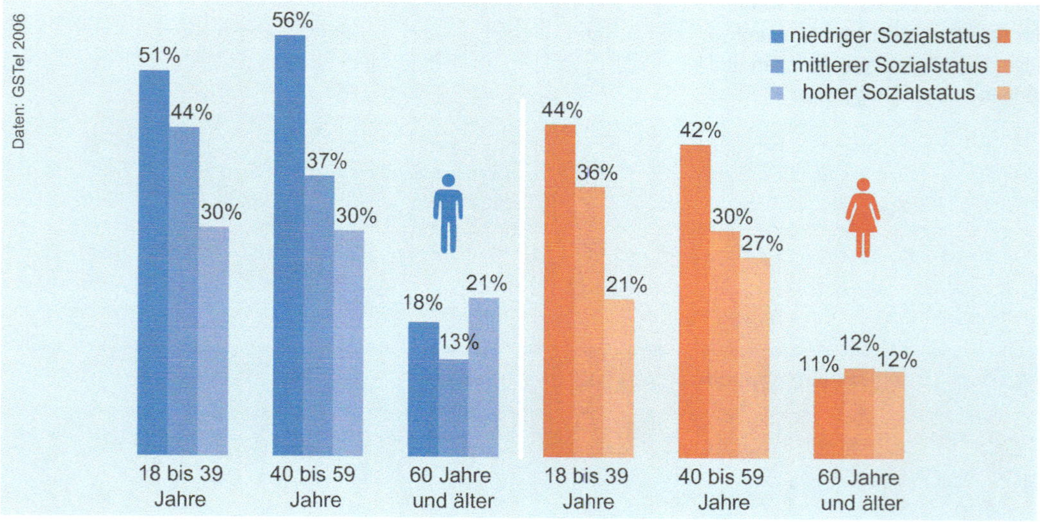

Bildungsunterschiede in den Raucheranteilen bei Männern
im Alter von 20 bis 65 Jahren; Stand: 2005

Die Raucheranteile in der Gruppe der Personen ohne Abitur sind...

- unter 1,5
- 1,5 bis unter 1,6
- 1,6 bis unter 1,7
- 1,7 bis unter 1,8
- mehr als 1,8

...mal so hoch wie in der Gruppe der Personen mit Abitur.

Daten: Mikrozensus 2005

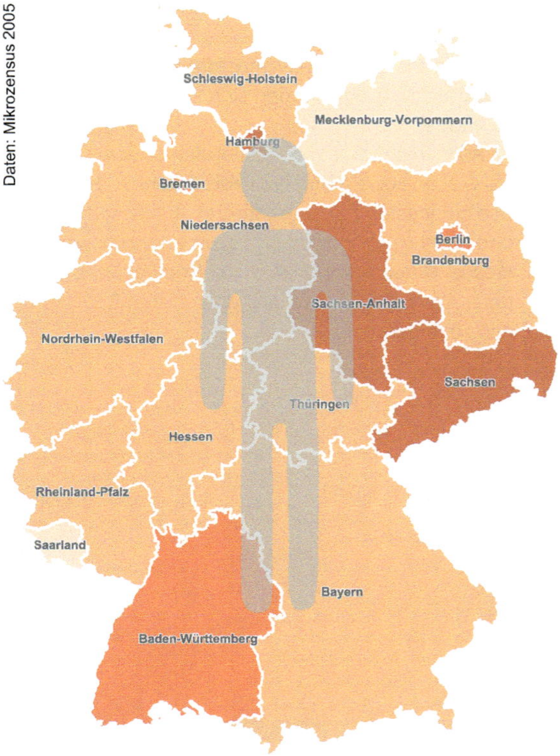

Die sozialen Unterschiede sind auch bei Erwachsenen sichtbar. Bei Personen mit niedrigem sozialen Status sind die Raucheranteile sowohl in der Altersgruppe von 18 bis 39 Jahren als auch in der Altersgruppe von 40 bis 59 Jahren deutlich höher als bei Personen mit hohem sozialen Status. Diese sozialen Unterschiede gelten sowohl für Männer als auch für Frauen.

Das Ausmaß der sozialen Ungleichheit unterscheidet sich zudem nach Bundesland.

Der Unterschied in den Raucheranteilen zwischen Personen ohne Abitur und Personen mit Abitur ist bei Männern in Sachsen, Sachsen-Anhalt und Hamburg am größten und in Mecklenburg-Vorpommern am geringsten. Bei den Frauen ist das Ausmaß der Ungleichheit in Mecklenburg-Vorpommern am größten.

Die sozialen Unterschiede im Rauchverhalten zwischen Personen ohne Abitur und Personen mit Abitur sind bei Frauen weniger stark ausgeprägt als bei Männern.

Bildungsunterschiede in den Raucheranteilen bei Frauen
im Alter von 20 bis 65 Jahren
Stand: 2005

Die Raucheranteile in der Gruppe der Personen ohne Abitur sind...

- unter 1,5
- 1,5 bis unter 1,6
- 1,6 bis unter 1,7
- 1,7 bis unter 1,8
- mehr als 1,8

...mal so hoch wie in der Gruppe der Personen mit Abitur.

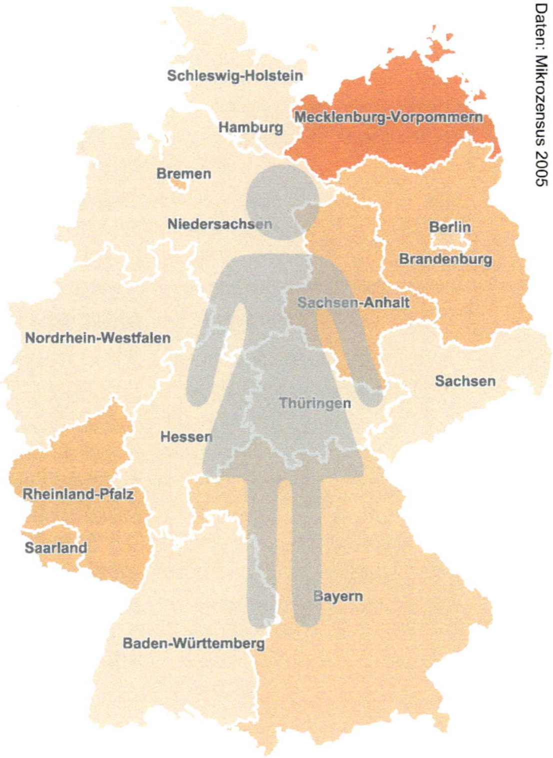

Daten: Mikrozensus 2005

2.7 Rauchen bei verschiedenen Berufsgruppen

Das Rauchverhalten unterscheidet sich in Deutschland hinsichtlich verschiedener sozialer Merkmale, insbesondere auch bezüglich der Berufszugehörigkeit.

Bei Männern finden sich die höchsten Raucheranteile in manuellen Berufen und die niedrigsten Raucheranteile in akademischen Berufen. So haben Gebäudereiniger und Raumpfleger die höchsten Raucheranteile, während unter Gymnasiallehrern und Elektroingenieuren die wenigsten Raucher zu finden sind. Auch Lehrer anderer Schularten sowie Ärzte haben vergleichsweise geringe Raucheranteile.

Der Tendenz nach haben auch bei Frauen akademische Berufe die geringsten Raucheranteile. So haben Gymnasiallehrerinnen den niedrigsten Raucheranteil, während die Gruppe der Restaurantfachfrauen und Stewardessen einen Raucheranteil aufweist, der mehr als vier mal so hoch ist. Auch unter Friseurinnen, Kassenfachfrauen und Hotel- und Gaststättenkauffrauen sind viele Raucherinnen zu finden.

Auch in den Gesundheitsberufen zeigen sich bei Frauen soziale Unterschiede: Ärztinnen haben den niedrigsten Raucheranteil, auch Masseurinnen und Krankengymnastinnen liegen vergleichsweise niedrig. Unter Helferinnen in der Krankenpflege und unter Altenpflegerinnen sind die meisten Raucherinnen zu finden.

Berufe mit den zehn höchsten und den zehn niedrigsten Raucheranteilen bei Männern
Stand: 2005

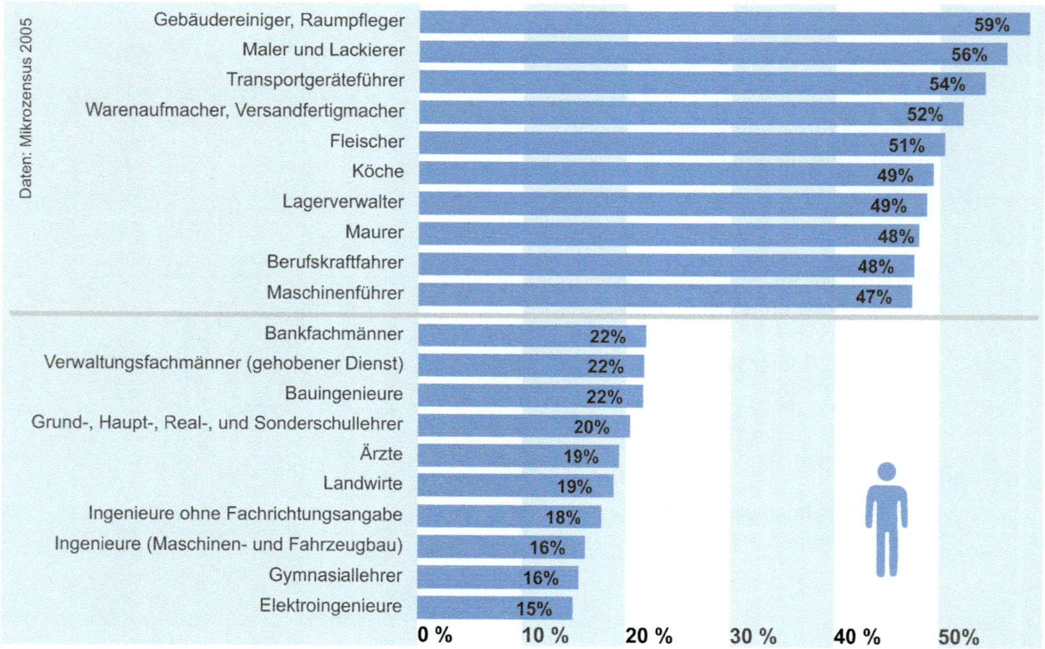

Raucheranteile in ausgewählten Gesundheitsberufen bei Frauen
Stand: 2005

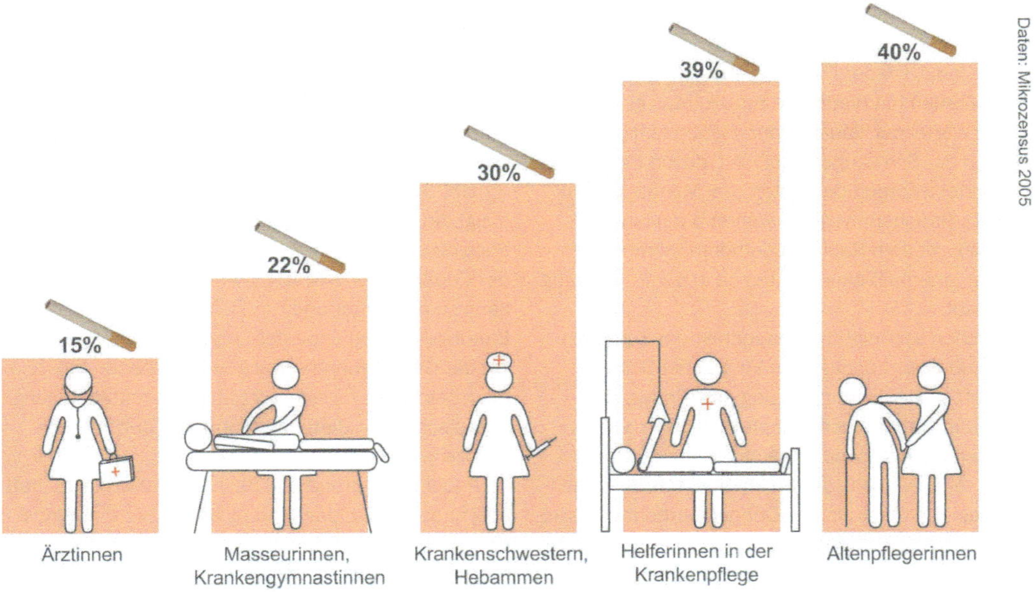

Berufe mit den zehn höchsten und den zehn niedrigsten Raucheranteilen bei Frauen
Stand: 2005

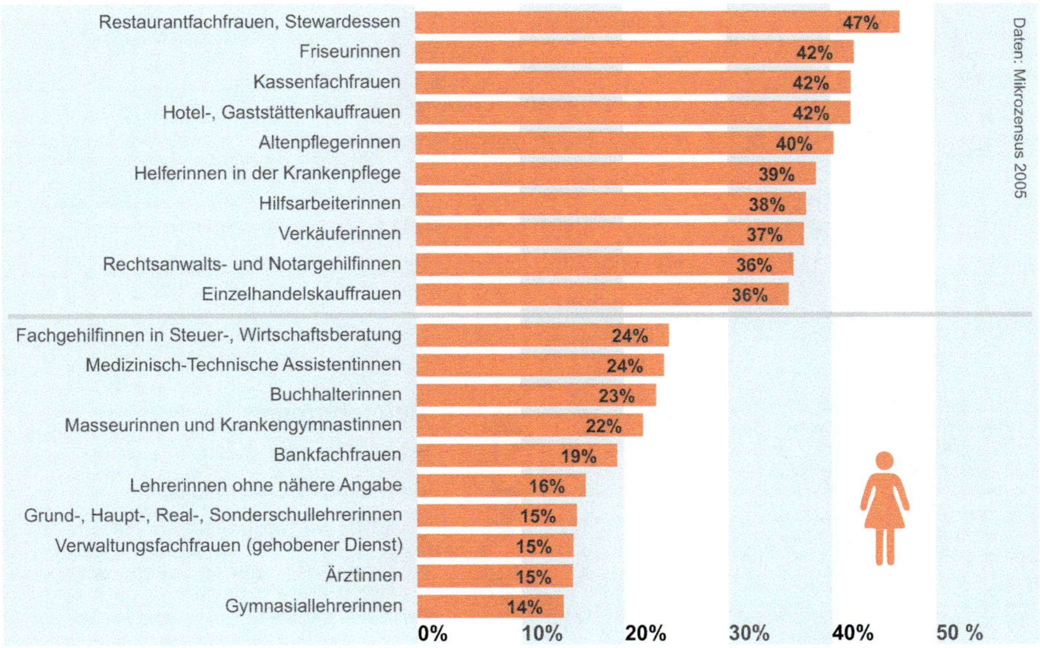

2.8 Rauchen in der Schwangerschaft

In Deutschland rauchen am Anfang der Schwangerschaft rund 13 % der Frauen, wobei der Raucheranteil bei Frauen mit niedrigem Sozialstatus größer ist. Nur ein Viertel der Raucherinnen gibt das Rauchen während der Schwangerschaft auf, davon rund zwei Drittel während der ersten drei Monate. Bis zu 70 % der Raucherinnen, die während der Schwangerschaft mit dem Rauchen aufhören, nehmen den Konsum innerhalb eines Jahres nach der Entbindung wieder auf.

Rauchen schädigt die Gesundheit der Schwangeren und beeinträchtigt den Verlauf der Schwangerschaft sowie die Entwicklung des Kindes, da viele der im Tabakrauch enthaltenen Stoffe in den Fetus gelangen und die Sauerstoffversorgung des Ungeborenen verschlechtern können. Raucherinnen haben ein um mehr als das Doppelte erhöhtes Risiko für Schwangerschaften außerhalb der Gebärmutter (Extrauterinschwangerschaften), ein höheres Risiko für Fehl- und Frühgeburten sowie ein etwa doppelt so hohes Risiko wie Nichtraucherinnen für eine Totgeburt. Rauchen während der Schwangerschaft steigert das Risiko für einen vorzeitigen Blasensprung. Dabei platzt die den Fetus umgebende schützende Fruchtblase vor dem Geburtstermin, was zu Infektionen, Blutungen und einer Fehlgeburt führen kann. Raucht die Mutter während der Schwangerschaft, steigt die Wahrscheinlichkeit für eine fehlliegende Plazenta, bei der der Mutterkuchen den Ausgang aus der Gebärmutter verdeckt (Plazenta praevia). Dies kann zu für Mutter und Kind lebensbedrohlichen Blutungen gegen Ende der Schwangerschaft oder bei der Geburt führen. Raucherinnen haben ein erhöhtes Risiko für eine vorzeitige Plazentaablösung, die zu schweren Blutungen führt und den Tod des Kindes verursachen kann.

Rauchen während und nach der Schwangerschaft erhöht das Risiko des Kindes, an plötzlichem Kindstod zu sterben. Vermutlich verändern Substanzen aus dem Tabakrauch Bereiche im Gehirn des Kindes, die für die Atemregulation verantwortlich sind, und sie verzögern die Lungenentwicklung.

Wirkung des Rauchens auf Schwangerschaft und Kind

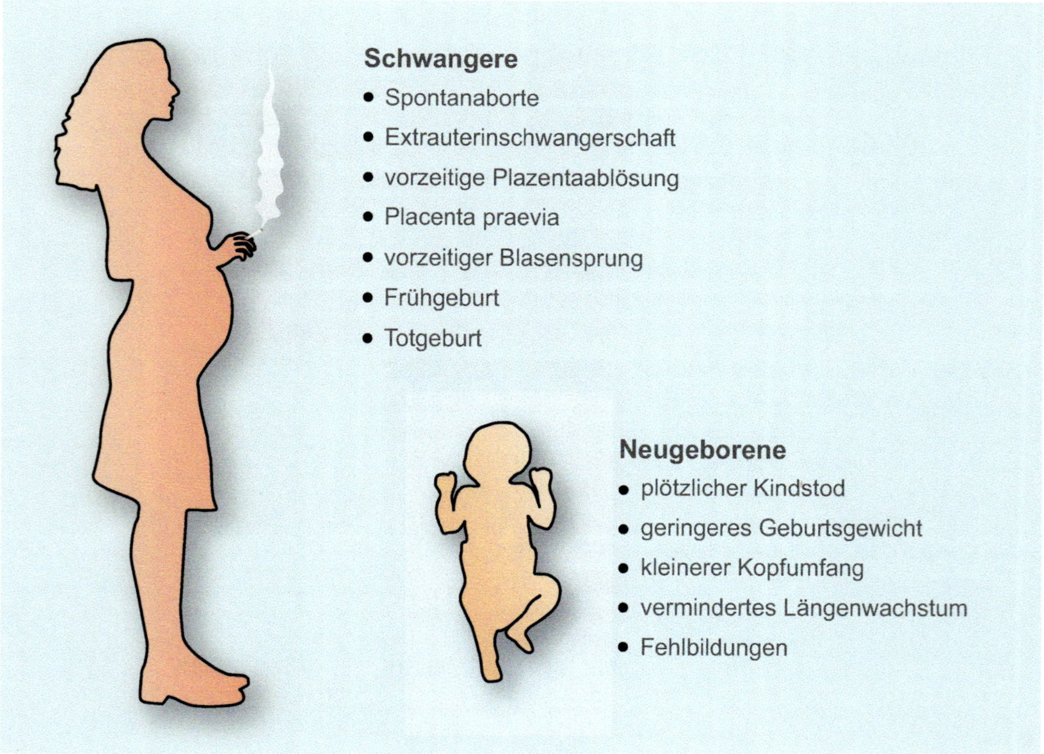

Rauchverhalten von Schwangeren
Stand: 2005

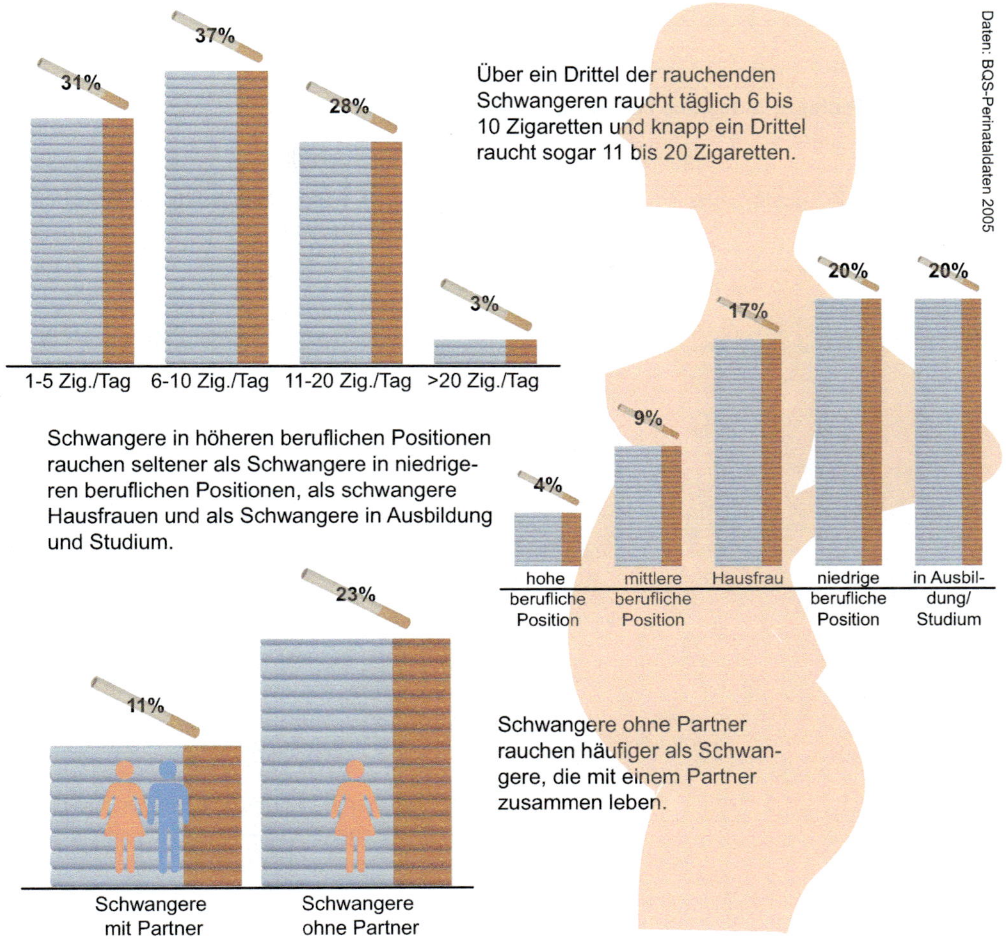

Wirkung des Rauchens auf Ungeborene und Neugeborene
Rauchen während der Schwangerschaft stört die Entwicklung des Ungeborenen. So kommen die Kinder von Raucherinnen häufig mit einem geringeren Geburtsgewicht und geringerem Kopfumfang sowie kleiner als Kinder von Nichtraucherinnen auf die Welt. Im Durchschnitt verringert sich das Geburtsgewicht eines Säuglings um 200 g, wenn die Mutter während der Schwangerschaft raucht; später haben diese Kinder aber ein höheres Risiko für Übergewicht.

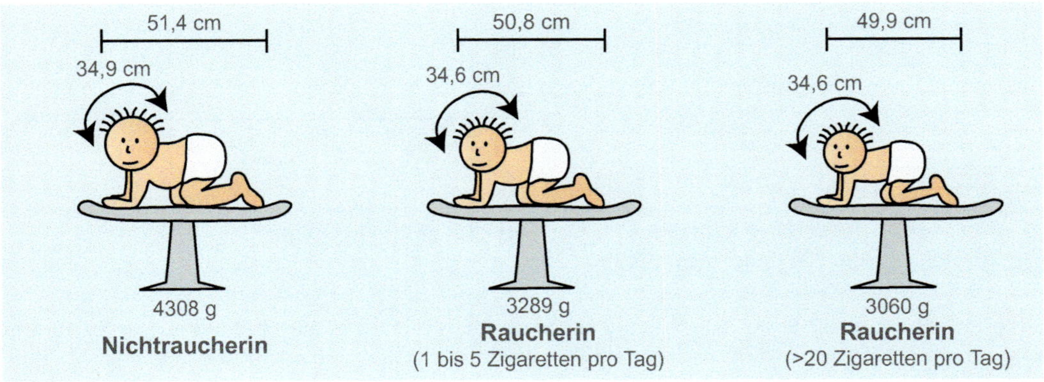

2.9 Durch Rauchen bedingte Todesfälle

Durch Rauchen bedingte Todesfälle bei Frauen
Stand: 2007

Von 100 im Jahr 2007 gestorbenen Frauen sind...

- unter 5
- 5 bis unter 6
- 6 bis unter 7
- 7 bis unter 8
- 8 und mehr

...Todesfälle durch das Rauchen bedingt.

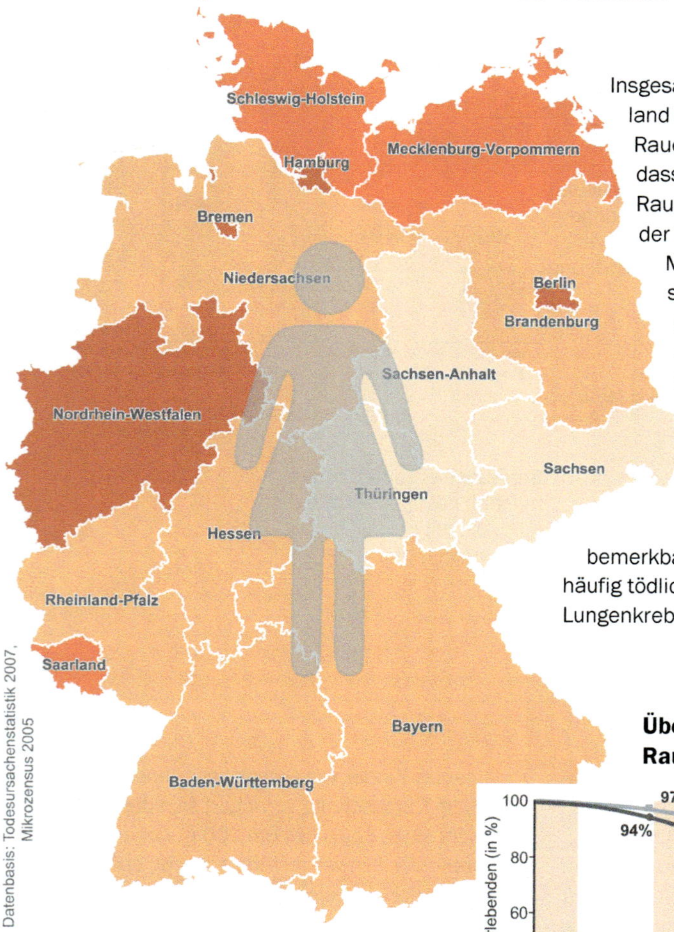

Datenbasis: Todesursachenstatistik 2007, Mikrozensus 2005

Insgesamt waren im Jahr 2007 in Deutschland fast 110.000 Todesfälle auf das Rauchen zurückzuführen. Das bedeutet, dass etwa 13 % aller Todesfälle durch Rauchen bedingt sind. Da seit dem Beginn der Verbreitung des Zigarettenrauchens Männer zu höheren Anteilen und in stärkerem Ausmaß rauchen als Frauen, sterben sie auch eher an tabakbedingten Krankheiten. Zwar hat sich im Laufe des 20. Jahrhunderts der Tabakkonsum bei Frauen dem der Männer angeglichen, doch es vergehen in der Regel einige Jahrzehnte, bis sich der Tabakkonsum in schweren Gesundheitsschäden bemerkbar macht und zu den typischen und häufig tödlichen Raucherkrankheiten wie u.a. Lungenkrebs, Herz-Kreislauf-Erkrankungen und

Überlebensraten von Rauchern und Nichtrauchern

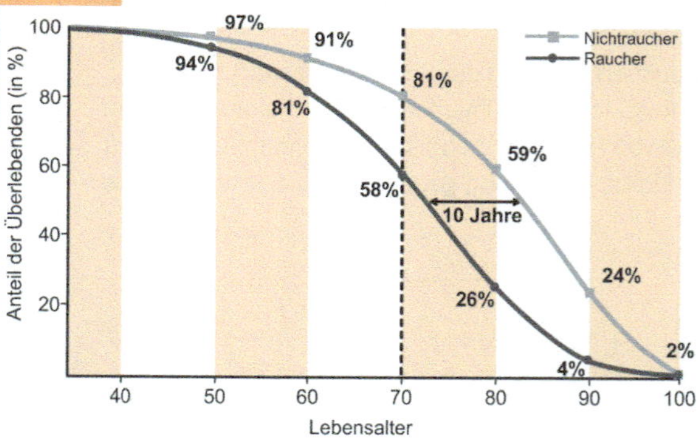

Einer von 15 Todesfällen bei Frauen im Alter über 35 ist tabakbedingt: 28.803 von 431.937 Todesfällen (6,7%).

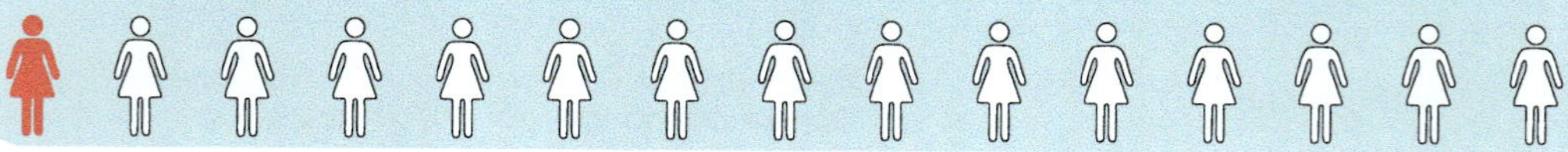

Jeder zweite Raucher stirbt vorzeitig. Von diesen vorzeitigen Todesfällen erfolgt jeder zweite im mittleren Lebensalter.

Durch Rauchen bedingte Todesfälle bei Männern
Stand: 2007

Von 100 im Jahr 2007 gestorbenen Männern sind...

- unter 19
- 19 bis unter 20
- 20 bis unter 21
- 21 bis unter 22
- 22 und mehr

...Todesfälle durch das Rauchen bedingt.

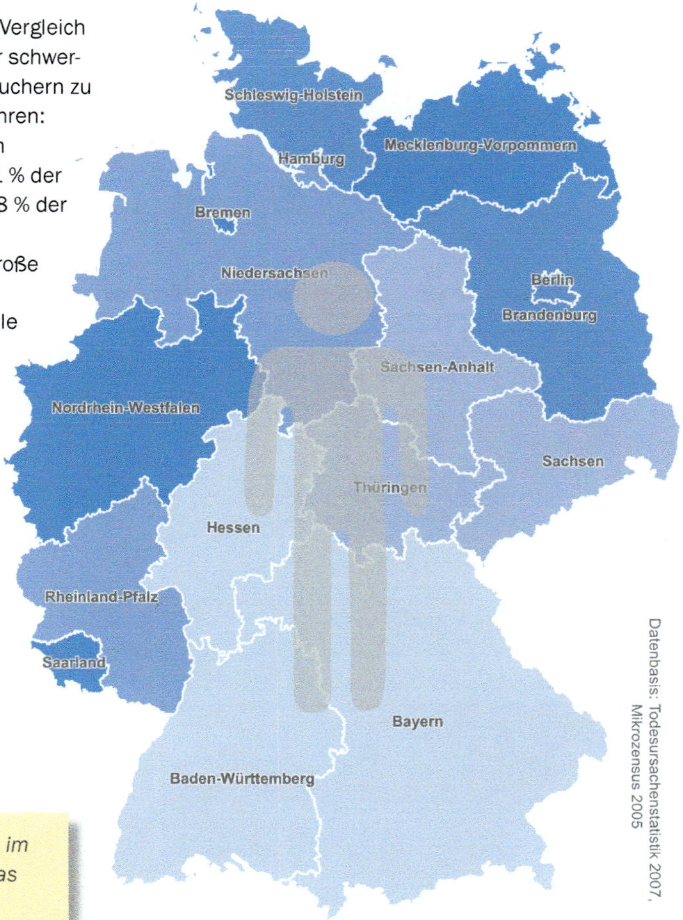

Datenbasis: Todesursachenstatistik 2007, Mikrozensus 2005

Atemwegserkrankungen führt. Die im Vergleich zu Nichtrauchern erhöhten Risiken für schwerwiegende Krankheiten können bei Rauchern zu einem erheblich verkürztem Leben führen: Mehr als die Hälfte aller regelmäßigen Raucher stirbt vorzeitig. So werden 81 % der Nichtraucher 70 Jahre alt, aber nur 58 % der Raucher erreichen dieses Alter.

In Deutschland zeigen sich auch große regionale Unterschiede der tabakbedingten Mortalität: Die höchsten Anteile tabakbedingter Todesfälle sind bei Frauen in Berlin, Bremen, Hamburg und Nordrhein-Westfalen zu finden, während sich bei Männern die meisten rauchbedingten Todesfälle in Bremen, Mecklenburg-Vorpommern und dem Saarland ereignen.

Von den etwa 830.000 Todesfällen im Jahr 2007 sind fast 110.000 auf das Rauchen zurückzuführen. Manche Schätzungen gehen von bis zu 140.000 Todesfällen im Jahr aus.

Drei von 15 Todesfällen bei Männern im Alter über 35 sind tabakbedingt: 77.524 von 383.054 Todesfällen (20,2%).

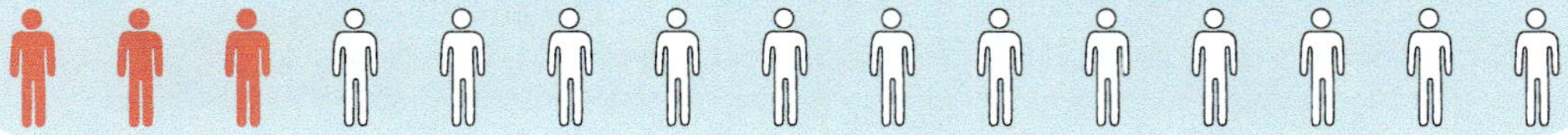

2.10 Durch Rauchen bedingte Todesfälle – Lungenkrebs

Durch Rauchen bedingte Lungenkrebstodesfälle bei Frauen
Stand: 2007

Von 100 im Jahr 2007 an Lungenkrebs gestorbenen Frauen sind... ...Todesfälle durch das Rauchen bedingt.

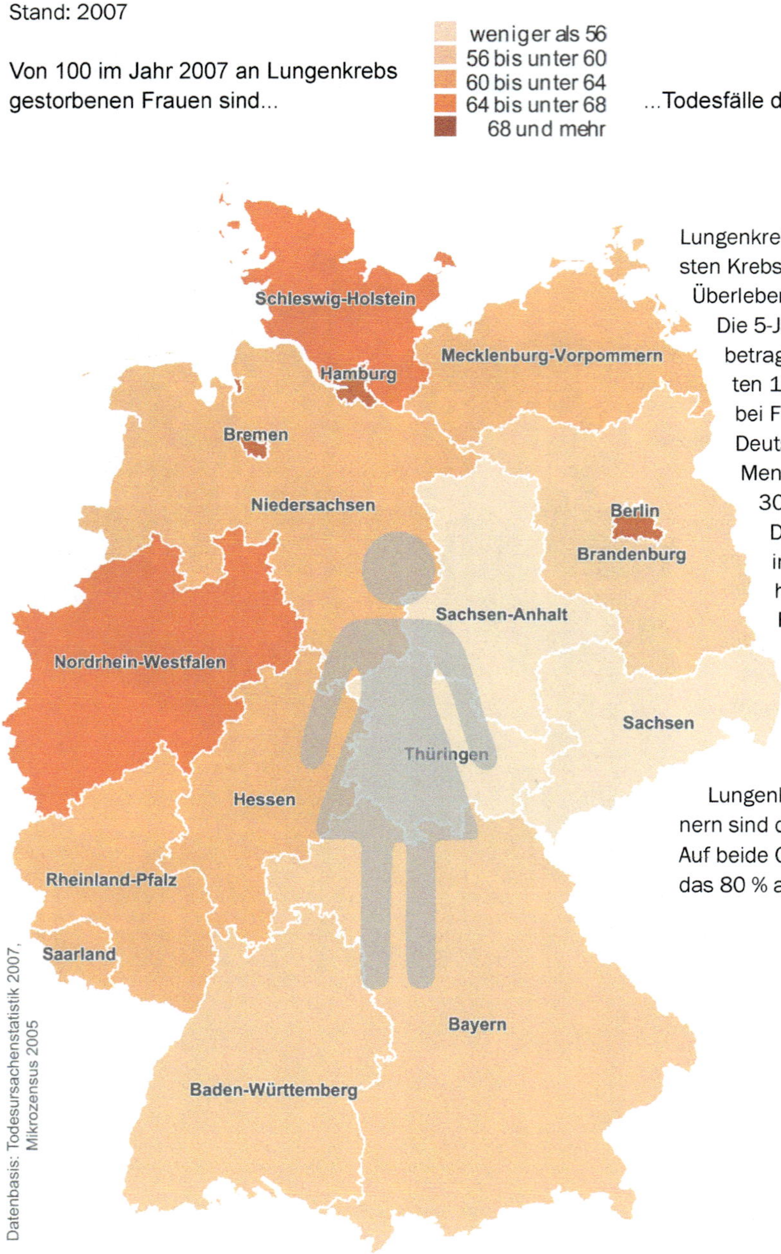

Datenbasis: Todesursachenstatistik 2007, Mikrozensus 2005

Lungenkrebs ist eine der tückischsten Krebserkrankungen, da die Überlebenschancen gering sind. Die 5-Jahres-Überlebensraten betragen für Lungenkrebspatienten 15 % bei Männern und 18 % bei Frauen. Insgesamt sterben in Deutschland jährlich fast 42.000 Menschen im Alter von über 30 Jahren an Lungenkrebs. Damit ist diese Erkrankung in Deutschland die vierthäufigste Todesursache. Für Lungenkrebs stellt Rauchen den bedeutendsten Risikofaktor dar. Etwa 60 % der Lungenkrebstodesfälle bei Frauen und etwa 90 % der Lungenkrebstodesfälle bei Männern sind durch das Rauchen bedingt. Auf beide Geschlechter bezogen sind das 80 % aller Lungenkrebstodesfälle.

Lungenkrebs ist für ein Drittel der durch Rauchen bedingten Todesfälle verantwortlich.

Durch Rauchen bedingte Lungenkrebstodesfälle bei Männern
Stand: 2007

Von 100 im Jahr 2007 an Lungenkrebs gestorbenen Männern sind...

unter 87
87 bis unter 88
88 bis unter 89
89 bis unter 90
90 und mehr

...Todesfälle durch das Rauchen bedingt.

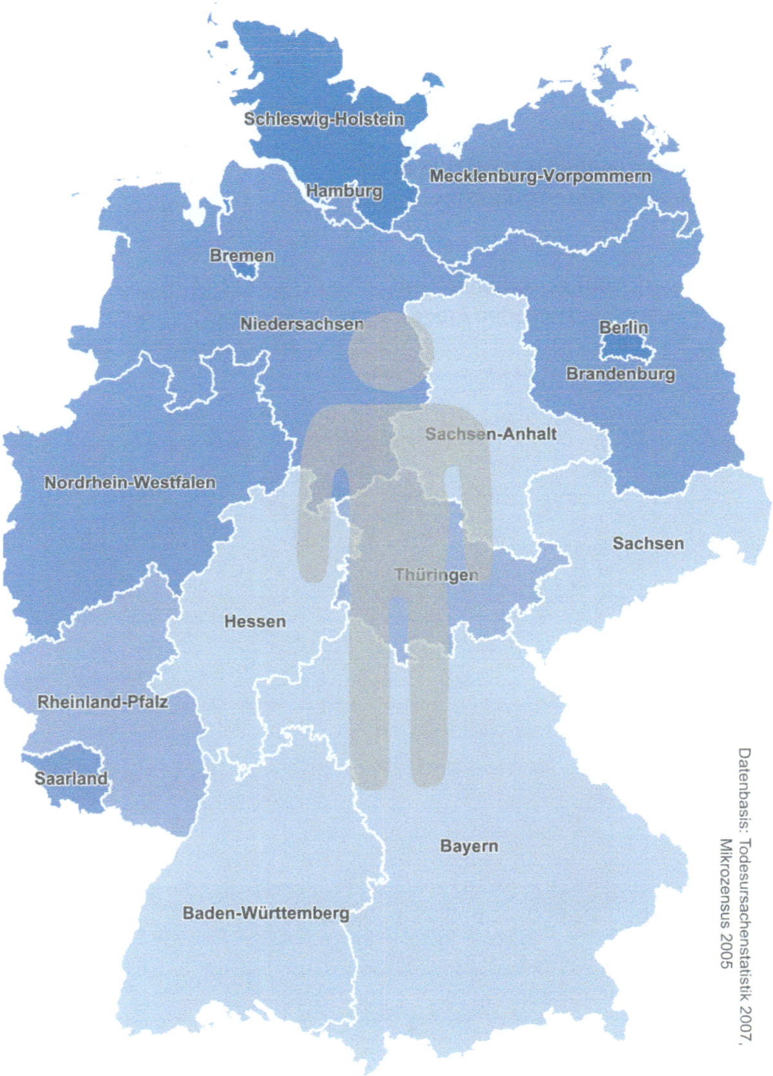

Datenbasis: Todesursachenstatistik 2007, Mikrozensus 2005

13 von 16 Lungenkrebstodesfällen im Alter über 35 sind tabakbedingt: 33.213 von 41.460 Todesfällen (80,1%).

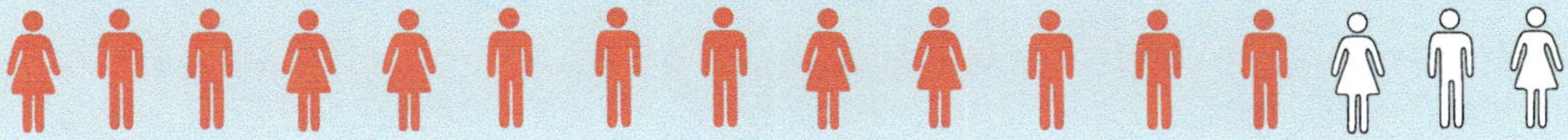

2.11 Durch Rauchen bedingte Todesfälle – Herzerkrankungen

Die ischämischen Herzerkrankungen (Herzinfarkt und Koronare Herzkrankheit) sind die häufigsten Todesursachen in Deutschland. Insgesamt sind im Jahr 2007 etwa 140.000 Menschen an diesen Krankheiten gestorben.

Ein bedeutender Risikofaktor für Herzerkrankungen ist das Rauchen: Etwa 13 % der Todesfälle durch ischämische Herzerkrankungen sind durch Rauchen bedingt, 19 % bei Männern und 7 % bei Frauen.

Herzerkrankungen sind die häufigsten Todesursachen in Deutschland.

Durch Rauchen bedingte Todesfälle durch ischämische Herzerkrankungen bei Frauen
Stand: 2007

Von 100 im Jahr 2007 an ischämischen Herzerkrankungen gestorbenen Frauen sind...

- weniger als 6
- 6 bis unter 7
- 7 bis unter 8
- 8 bis unter 9
- 9 und mehr

...Todesfälle durch das Rauchen bedingt.

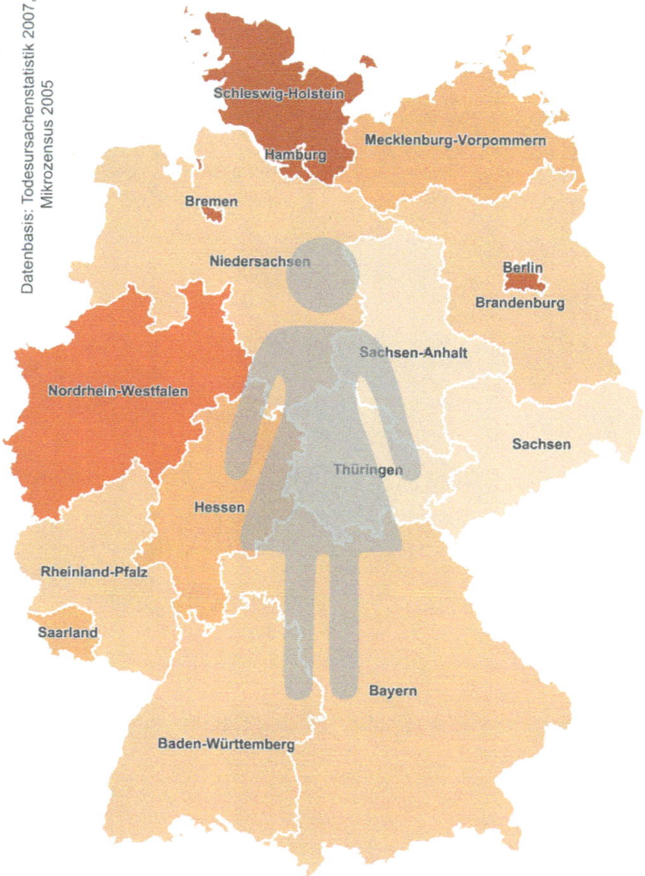

Datenbasis: Todesursachenstatistik 2007, Mikrozensus 2005

Die häufigsten Todesursachen
Stand: 2007

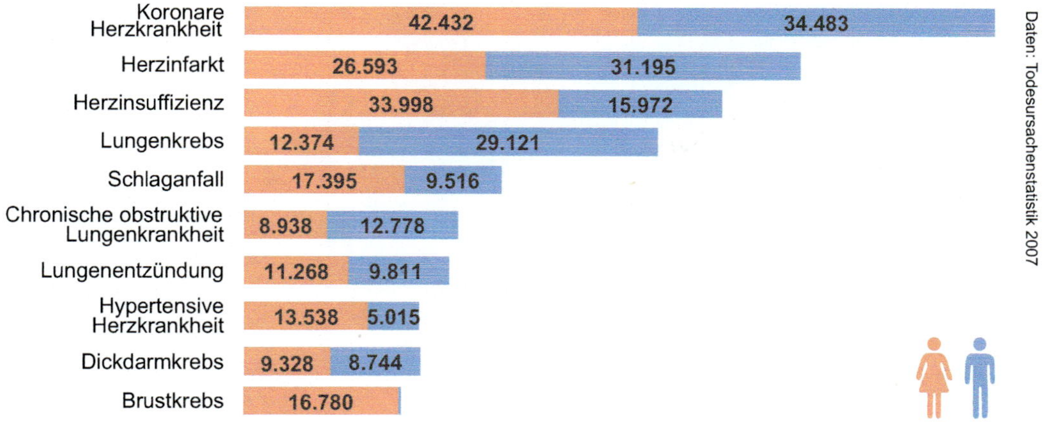

Durch Rauchen bedingte Todesfälle durch ischämische Herzerkrankungen bei Männern
Stand: 2007

Von 100 im Jahr 2007 an ischämischen Herzerkrankungen gestorbenen Männern sind...

- unter 18
- 18 bis unter 19
- 19 bis unter 20
- 20 bis unter 21
- 21 und mehr

...Todesfälle durch das Rauchen bedingt.

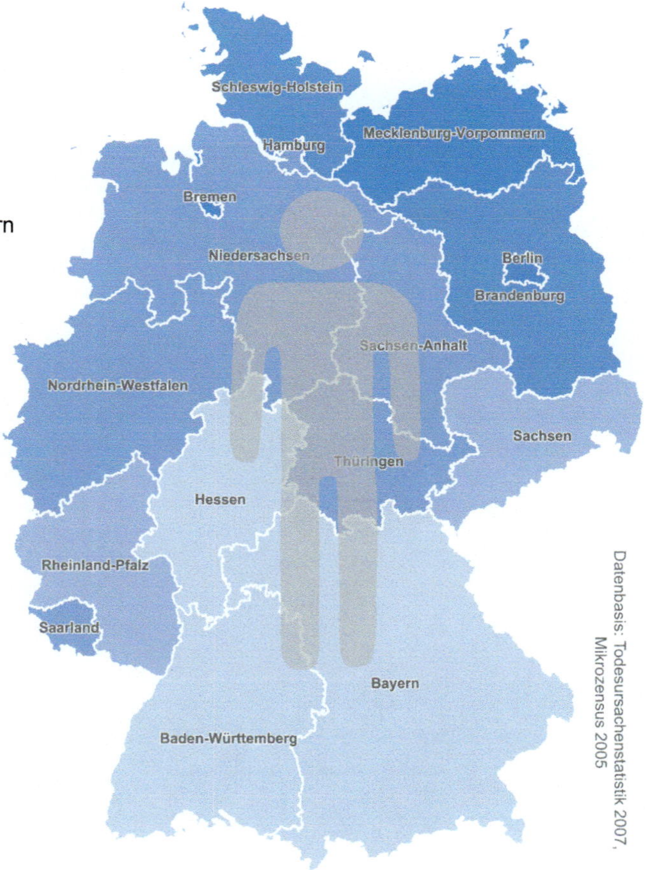

Zwei von 16 Todesfällen an ischämischen Herzerkrankungen im Alter über 35 sind tabakbedingt: 17.882 von 139.638 Todesfällen (12,8%).

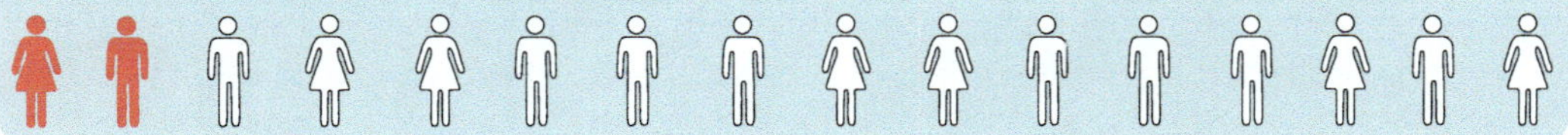

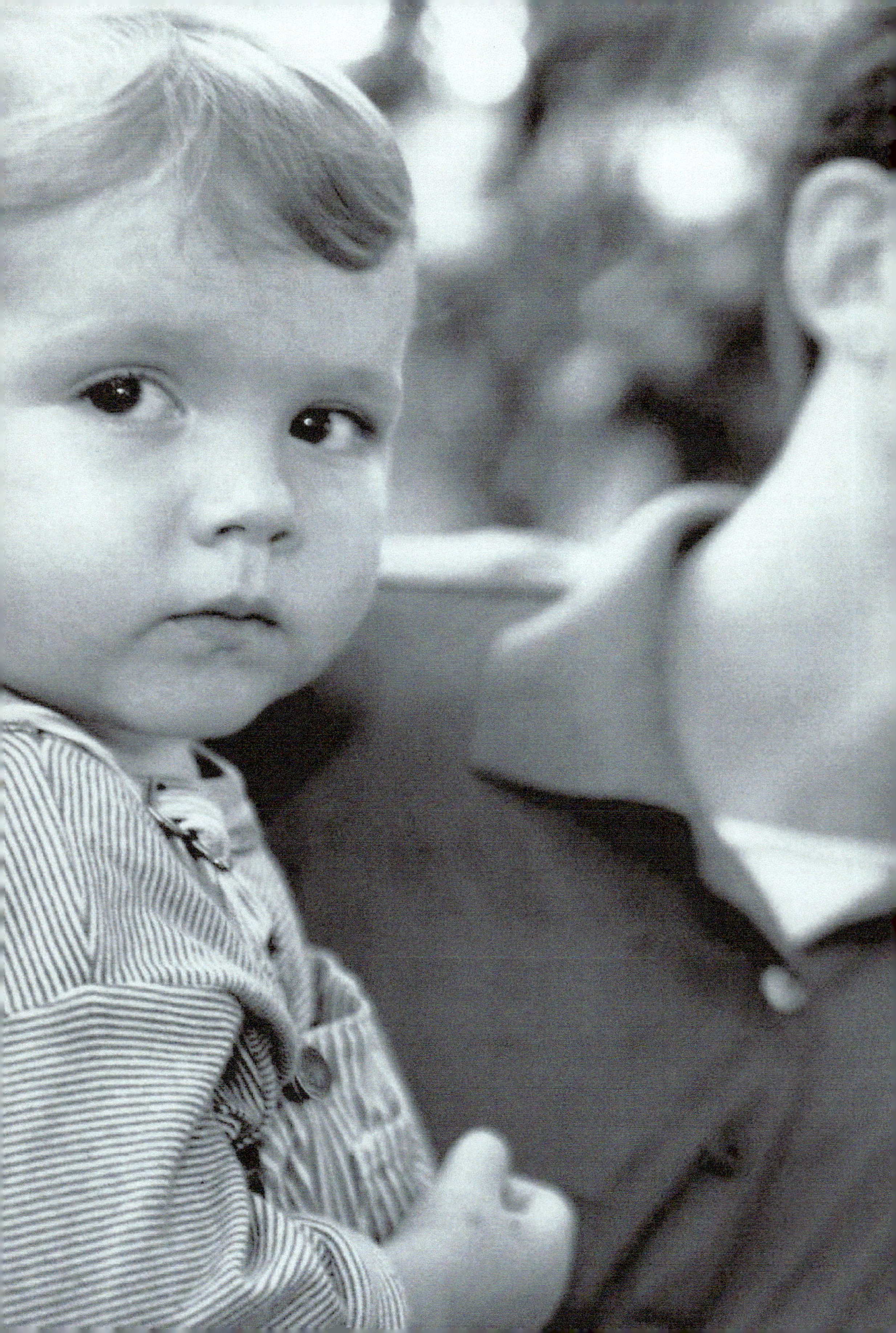

3 Passivrauchen und gesundheitliche Folgen

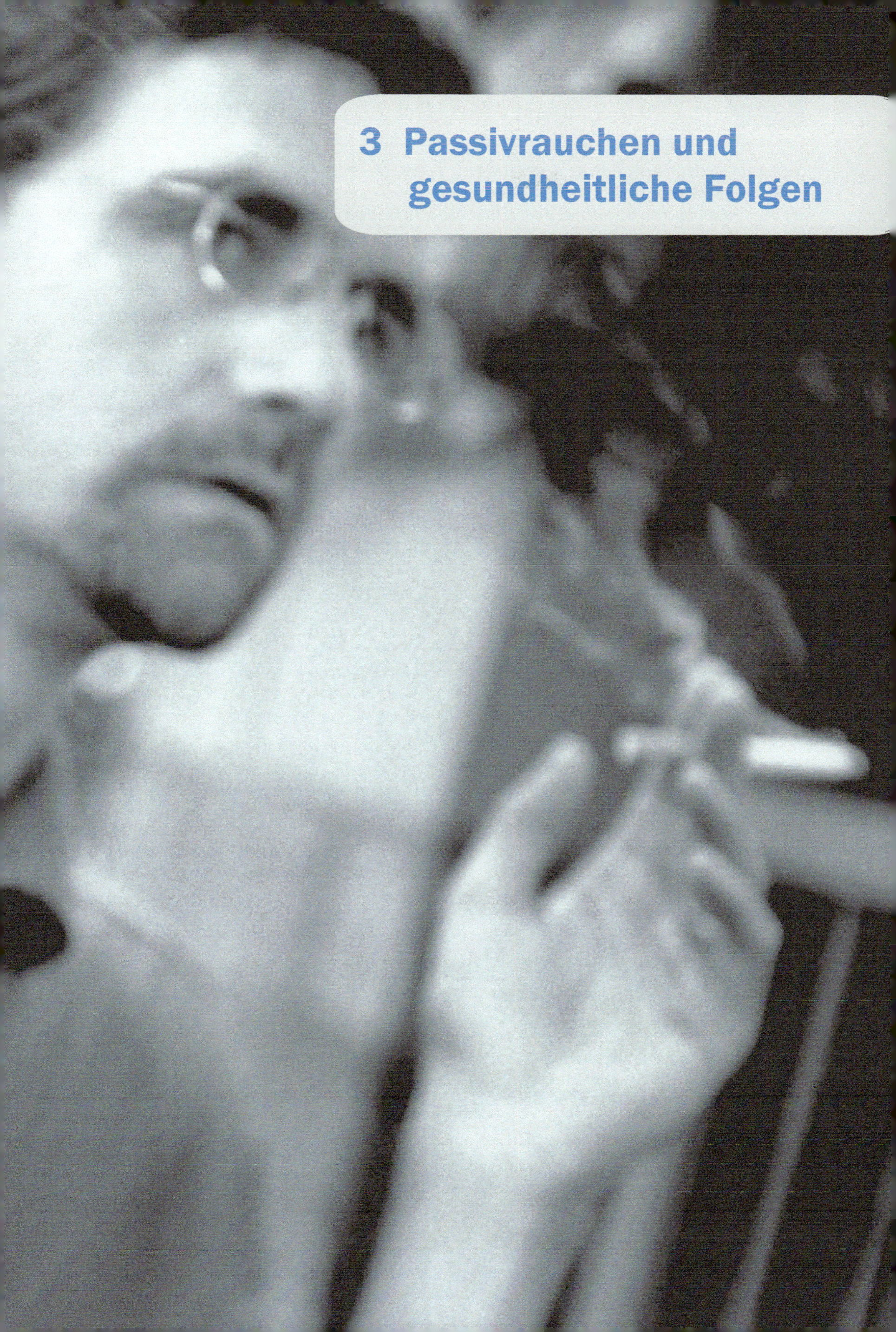

3.1 Gesundheitliche Folgen des Passivrauchens

Das Einatmen von Tabakrauch aus der Raumluft wird als Passivrauchen bezeichnet. Der Tabakrauch, der beim Passivrauchen eingeatmet wird, enthält die gleichen giftigen und krebserzeugenden Substanzen wie der vom Raucher inhalierte Rauch. Daher verursacht auch das Passivrauchen zahlreiche, zum Teil schwere Erkrankungen.

So reizt schon kurzzeitiges Passivrauchen die Atemwege und führt zu Augenbrennen und -tränen sowie zu Schwellungen und Rötungen der Schleimhäute. Außerdem können Kopfschmerzen, Schwindelanfälle, Atemlosigkeit und Müdigkeit entstehen und es erhöht sich die Infektanfälligkeit. Durch langfristiges Passivrauchen drohen akute und chronische Herzkrankheiten, Herzinfarkt und Schlaganfall. Passivrauchen erhöht auch das Risiko für Lungenkrebs und es ist Auslöser für Atemwegserkrankungen sowie stärker ausgeprägte und häufigere Asthmaanfälle. Bei jungen Frauen kann Passivrauchen Brustkrebs verursachen.

Müssen Frauen während der Schwangerschaft Tabakrauch einatmen, können die Kinder bei der Geburt ein geringeres Körpergewicht haben. Bei Säuglingen kann Passivrauchen den plötzlichen Kindsstod verursachen.

Kinder sind gegenüber den Schadstoffen des Tabakrauchs besonders empfindlich, da sie aufgrund des höheren Atemminutenvolumens pro Kilogramm Körpergewicht mehr schädliche Substanzen einatmen. Zudem arbeiten ihre Entgiftungssysteme noch nicht so effizient wie die von Erwachsenen. Kinder rauchender Eltern leiden häufiger unter Atemwegserkrankungen und sie haben häufiger Mittelohrentzündungen als Kinder nichtrauchender Eltern. Bei Kindern, die bereits unter Asthma leiden, führt Passivrauchen zu einer Verschlimmerung der Krankheitssymptome.

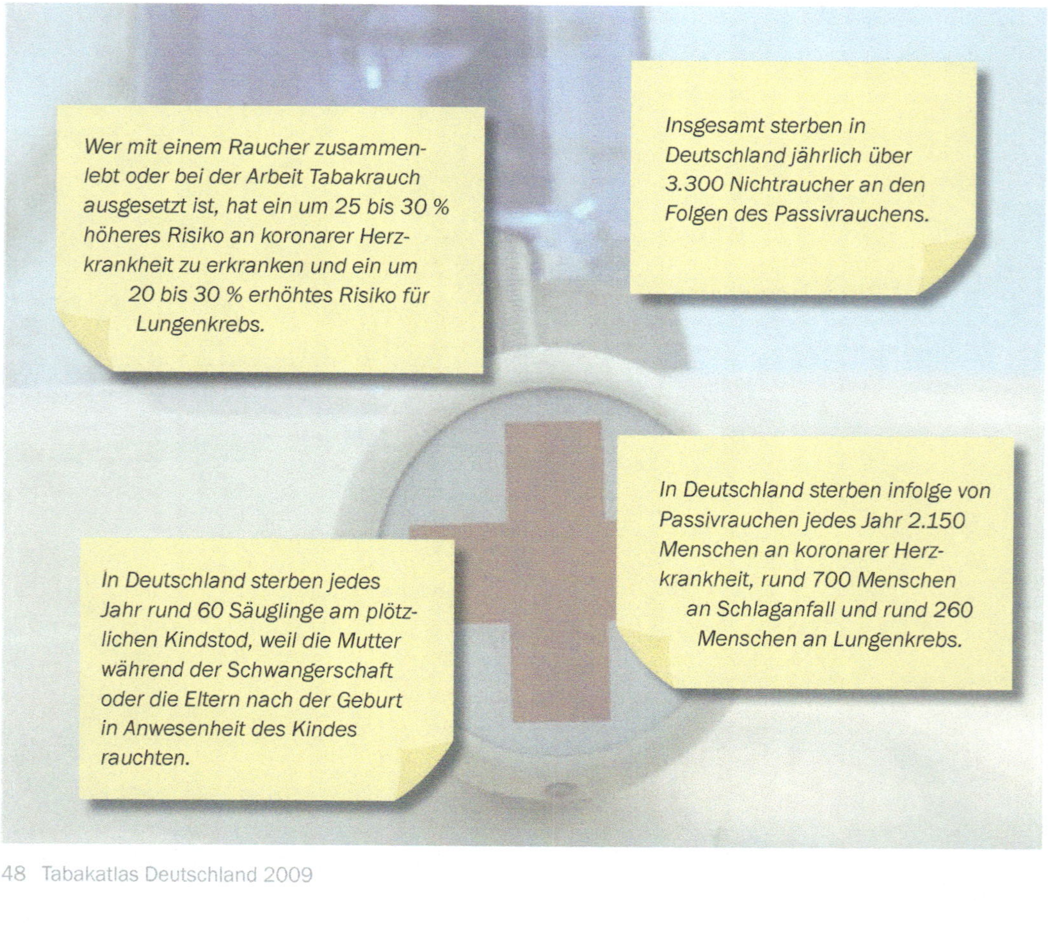

Durch Passivrauchen verursachte oder verschlimmerte Krankheiten und Beschwerden

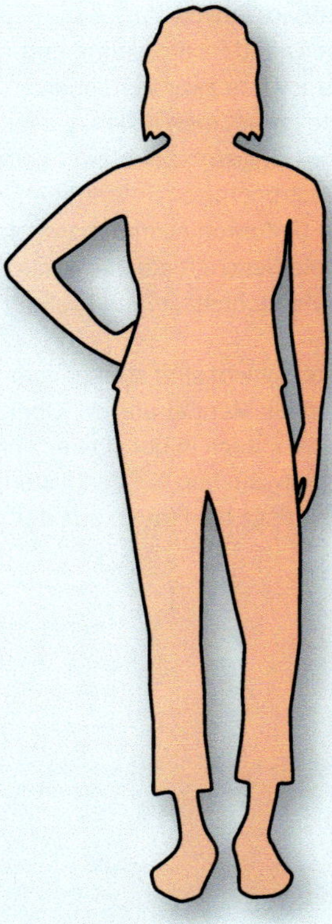

Atemwege

- Reizung der Atemwege (Husten, pfeifende Atemgeräusche, Auswurf, Kurzatmigkeit bei Belastung)
- Reizung der Nase
- Chronisch obstruktive Lungenerkrankung (COPD)
- Verschlimmerung der Mukoviszidose

Herz-Kreislauferkrankungen

- Herzerkrankungen
- Herzinfarkt
- Erkrankungen der Herzkranzgefäße
- Schlaganfall

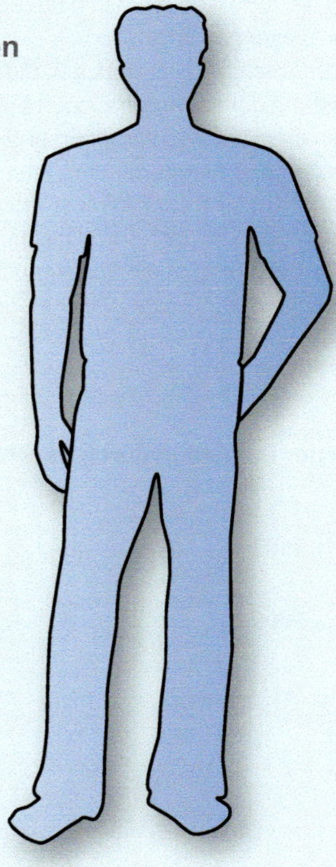

Krebs

- Lungenkrebs
- Brustkrebs (bei Frauen vor der Menopause)

Sonstige Beschwerden

- Augenbrennen und -tränen
- Reizung der Schleimhäute
- Erhöhte Infektanfälligkeit
- Kopfschmerzen
- Schwindelanfälle

Neugeborene

- geringeres Geburtsgewicht
- plötzlicher Kindstod

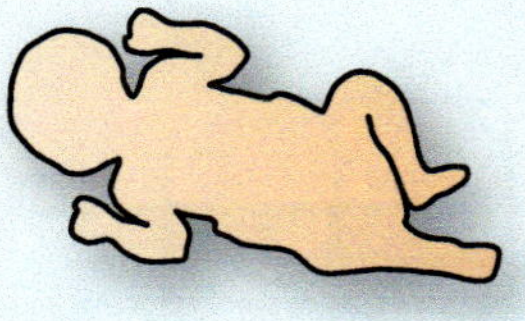

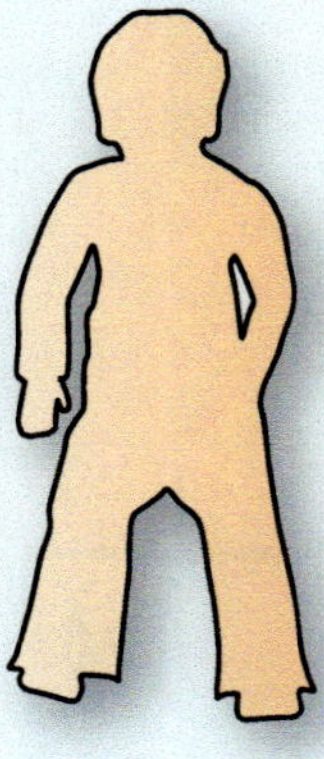

Kinder

- akute Atemwegssymptome (Husten, Auswurf, pfeifende Atemgeräusche, Atemnot)
- Lungenentzündung
- Bronchitis
- beeinträchtigte Lungenfunktion
- Verschlimmerung von Asthma
- Mittelohrentzündung

3.2 Passivrauchen bei Erwachsenen

Noch immer sind viele Männer und Frauen häufig unfreiwillig Tabakrauch ausgesetzt. Am höchsten ist die Tabakrauchbelastung am Arbeitsplatz und in der Freizeit, wobei die Belastung am Arbeitsplatz häufiger auftritt als in der Freizeit. Am Arbeitsplatz sowie in der Freizeit bestehen für Frauen im Vergleich zu Männern seltener Schadstoffbelastungen durch Tabakrauch.

Der Vergleich der Jahre 2003 und 2006 zeigt, dass das Ausmaß der Belastung durch Passivrauchen bis zum Jahr 2006 in allen Bereichen leicht zurückgegangen ist.

Der Anteil der Nichtraucher, die häufig einer Belastung durch Passivrauchen ausgesetzt sind, ist in den jüngsten Altersgruppen unter 30 Jahren am höchsten und nimmt mit dem Alter ab. In allen Altersgruppen sind aber Männer etwas häufiger durch Passivrauchen belastet als Frauen.

Die Belastung durch Passivrauchen am Arbeitsplatz variiert sehr stark zwischen den verschiedenen Wirtschaftsbranchen. Deutlich über der durchschnittlichen Belastung am Arbeitsplatz lagen das Baugewerbe, in dem vor allem Männer durch Passivrauchen betroffen sind, sowie das Gastgewerbe, in dem Männer und Frauen ähnlich stark betroffen sind. Während die Arbeitsstättenverordnung und die Nichtraucherschutzgesetze zwar weitgehend rauchfreie Arbeitsplätze garantieren sollen, gilt dies für das Gastgewerbe nur eingeschränkt. Zwar gelten mittlerweile in vielen gastronomischen Betrieben Rauchverbote, gleichzeitig führen Ausnahmeregelungen aber dazu, dass viele Beschäftigte der Gastronomie weiterhin in tabakrauchbelasteten Räumen arbeiten müssen.

Männer aus der Unterschicht sind stärker vom Passivrauchen betroffen als Männer aus der Oberschicht. Bei Frauen ist zwar auch in der Oberschicht die Belastung durch Passivrauchen am geringsten, am höchsten ist sie allerdings bei Frauen aus der Mittelschicht.

Orte der Belastung durch Passivrauchen

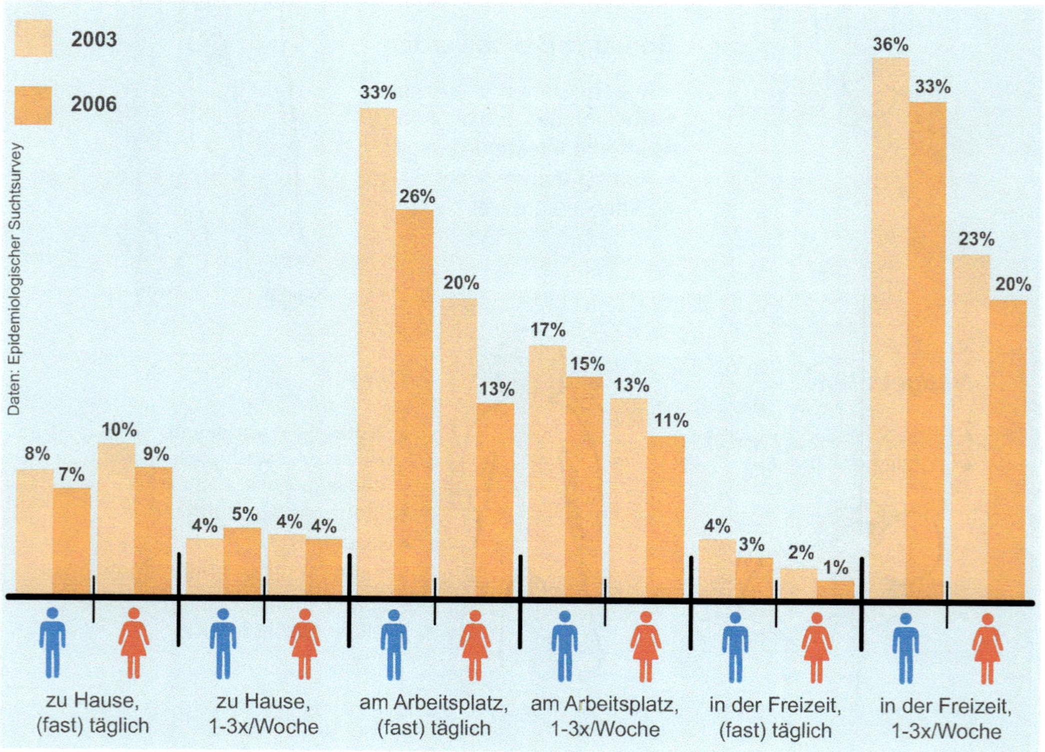

Belastung durch Passivrauchen
Stand: 2006
Anteile von Erwachsenen, die sich häufig in Räumen aufhalten, in denen geraucht wird

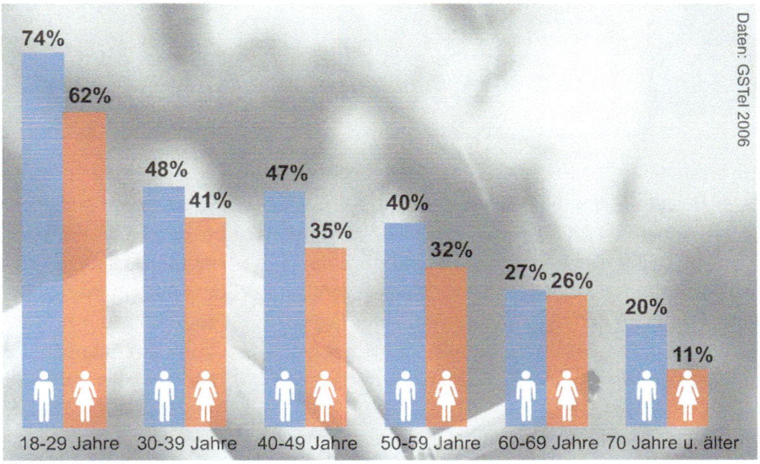

Passivrauchen am Arbeitsplatz
Stand: 2006
Anteile von Erwachsenen, die sich in Räumen aufhalten, in denen geraucht wird

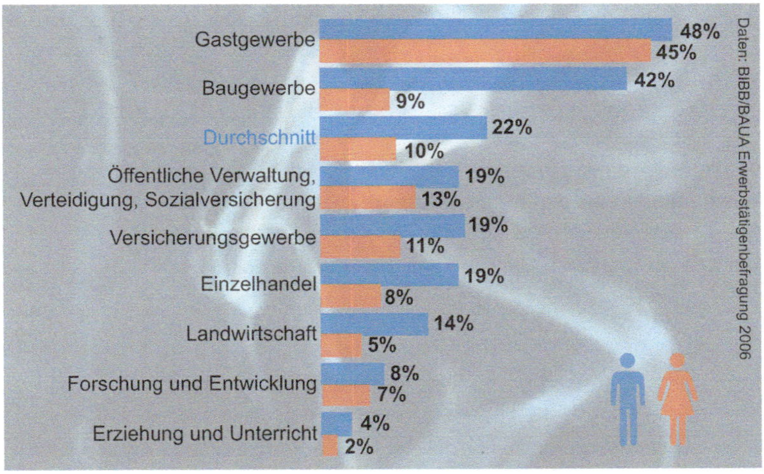

Sozialschicht und Passivrauchen
Stand: 2006
Anteile von Erwachsenen, die sich häufig in Räumen aufhalten, in denen geraucht wird

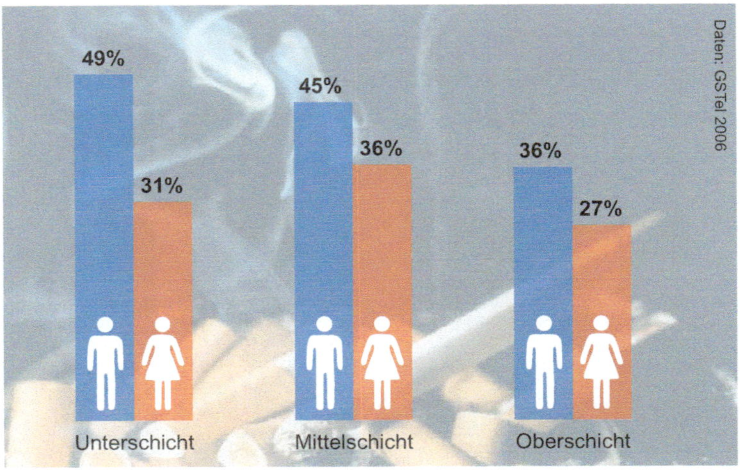

3.3 Passivrauchen bei Kindern und Jugendlichen

Ein erheblicher Teil der Kinder und Jugendlichen ist einer Belastung durch Passivrauchen ausgesetzt. So halten sich in der Altersgruppe von 11 bis 17 Jahren 85 % der nichtrauchenden Jungen und 87 % der nichtrauchenden Mädchen zumindest gelegentlich in Räumen auf, in denen geraucht wird. Einer täglichen Belastung durch Passivrauchen sind 24 % der nichtrauchenden Jungen und 27 % der nichtrauchenden Mädchen ausgesetzt.

Ein wichtiger Einflussfaktor ist das Rauchen der Eltern: Jugendliche mit mindestens einem rauchenden Elternteil sind mehr als vier mal häufiger durch Passivrauchen belastet als Jugendliche mit nichtrauchenden Eltern.

Die Belastung durch Passivrauchen von Kindern und Jugendlichen nimmt mit dem Alter zu. Denn während bei jungen Kindern der elterliche Haushalt den Hauptexpositionsort darstellt, kommt mit steigendem Alter immer mehr das Passivrauchen in der Freizeit hinzu.

Zudem unterscheidet sich das Ausmaß der Belastung bei Jugendlichen auch nach sozialen Merkmalen: Bei Hauptschülern sind fast drei mal so viele Jungen und Mädchen einer Belastung durch Passivrauchen ausgesetzt als Jungen und Mädchen, die ein Gymnasium besuchen.

Rauchen der Eltern und
Passivrauchen bei 14- bis 17-Jährigen

Erhebungszeitraum: 2003 bis 2006

Anteil der Jugendlichen, die mehrmals in der Woche oder täglich einer Belastung durch Passivrauchen ausgesetzt sind

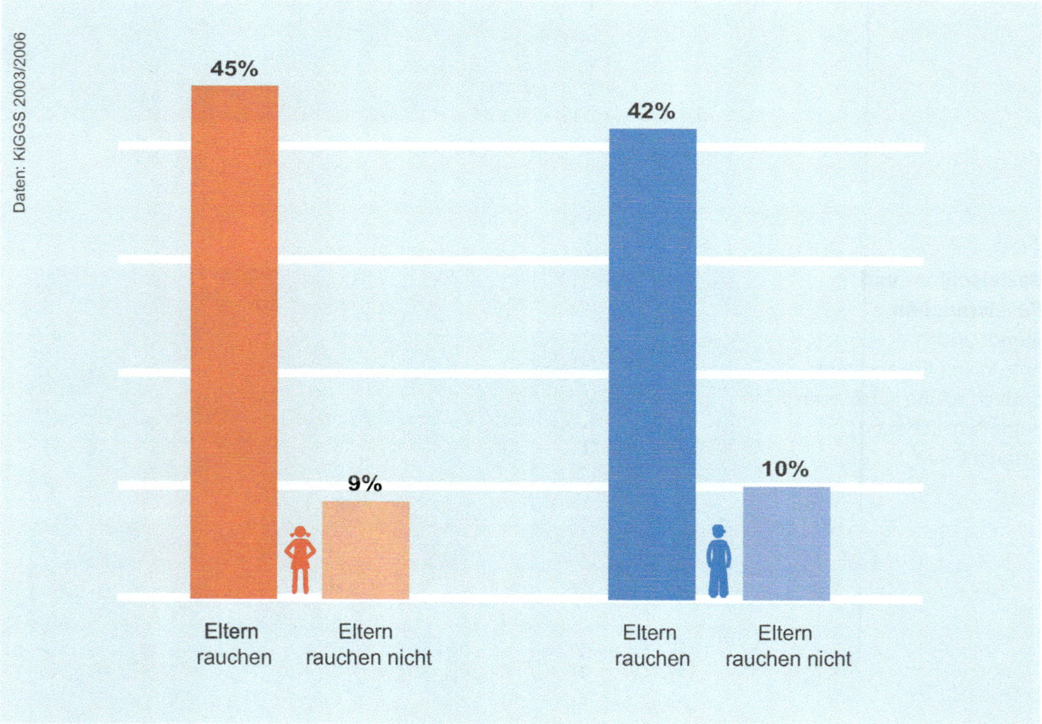

Passivrauchen bei Kindern und Jugendlichen
Erhebungszeitraum: 2003 bis 2006
Anteil der Kinder und Jugendlichen, die mehrmals in der Woche oder täglich einer Belastung durch Passivrauchen ausgesetzt sind

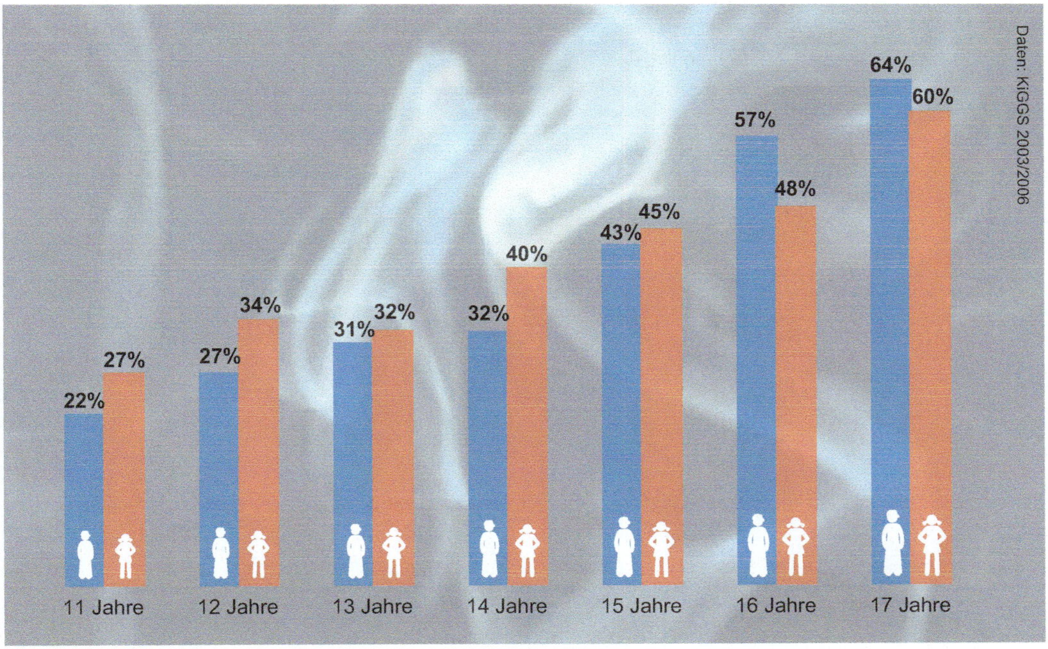

Schulbildung und Passivrauchen bei 14- bis 17-Jährigen
Erhebungszeitraum: 2003 bis 2006
Anteil der Jugendlichen, die mehrmals in der Woche oder täglich einer Belastung durch Passivrauchen ausgesetzt sind

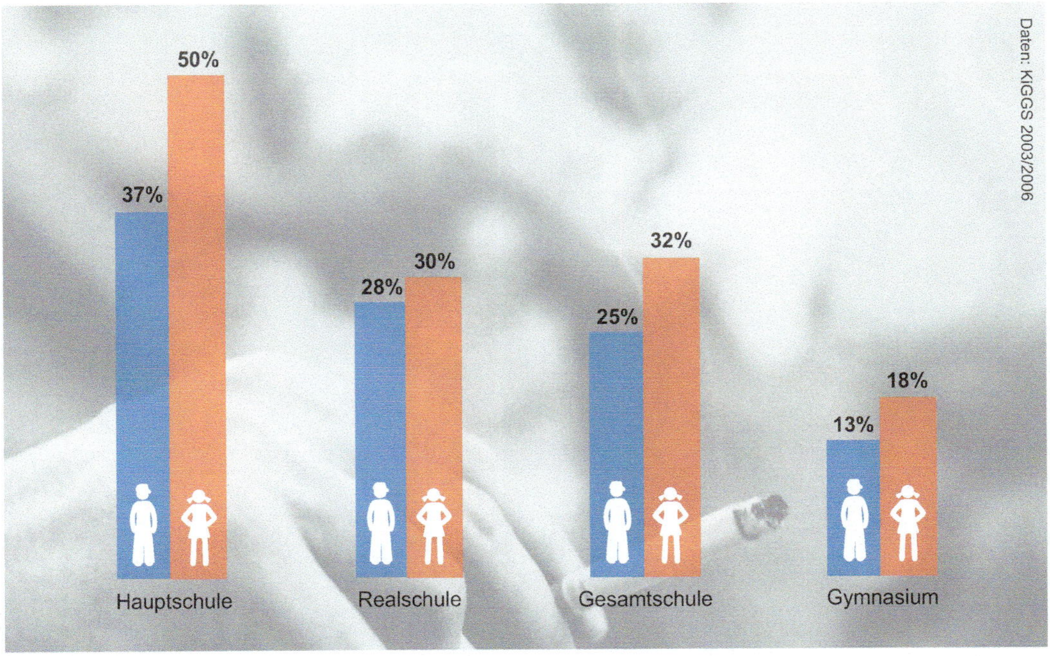

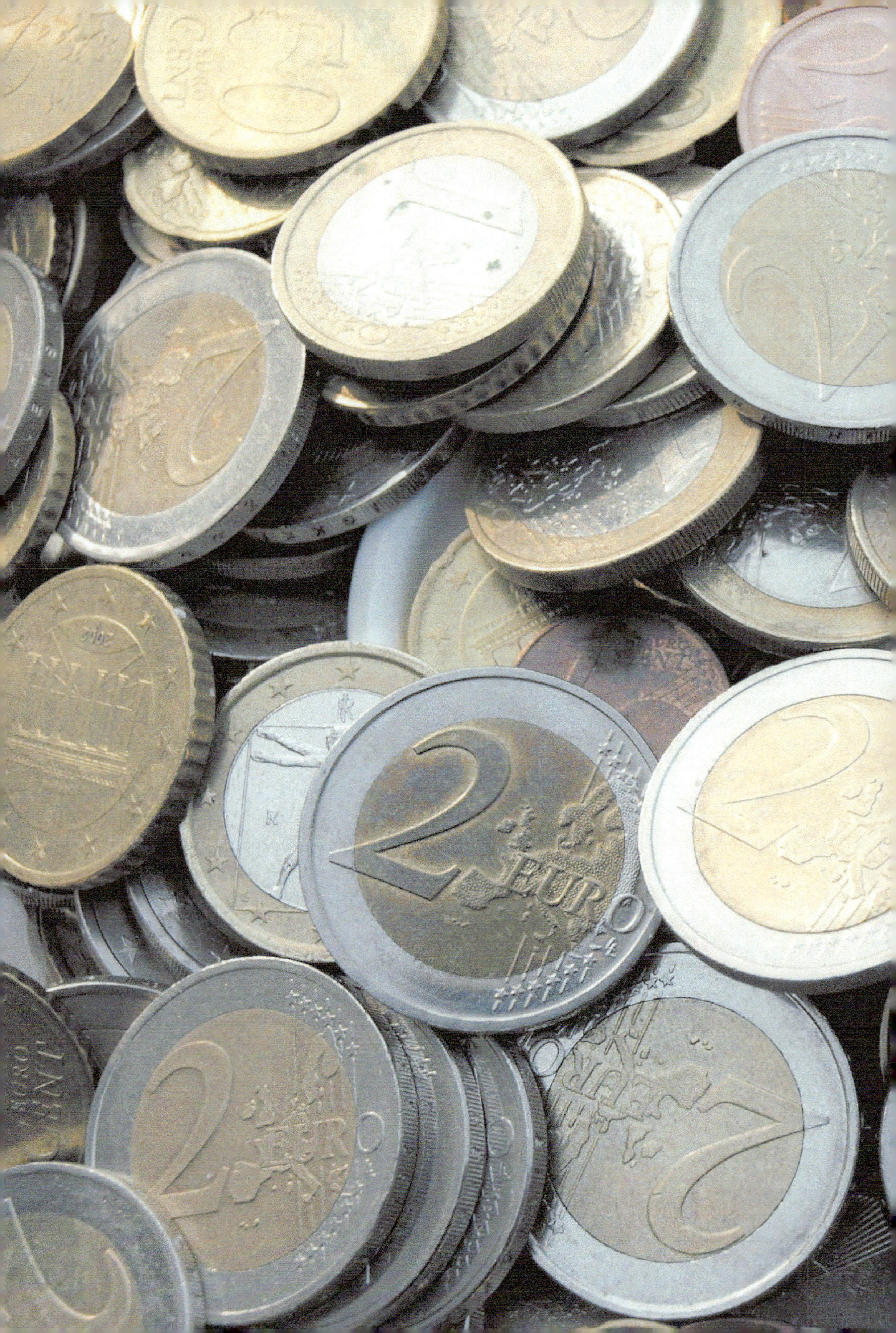
2 EURO

4 Ökonomische Aspekte des Rauchens

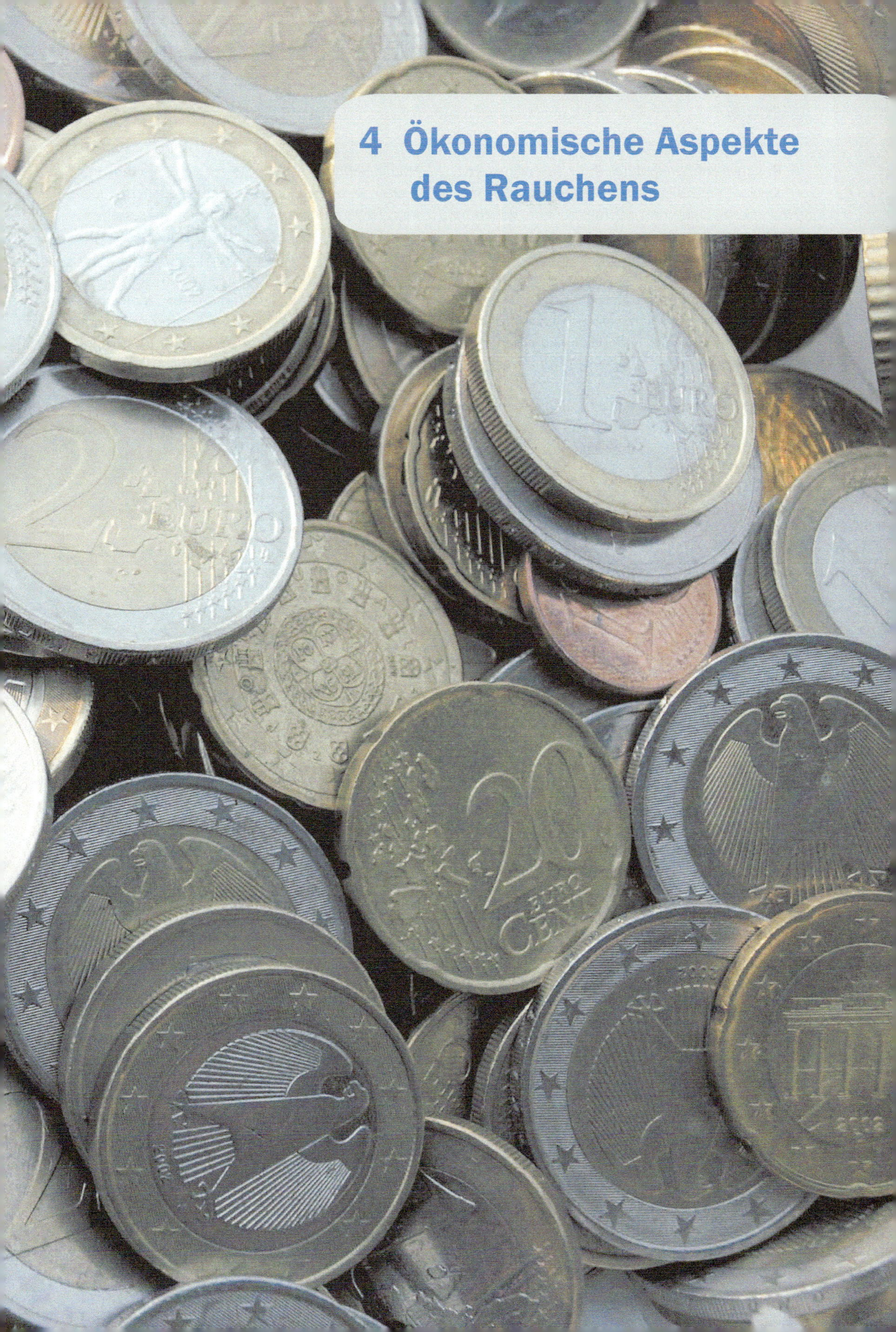

4.1 Individuelle Kosten des Rauchens

Für Raucher entstehen durch ihren Tabakkonsum erhebliche finanzielle Aufwendungen. Raucher, die eine Packung Zigaretten am Tag rauchen, geben bei einem Packungspreis von 4 € im Monat etwa 120 € und im Jahr etwa 1.460 € für Zigaretten aus.

Im Jahr 2003 gaben Privathaushalte in Deutschland (darunter Raucher- und Nichtraucherhaushalte) durchschnittlich 6,5 % ihres Monatseinkommens für Tabakwaren aus. Je geringer das Einkommen, desto größer ist der relative Anteil, der für Tabakwaren aufgewendet wird.

Dieser Zusammenhang lässt sich auch an der beruflichen Stellung des Hauptverdieners eines Haushalts verdeutlichen: Ist dieser Beamter, so betragen die monatlichen Ausgaben für Tabakwaren 5,7 % des Einkommens. Bei Arbeitern sind es hingegen 9,2 % des Einkommens und bei Arbeitslosen sogar 11 %.

Häufig befinden sich alleinerziehende Frauen in großen wirtschaftlichen Schwierigkeiten, die noch vergrößert werden, wenn das Geld für Zigaretten ausgegeben wird. Auch für diese Haushalte ergibt sich ein erhöhter relativer Anteil der Ausgaben für Tabakwaren: Während Haushalte von Alleinerziehenden 7,5 % ihres Einkommens für Tabakwaren ausgeben, beträgt der Anteil in Paarhaushalten mit Kind(ern) nur 5,9 %. Insbesondere für Niedrigeinkommensbezieher stellt das Rauchen daher eine große finanzielle Belastung dar und verschlechtert die materielle Lage. Denn die für den Zigarettenkonsum aufgewendeten Finanzmittel stehen nicht mehr für andere lebensnotwendige Güter des täglichen Bedarfs zur Verfügung, wie beispielsweise für Nahrungsmittel, Hygieneartikel und Kleidung.

In Deutschland wurden im Jahr 2008 fast 22,5 Milliarden € für Tabakwaren ausgegeben:

- *19,4 Mrd. € für Zigaretten*
- *2,2 Mrd. € für Feinschnitt*
- *0,7 Mrd. € für Zigarren/Zigarillos*
- *0,1 Mrd. € für Pfeifentabak*

Monatliche Ausgaben für Tabakwaren
Stand: 2003
Anteil am Haushaltsnettoeinkommen

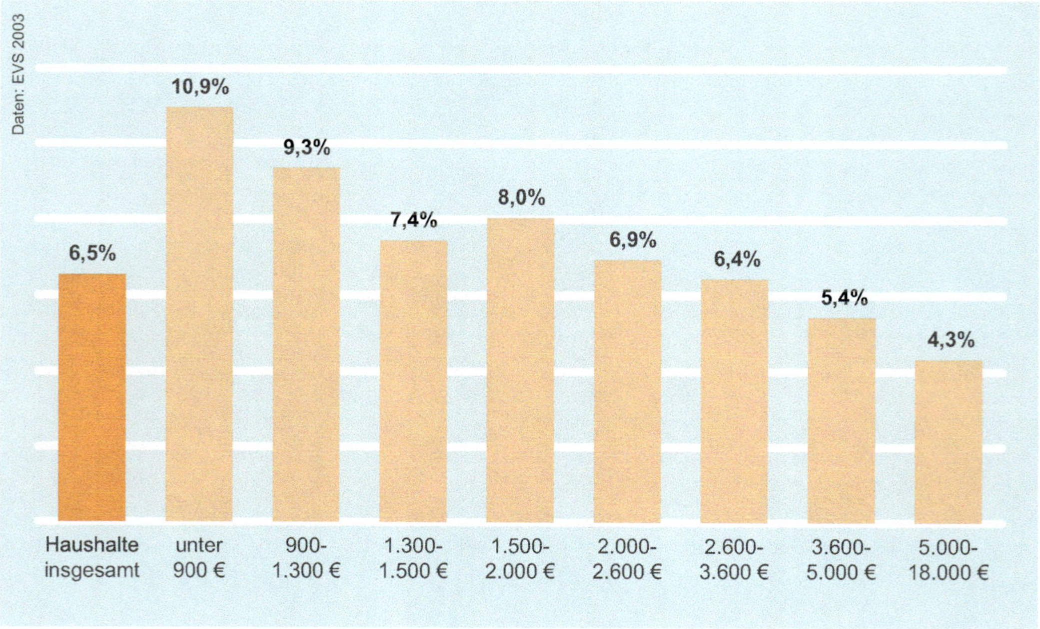

Was man sich nach einem Rauchstopp leisten könnte...

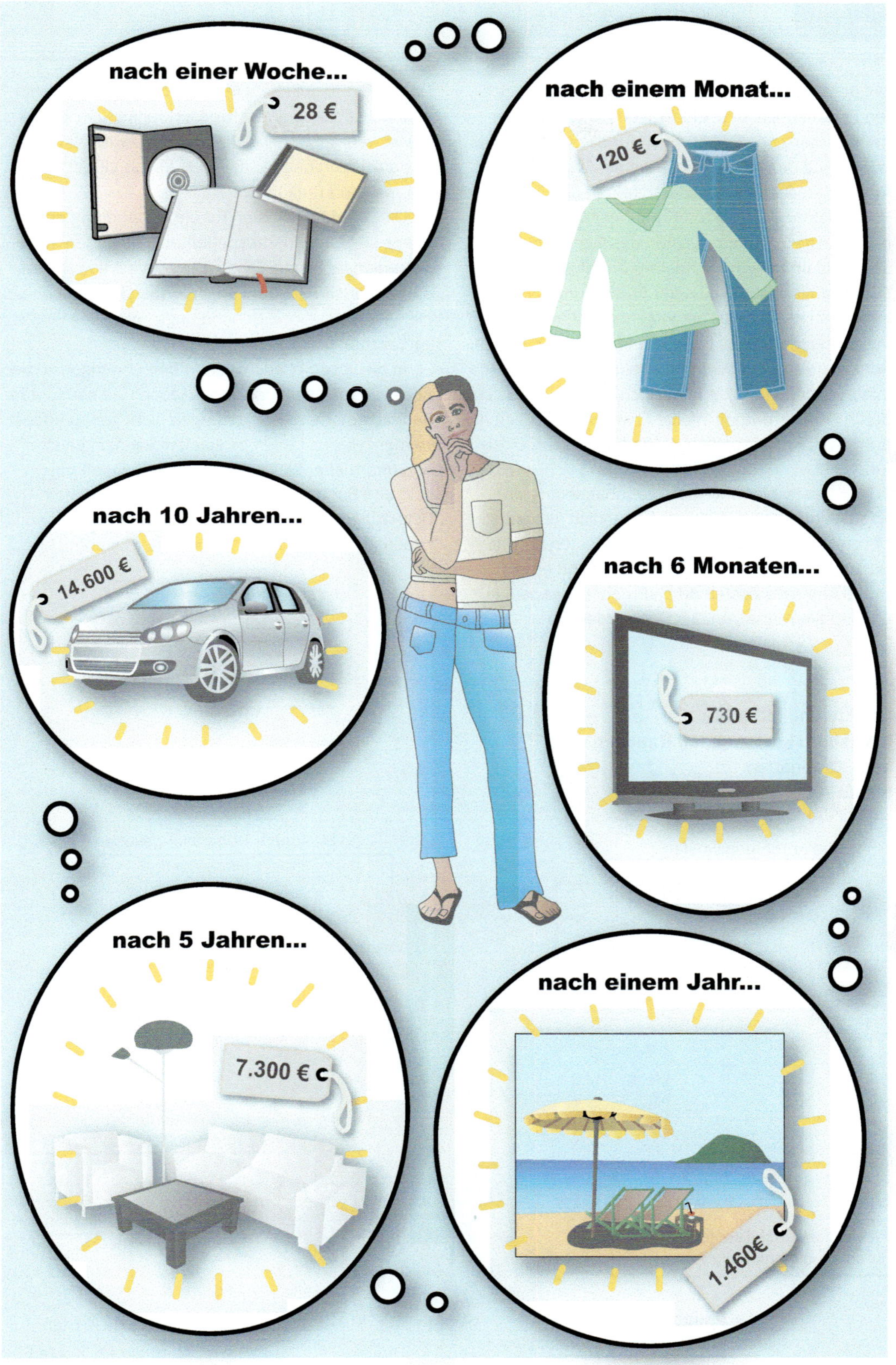

4.2 Krankheitskosten infolge des Rauchens

Mit den zahlreichen durch das Rauchen verursachten Erkrankungs- und Todesfällen gehen auch immense finanzielle Belastungen für das Gesundheitswesen und die Volkswirtschaft eines Landes einher. Man unterscheidet zwischen direkten und indirekten Folgekosten. Die direkten Krankheitskosten durch das Rauchen gehen zu Lasten des Gesundheitswesens und umfassen die Kosten für Behandlung und Pflege infolge tabakbedingter Erkrankungen. Die indirekten Krankheitskosten gehen zu Lasten der Volkswirtschaft eines Landes und umfassen Produktionsausfallkosten durch Arbeitsunfähigkeit und Tod infolge tabakbedingter Erkrankungen, sowie Kosten durch Frühverrentung infolge Erwerbsunfähigkeit, die auf tabakrauchverursachte Krankheiten zurückzuführen ist.

Für Deutschland werden die tabakbedingten Kosten auf etwa 21 Milliarden € jährlich geschätzt. Davon sind etwa ein Drittel direkte Kosten für das Gesundheitswesen (7,5 Milliarden €) und etwa zwei Drittel indirekte Kosten durch Produktionsausfälle und Frühverrentungen (13,5 Milliarden €).

Der größte Anteil (etwa 40 %) der Krankheitskosten geht auf tabakbedingte Krebserkrankungen zurück, etwas weniger als ein Drittel auf Herz-Kreislauf-Erkrankungen und etwas mehr als ein Viertel auf Atemwegserkrankungen.

Die Krankheitskosten für die Behandlung und Pflege von Lungenkrebspatienten sind in den letzten Jahren angestiegen. Dies ist vermutlich sowohl auf die steigende Zahl der Lungenkrebsfälle als auch auf allgemein steigende Behandlungs- und Pflegekosten zurückzuführen.

In all diesen ökonomischen Berechnungen zu den Kosten des Rauchens können jedoch viele monetäre und nichtmonetäre Belastungen nicht genau erfasst werden: Hierzu zählen beispielsweise der zeitliche und finanzielle Pflegeaufwand durch Angehörige, Leid und Schmerz der Betroffenen, psychische Belastungen der Angehörigen sowie der Verlust von Lebensqualität von Betroffenen und Angehörigen.

Direkte und indirekte Krankheitskosten durch Rauchen
nach Kostenarten
Stand: 2003

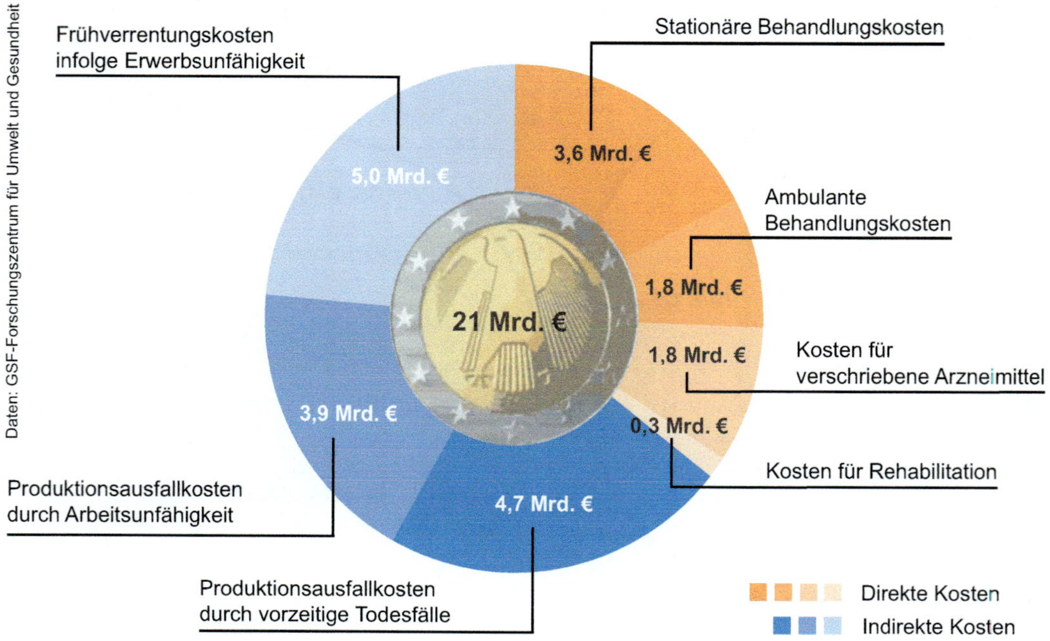

Aufschlüsselung der Krankheitskosten durch Rauchen
nach Krankheiten
Stand: 2003

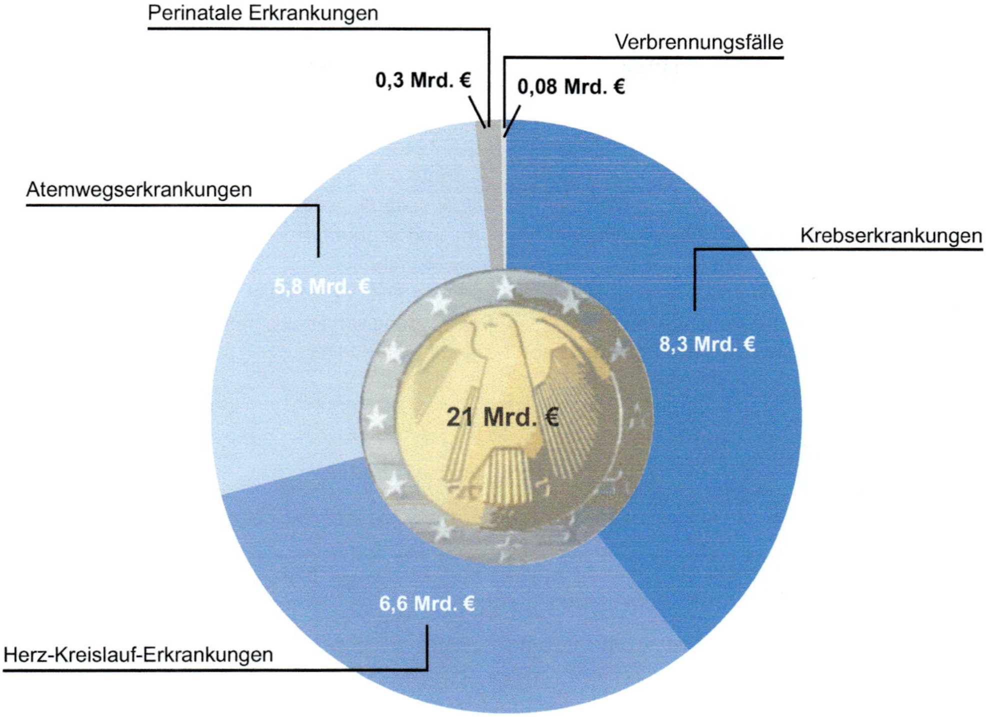

Daten: GSF-Forschungszentrum für Umwelt und Gesundheit

Behandlungs- und Pflegekosten für Lungenkrebspatienten

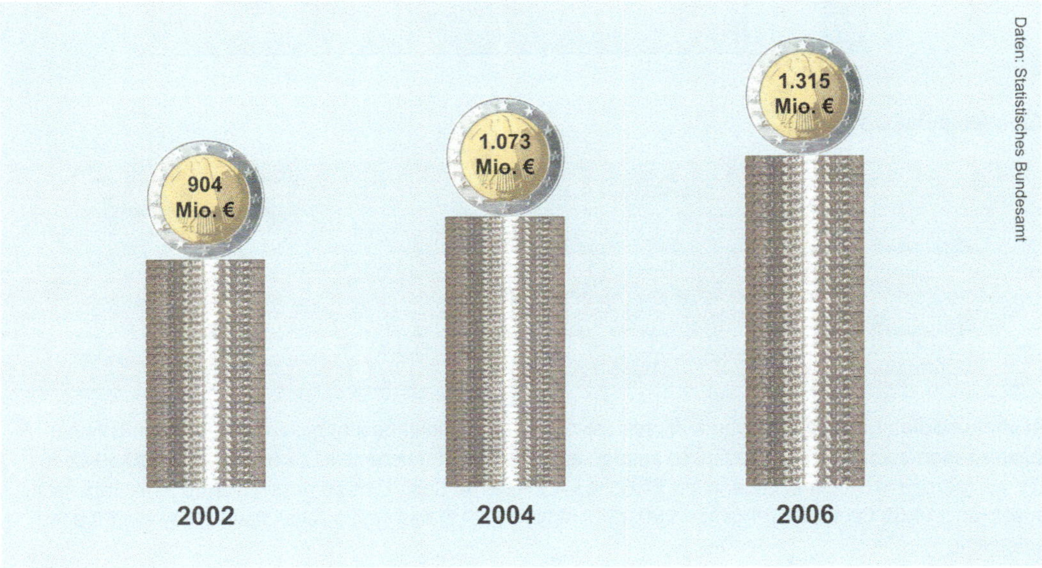

Daten: Statistisches Bundesamt

4.3 Tabakpreis und Tabaksteuer

Der Preis für Tabakwaren setzt sich zusammen aus dem Wirtschaftsanteil und dem Steueranteil, wobei der Steueranteil aus der Tabaksteuer und der Mehrwertsteuer besteht. Der Steueranteil macht insgesamt etwa drei Viertel des Preises einer Zigarette aus. Während Industrie und Handel für die Höhe des Wirtschaftsanteils verantwortlich sind, ist der steuerliche Anteil des Preises für Tabakwaren gesetzlich festgelegt.

In Deutschland gibt es eine zusammengesetzte Tabaksteuer, die von der Inhaltsmenge und vom sogenannten Kleinverkaufspreis einer Tabakware abhängt. Der Kleinverkaufspreis ist der vom Hersteller bestimmte Einzelhandelspreis pro Stück (bei Zigaretten, Zigarren und Zigarillos) oder pro Kilogramm (bei Pfeifen- und Feinschnitttabak). Seit dem 1. Januar 2007 beträgt die Steuer auf Zigaretten 8,27 Cent pro Zigarette und 24,66 % des Kleinverkaufspreises. Es werden allerdings nur Rauchtabakwaren besteuert, Kau- und Schnupftabak sind von der Tabaksteuer ausgenommen.

Im Vergleich zur Steuer auf Zigaretten ist die Besteuerung von Feinschnitt für selbstgedrehte Zigaretten niedriger.

Preis einer Zigarette
seit dem 1.1.2007 liegt der Preis einer Zigarette in der meistverkauften Preisklasse bei 23,53 Cent (4 €/17 Stück)

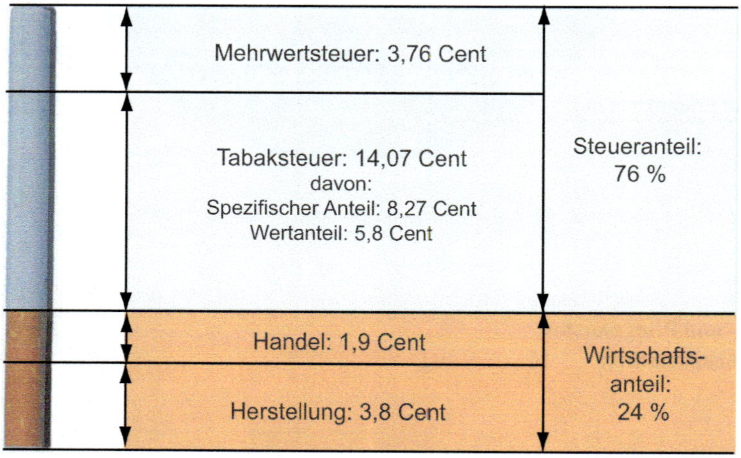

Tabaksteuersätze 2008

	Spezifischer Steueranteil	Wertanteil (Anteil am Kleinverkaufspreis)
Zigaretten	8,27 Cent pro Zigarette	24,66 %
Zigarren/Zigarillos	1,4 Cent pro Zigarre/Zigarillo	1,47 %
Feinschnitt	34,06 € pro kg	18,57 %
Pfeifentabak	15,66 € pro kg	13,13 %

Rechenbeispiel: Liegt der Kleinverkaufspreis (also der vom Händler bestimmte Einzelhandelspreis) einer Zigarettensorte bei 4 €/17 Zigaretten, so beträgt der spezifische Steueranteil 17 x 8,27 Cent = 140,59 Cent. Die wertbezogene Steuer liegt dann bei 24,66 % x 4 € = 98,64 Cent. Dies summiert sich zu einer Tabaksteuerlast von 140,59 Cent + 98,64 Cent = 239,23 Cent bzw. 2,39 €, was einem Tabaksteueranteil von 59,8 % entspricht.

Netto-Einnahmen des Bundes durch Tabaksteuern

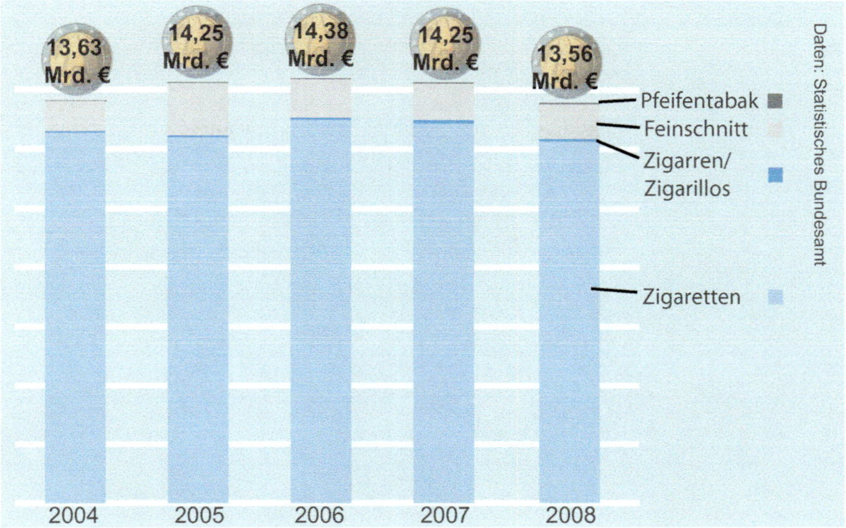

Im Tabaksteuergesetz wird neben der Steuer auch die Mindestgröße für Zigarettenpackungen festgelegt. Diese wird voraussichtlich bis Juli 2009 von 17 auf 19 Zigaretten pro Packung angehoben. Die Tabaksteuer gilt als wirksamste Maßnahme zur Verminderung des Tabakkonsums, insbesondere von Kindern und Jugendlichen.

In den letzten zehn Jahren ist die Tabaksteuer in Deutschland mehrfach erhöht worden. Die ersten Steuererhöhungen von 1998 bis 2001 waren jedoch nur geringfügiger Natur: Die durchschnittliche Steuer stieg von umgerechnet 7,57 Cent pro Zigarette im Jahr 1998 auf 8,02 Cent pro Zigarette im Jahr 2001 an. Die Steuererhöhungen in den darauf folgenden Jahren waren jedoch deutlicher: Die durchschnittliche Tabaksteuer stieg von 2002 bis 2008 von 8,02 Cent pro Zigarette auf 13,93 Cent pro Zigarette an, also um fast 75 %.

Von den Einnahmen aus der Tabaksteuer entfällt der weit größte Anteil auf die Zigarettensteuer. Die Steuereinnahmen des Bundes lagen trotz der Steuererhöhungen in den letzten Jahren relativ stabil zwischen 13,5 und 14,4 Milliarden €. Trotz Konsumrückgängen durch den erhöhten Zigarettenpreis kam es also nicht zu maßgeblichen Rückgängen bei den Tabaksteuereinnahmen.

Zigarettenpreis und Tabaksteuer
in Cent/Zigarette

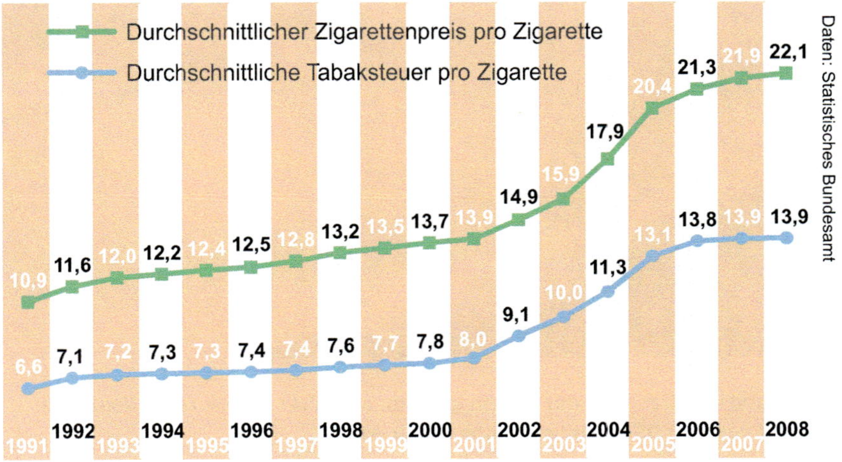

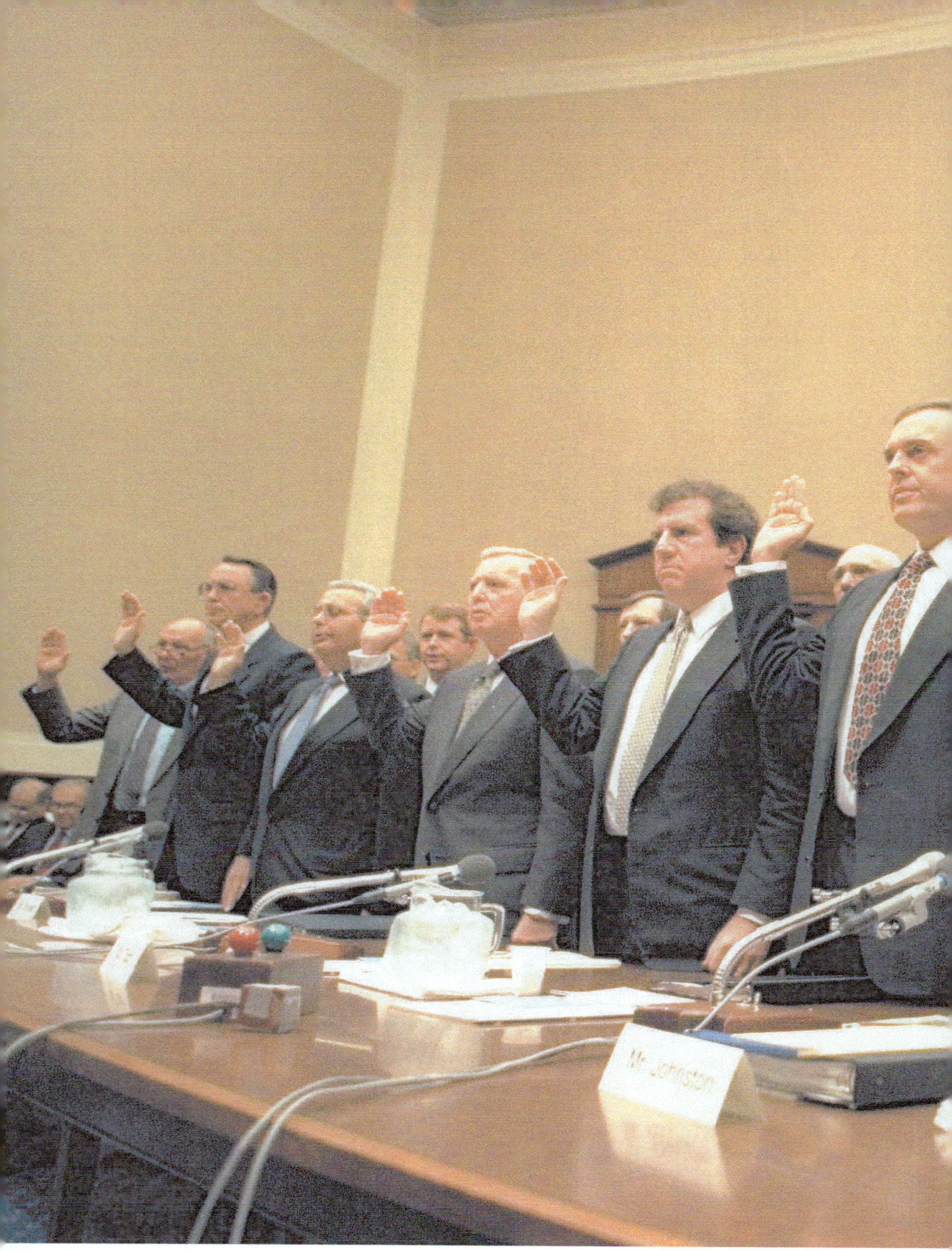

Schwur der Vorstandsvorsitzenden der sieben größten amerikanischen Tabakkonzerne am 14. April 1994 vor dem US-amerikanischen Kongress

5 Tabakindustrie

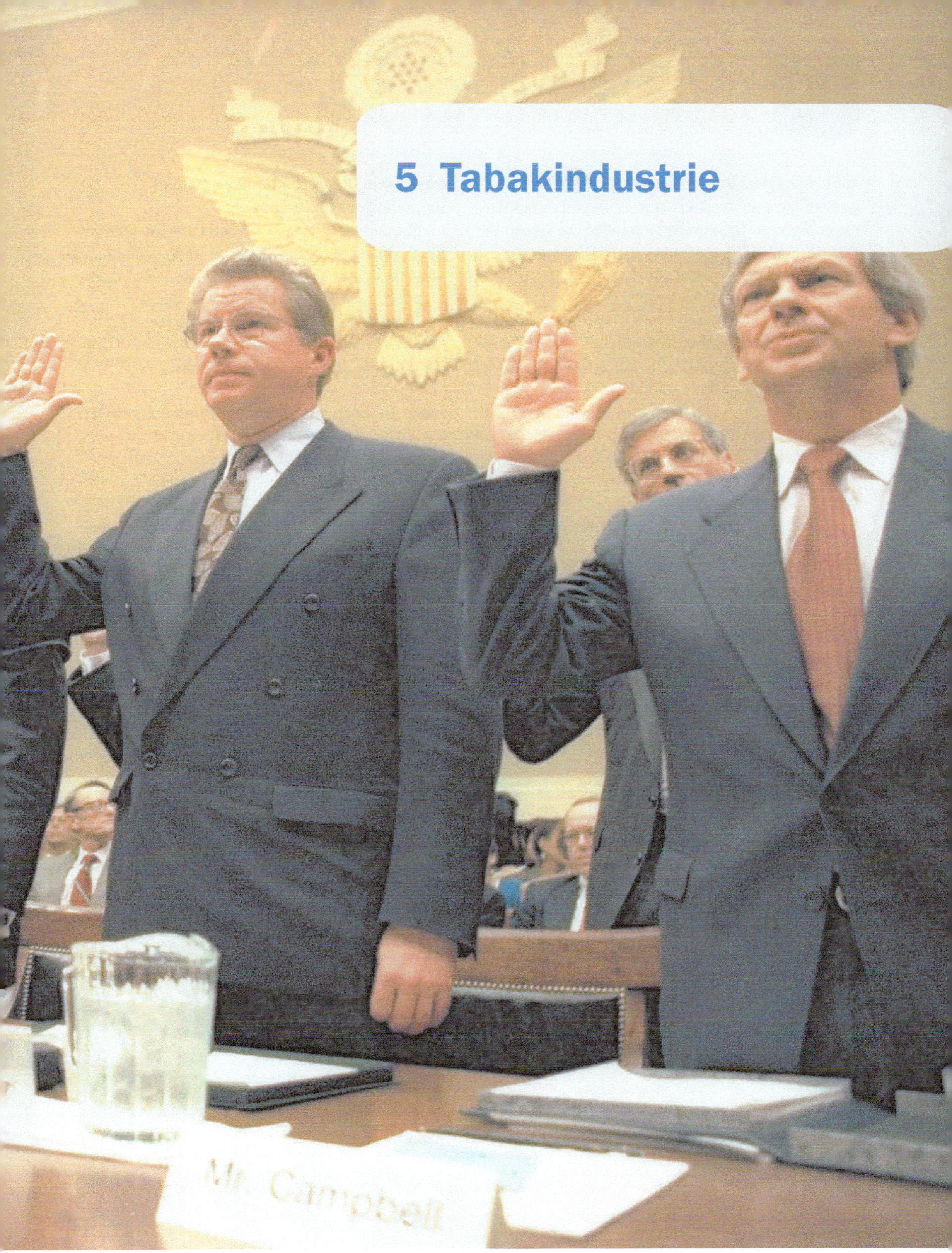

„Ich glaube, dass Nikotin nicht abhängig macht“

5.1 Hersteller von Tabakprodukten

Auf dem deutschen Zigarettenmarkt agieren vier große internationale Tabakkonzerne und außerdem einige kleinere Tabakwarenhersteller. Die Gesamtzahl der Beschäftigten sank von 19.000 im Jahr 1991 auf 11.000 im Jahr 2006.
Die führenden Hersteller sind:

Philip Morris Deutschland GmbH
1970 kam der amerikanische Konzern *Philip Morris International (PMI)* nach Deutschland und ist seit 1987 Marktführer. 1990 erfolgte der Kauf der *Vereinigten Zigarettenfabriken Dresden GmbH (VEZIFA)*, die 1998 in *f6 Cigarettenfabriken GmbH* umbenannt wurden. Die internationalen Geschäfte von *Philip Morris* wurden am 28. März 2008 vom Mutterkonzern *Altria* ausgegliedert. Der Hauptsitz von *PMI* liegt nun in der Schweiz.

British American Tobacco Germany (BAT)
1926 gründete das britische Unternehmen *BAT* eine Tochtergesellschaft in Hamburg. 1999/2000 fusionierte *BAT* mit *Rothmanns*. Der Produktionsstandort Bayreuth ist das strategische Produktionszentrum von *BAT* in Westeuropa. Fast 70 % der dort produzierten Zigaretten werden exportiert.

Reemtsma Cigarettenfabriken GmbH (Imperial Tobacco Group)
1910 übernahm Bernhard Reemtsma die Cigarettenfabrik *Dixi* in Erfurt. 1921 wurde daraus die *Reemtsma Aktiengesellschaft*, die 1929 in die *Reemtsma Cigarettenfabriken GmbH* umgewandelt wurde. 1980 erwarb der *Tchibo-Konzern* die Mehrheit an *Reemtsma* und veräußerte diese im Jahr 2002 an die britische *Imperial Tobacco Group*.

Japan Tobacco International Germany GmbH (JTI)
1908 wurde in Trier das Zigarettenunternehmen *Haus Neuerburg* gegründet, das zusammen mit *Reemtsma* den deutschen Tabakmarkt bis 1945 dominierte. 1960 kaufte die *R.J. Reynolds Tobacco GmbH* das Unternehmen *Haus Neuerburg* auf. 1999 wurden die internationalen Geschäfte von R.J. Reynolds durch *Japan Tobacco Inc. (JTI)* übernommen. Seit Dezember 2007 gehört auch die *Gallaher Group* zu *JTI*. *Japan Tobacco Inc.* gehört zur Hälfte dem japanischen Finanzministerium und produziert in Deutschland Zigaretten für den Vertrieb in mehr als 40 Ländern.

Marktanteil führender Markenzigaretten Stand: 2007

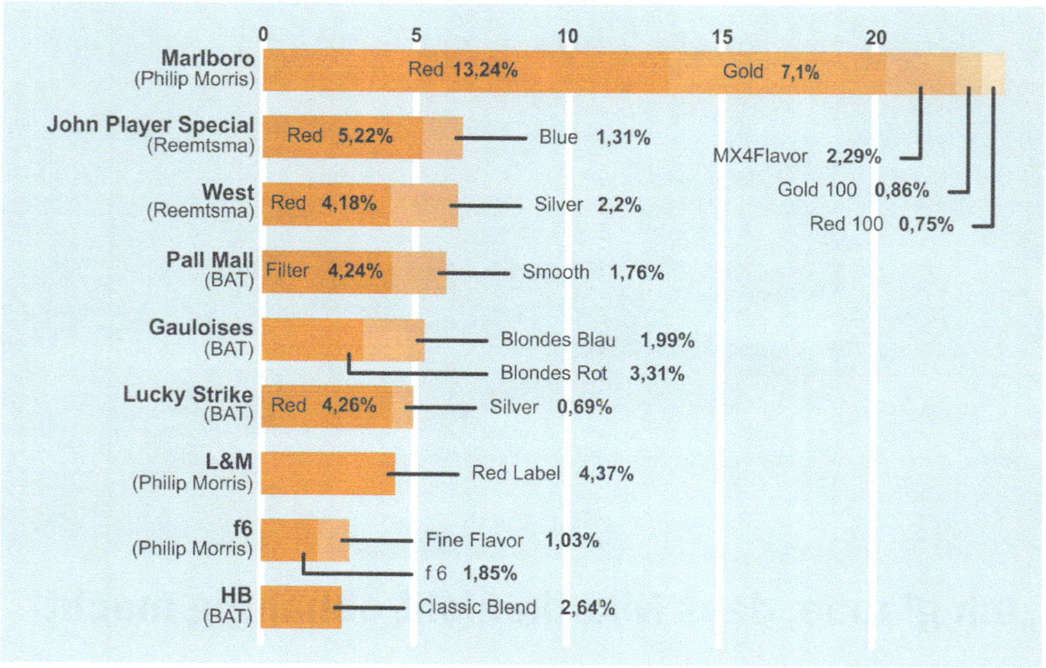

Sitz und Produktionsstandorte deutscher Tabakwarenhersteller

Mitarbeiteranzahl, Marktanteile und ausgewählte Marken
Stand: 2007

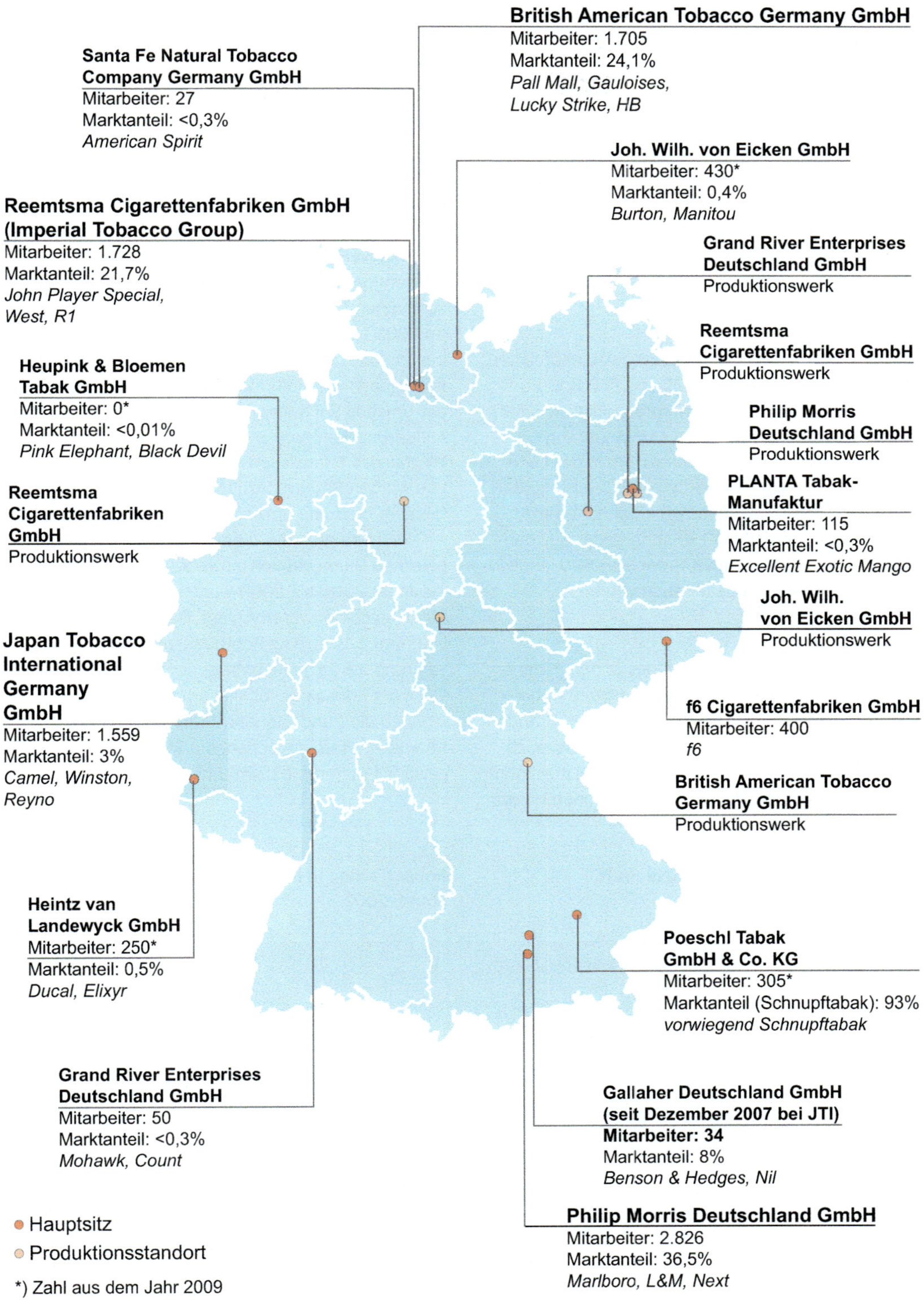

5.2 Tabakanbau in Deutschland

Der Tabakanbau hat zwar in Deutschland eine lange Tradition, spielt jedoch in der Landwirtschaft heutzutage keine große Rolle. Der größte Teil des in Deutschland verarbeiteten Tabaks wird importiert, da die Qualität des im Inland angebauten Tabaks nicht dem europäischen Produktionsstandard entspricht. Insgesamt entfallen nur knapp 1,1 % aller landwirtschaftlichen Arbeitsplätze (einschließlich der Saisonarbeiter) und ca. 0,02 % der landwirtschaftlich genutzten Fläche auf den Tabakanbau.

Arbeitsplätze

Im Jahr 2007 haben 0,1 % der landwirtschaftlichen Betriebe Tabak angebaut (395 von 370.800 Betrieben). In diesen Betrieben waren lediglich 3.500 Menschen beschäftigt, was einem Anteil von 0,4 % der insgesamt 916.200 Arbeitskräfte in der Landwirtschaft (ständig Beschäftigte und landwirtschaftlich tätige Familienangehörige) entspricht. Hinzu kamen noch rund 10.000 Saisonarbeiter aus den östlichen EU-Staaten, die 3 % der 335.500 landwirtschaftlichen Saisonarbeiter ausmachten.

Anbaufläche

In Deutschland gibt es vier Bundesländer, in denen nennenswerte Tabakanbaugebiete liegen: Baden-Württemberg, Rheinland-Pfalz, Bayern und Brandenburg. Sowohl die Größe der Anbaufläche als auch die der Tabakproduktion haben in den letzten Jahren stark abgenommen. Von den 16,9 Millionen Hektar der landwirtschaftlich genutzten Fläche wurden im Jahr 2007 nur 3.277 Hektar für den Tabakanbau genutzt, 30 % weniger als im Jahr 2003 (4.700 Hektar). Die Produktion sank um 36 %, von 12.122 Tonnen im Jahr 2003 auf 7.767 Tonnen im Jahr 2007.

EU-Tabaksubventionen

Der Tabakanbau wird von der Europäischen Union stark subventioniert. Die produktionsbezogenen Subventionen werden im Rahmen der 2004 verabschiedeten Rohtabakreform schrittweise abgesenkt und 2013 ganz eingestellt. Ein Teil der Prämienzahlungen fließt zudem in einen gemeinschaftlichen Forschungs- und Informationsfonds, über den u.a. der Umstieg auf andere Agrarerzeugnisse und Aufklärungskampagnen finanziert wird. Durch den Wegfall des finanziellen Anreizes zur Tabakproduktion werden Bauern dazu motiviert, auf konkurrenzfähigere Produkte umzusteigen.

Noch betragen die Tabaksubventionen der Europäischen Union jährlich bis zu 338 Millionen €. Für die Jahre 2006 bis 2009 wurden ca. 21 Millionen € für Deutschland veranschlagt. Bei einem Marktpreis von rund 1,10 € je kg Rohtabak und einer Beihilfe von rund 2,80 € je kg beträgt der Beihilfeanteil über 70 % der Erlöse der Tabakerzeuger.

Auch die Bundesländer Baden-Württemberg und Rheinland-Pfalz versuchen, die Tabakbauern durch gezielte Programme beim Umstieg zu unterstützen.

Beschäftigte in der Landwirtschaft

Stand: 2007

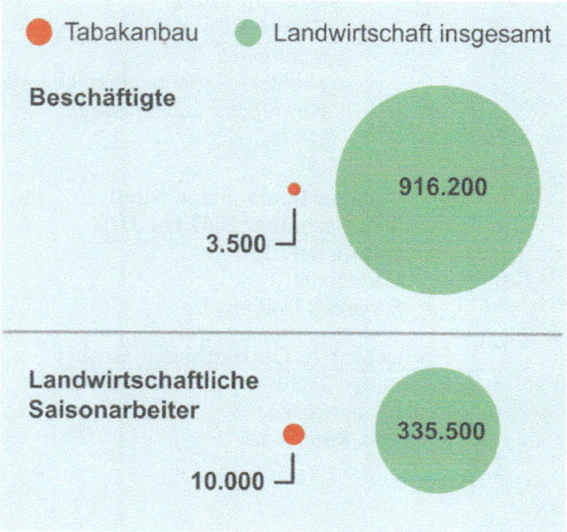

Anbauflächen in der Landwirtschaft

Stand: 2007

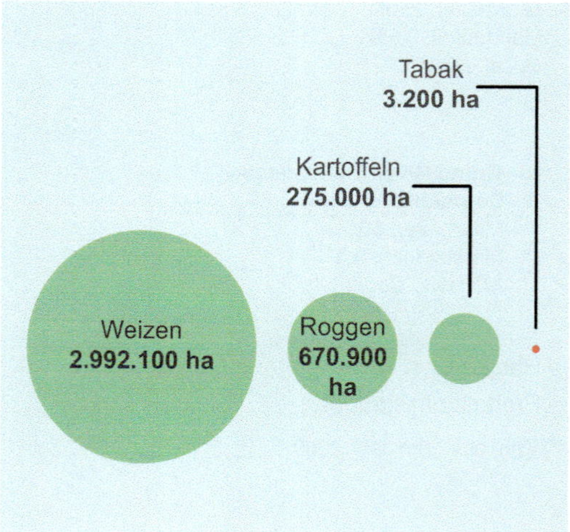

Tabakanbauflächen in Deutschland

Stand: 2008

Landkreise mit Tabakanbauflächen sind braun markiert.
Die Gesamtanbaufläche mit Tabakanbau in den einzelnen Bundesländern beträgt…

- kein Tabakanbau
- unter 250 ha
- 250 bis unter 500 ha
- mehr als 500 ha

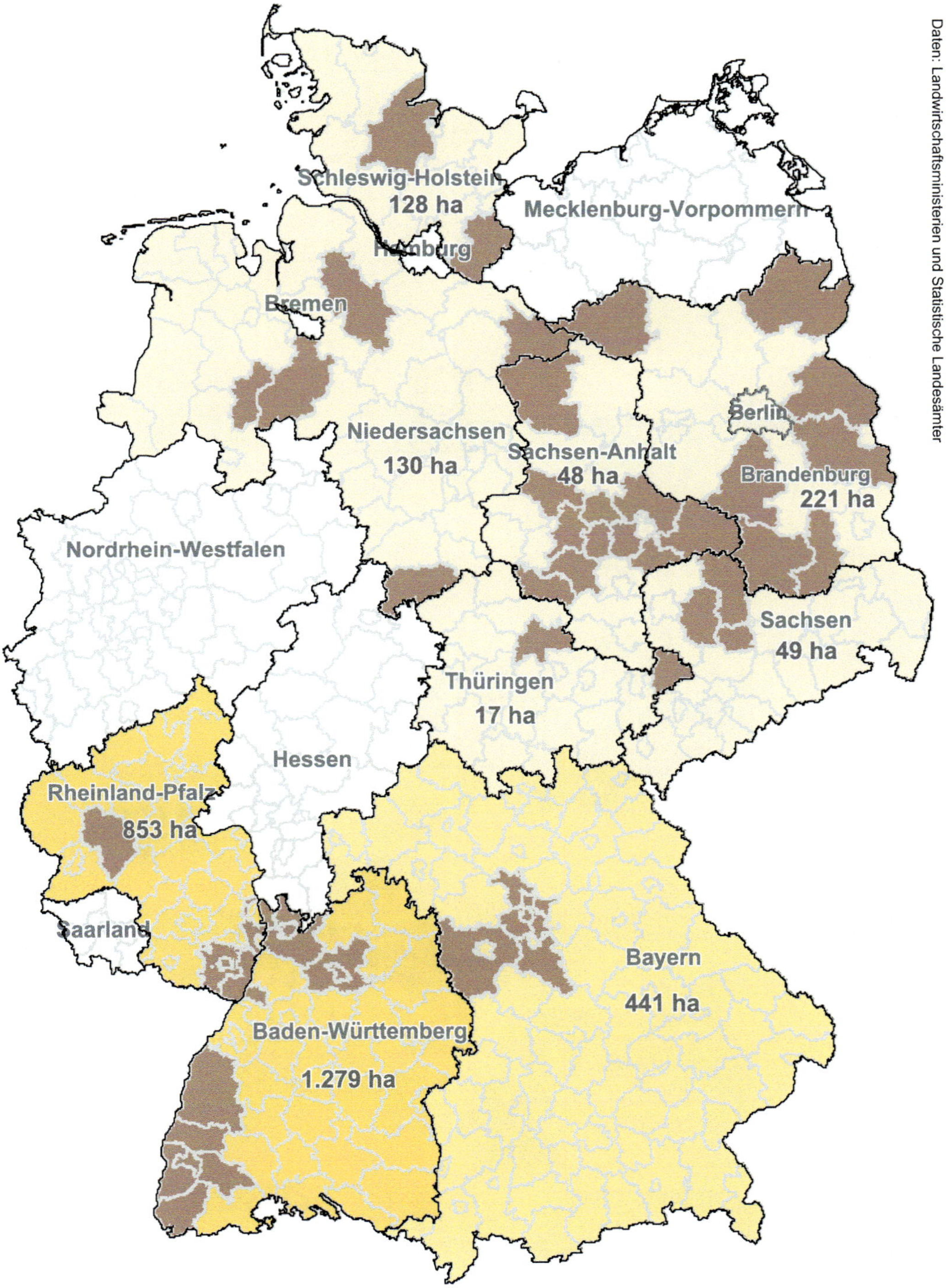

Daten: Landwirtschaftsministerien und Statistische Landesämter

5.3 Tabakanbau, Tabakproduktion und deren Folgen

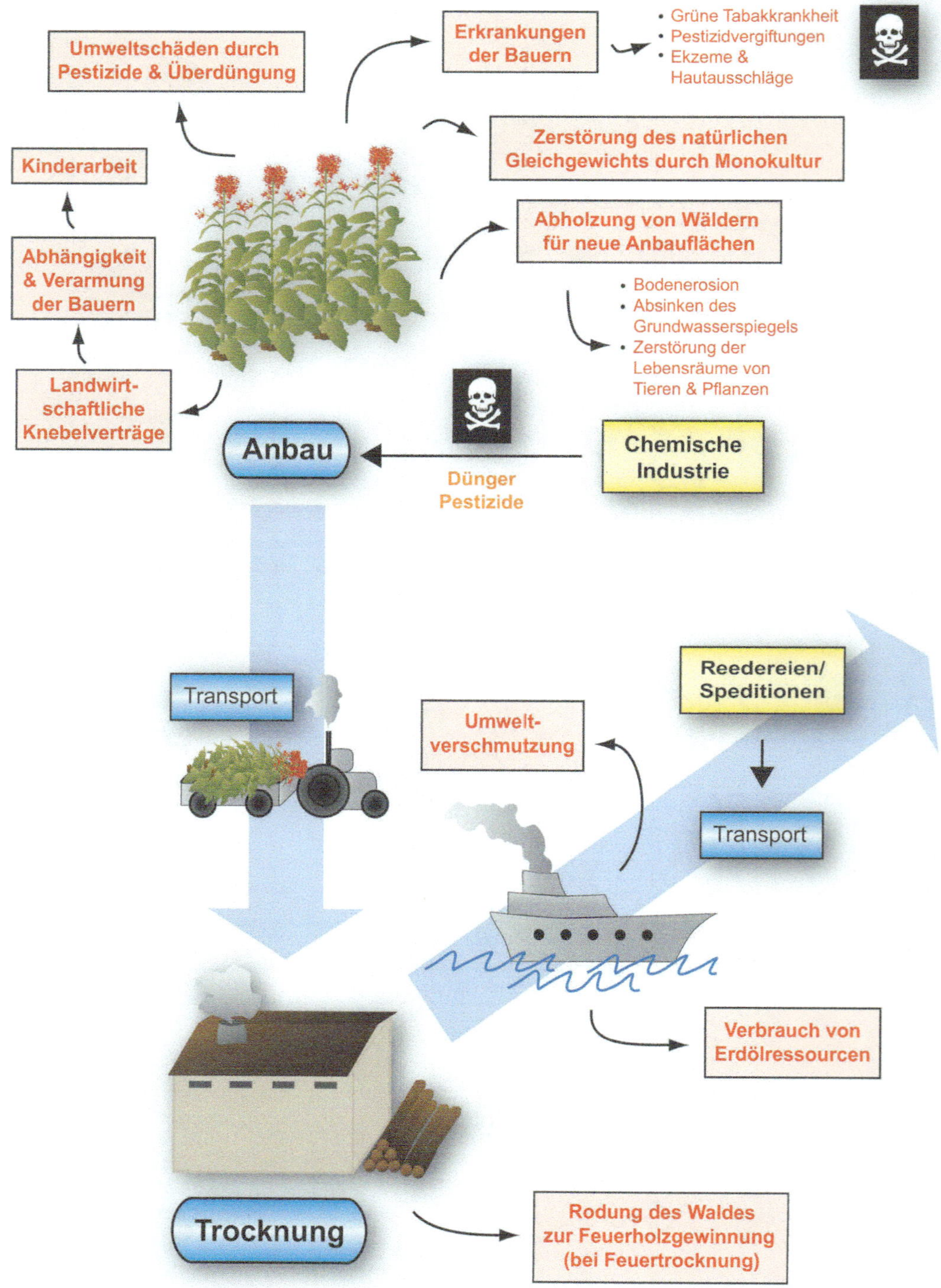

Vom Tabakanbau bis zum Konsum des fertigen Produkts entstehen zahlreiche ökologische, ökonomische und gesundheitliche Probleme. Dazu gehören im Anbau Umweltschäden durch Überdüngung und massivem Pestizideinsatz, die umweltschädliche Anlage von Monokulturen, die wirtschaftliche Abhängigkeit der Tabakbauern von Tabakkonzernen und Kinderarbeit in Entwicklungsländern, sowie Erkrankungen der Bauern durch Kontakt mit Tabakblättern (Nikotinaufnahme durch die Haut) und Pestiziden.

In der Verarbeitung werden im Fall der Feuertrocknung Wälder abgeholzt und durch Verarbeitungsprozesse und Zuliefererbetriebe die Umwelt verschmutzt. Der Verbraucher schließlich erleidet infolge des Rauchens zum Teil schwere Gesundheitsschäden.

Auf allen Transportwegen werden große Mengen Energie verbraucht und die Umwelt belastet.

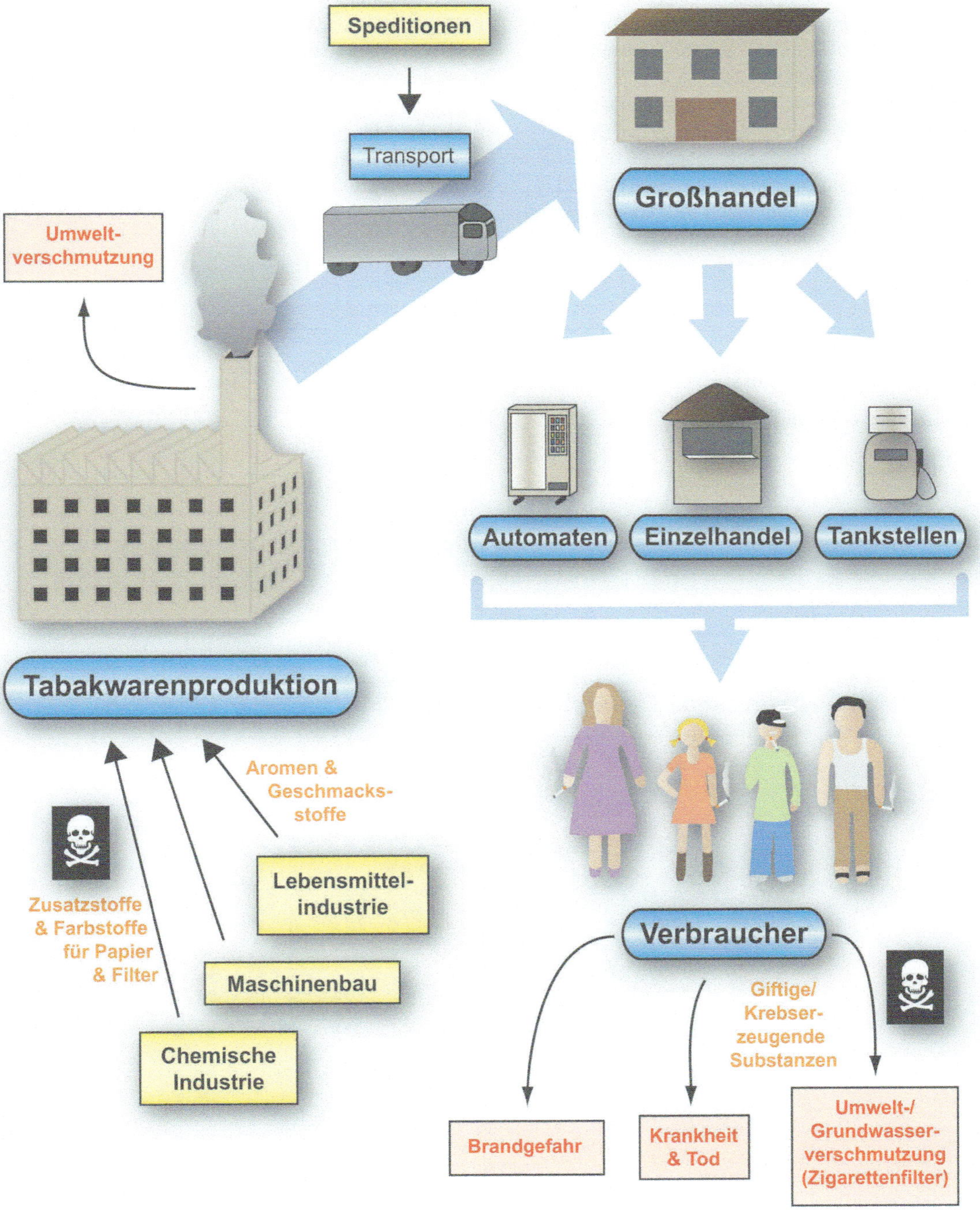

5.4 Vertrieb und Absatz von Tabakprodukten

In Deutschland ist die Verfügbarkeit von Zigaretten so hoch wie bei keinem anderen Konsumprodukt, da sie unabhängig von den Ladenöffnungszeiten über ein dichtes Netz von Automaten bezogen werden können. Im Jahr 2007 war die Hauptbezugsquelle für Tabakwaren der Lebensmittelhandel, über den mehr als ein Drittel der Zigaretten vertrieben wurde, aber auch der Fachhandel und Tankstellen wurden (mit einem Anteil von jeweils 25 % am Vertrieb) häufig genutzt. Die Bedeutung der Zigarettenautomaten als Bezugsquelle ist nach Einführung des Chipkartensystems im Vergleich zum Jahr 2006 deutlich zurückgegangen: Wurden im Jahr 2006 noch 21 % der Zigaretten über Automaten vertrieben, so waren es im Jahr 2007 nur noch 13 %.

Zigaretten haben in Deutschland den größten Anteil am Gesamtabsatz für Tabakprodukte, der Absatz an Zigaretten ist aber seit einigen Jahren rückläufig.

Den größten Marktanteil am Zigarettenmarkt nehmen Markenzigaretten (61,5 %) ein, gefolgt von Feinschnitt (rund 25 %) und Handelsmarken (8,5 %). Die Marktanteile von Tabaksträngen, die vom Verbraucher portioniert und in eine Zigarettenpapierhülse geschoben werden (Steckzigaretten), und Eco-Cigarillos, bei denen eine spezielle Tabakmischung zusammen mit einem Filter in ein braunes Umblatt aus Tabak eingerollt wird, sind im Verhältnis zum Gesamtzigarettenmarkt relativ gering.

Warenfluss von Fabrikzigaretten
Stand: 2007

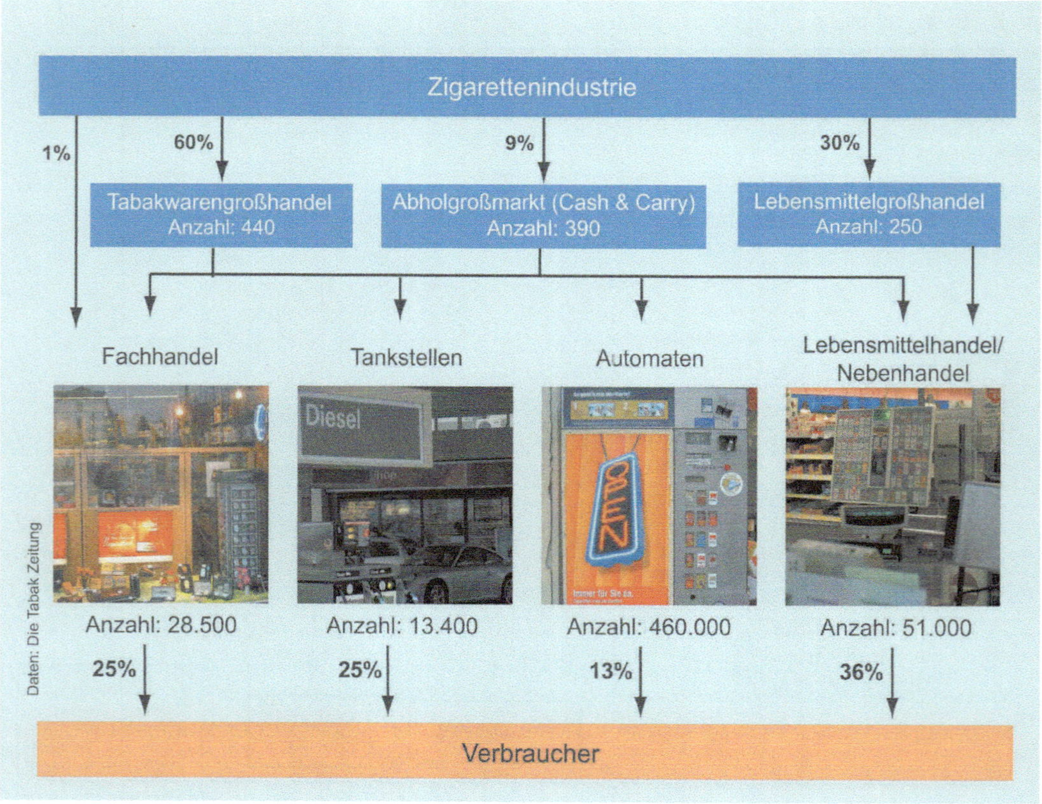

Entwicklung des Absatzes von besteuerten Rauchtabakprodukten

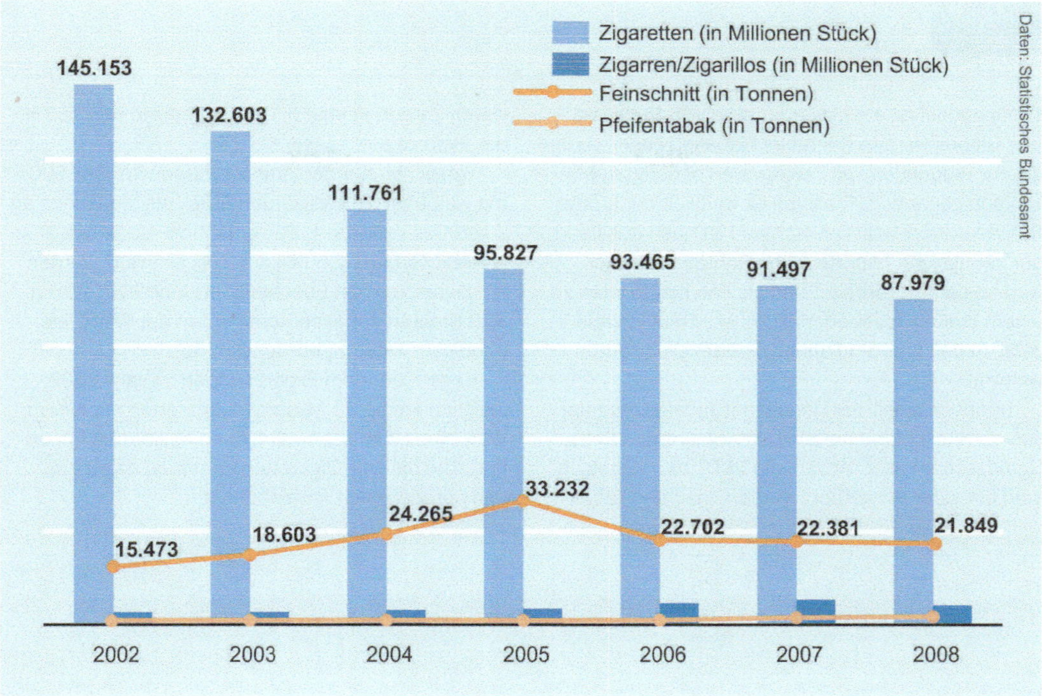

Anteile einzelner Zigarettensegmente am Gesamtabsatz von Zigaretten
Stand: 2007

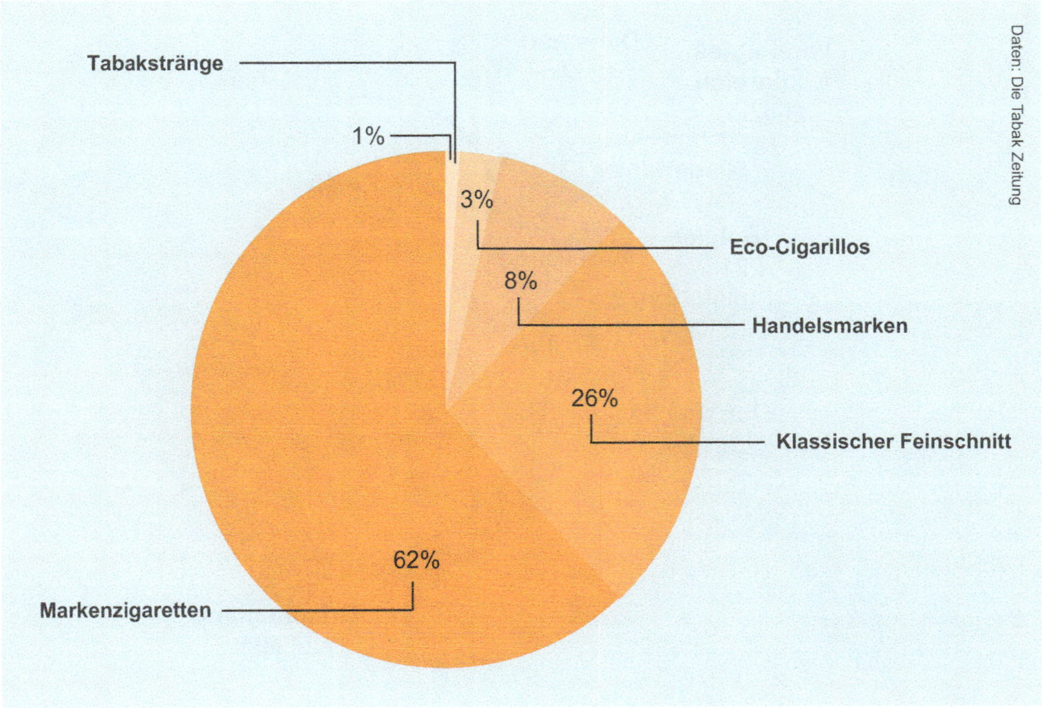

5.5 Tabakaußenhandel

Tabakhandel ist ein Milliardengeschäft: Rund um den Globus werden Rohtabak, Tabakerzeugnisse und die zur Produktion von Tabakwaren benötigten Maschinen gehandelt. Brasilien ist weltweit der größte Rohtabakexporteur. Deutschland ist nach Russland der zweitgrößte Importeur von Rohtabak. Dieser wird im Land verarbeitet und als Fabrikzigaretten zu einem großen Teil wieder exportiert. Deutschland zählt zu den größten Fabrikzigarettenexporteuren weltweit.

Dennoch spielt der Handel mit Tabakerzeugnissen in Deutschland nur eine untergeordnete Rolle. Gemessen an allen Waren, die 2007 nach Deutschland ein- oder ausgeführt wurden, machten Tabakwaren gerade einmal 0,1 % der Importe bzw. 0,3 % der Exporte aus.

Verglichen mit dem Import wurden im Jahr 2007 mit weit über 162 Milliarden Stück ein Vielfaches an Zigaretten exportiert. Das entspricht einem Warenwert von fast 2,6 Milliarden €. Geliefert wurden die Zigaretten fast überallhin: Im Jahr 2007 waren 123 Staaten auf allen Kontinenten der Welt Ziele deutscher Fabrikzigarettenexporte.

Gegenüber dem Export wurden im Jahr 2007 lediglich knapp 33 Milliarden Zigaretten mit einem Warenwert von fast einer halben Milliarde € importiert. Die meisten Zigaretten stammen dabei aus den europäischen Anrainerstaaten.

Die 10 führenden Herkunftsländer deutscher Zigarettenimporte

Anzahl der Packungen (à 20 Zigaretten); Stand: 2007

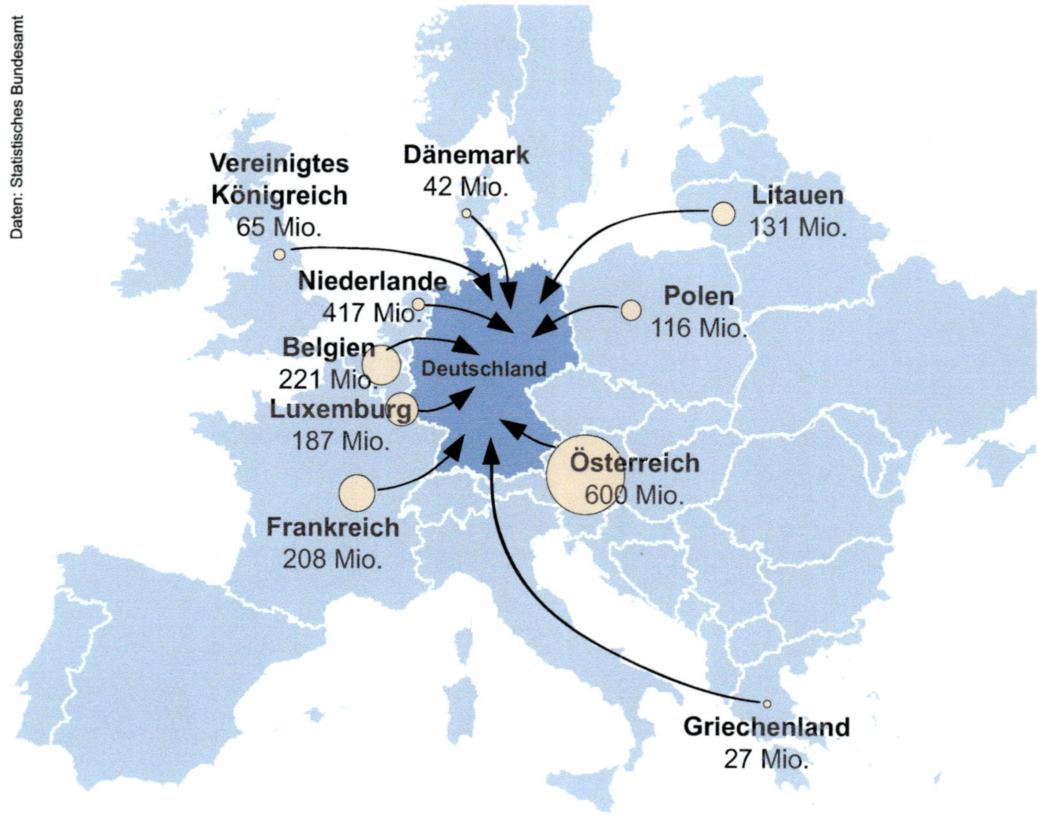

Rohtabakexporte und -importe der 10 weltweit führenden Länder
in 1.000 Tonnen; Stand: 2006

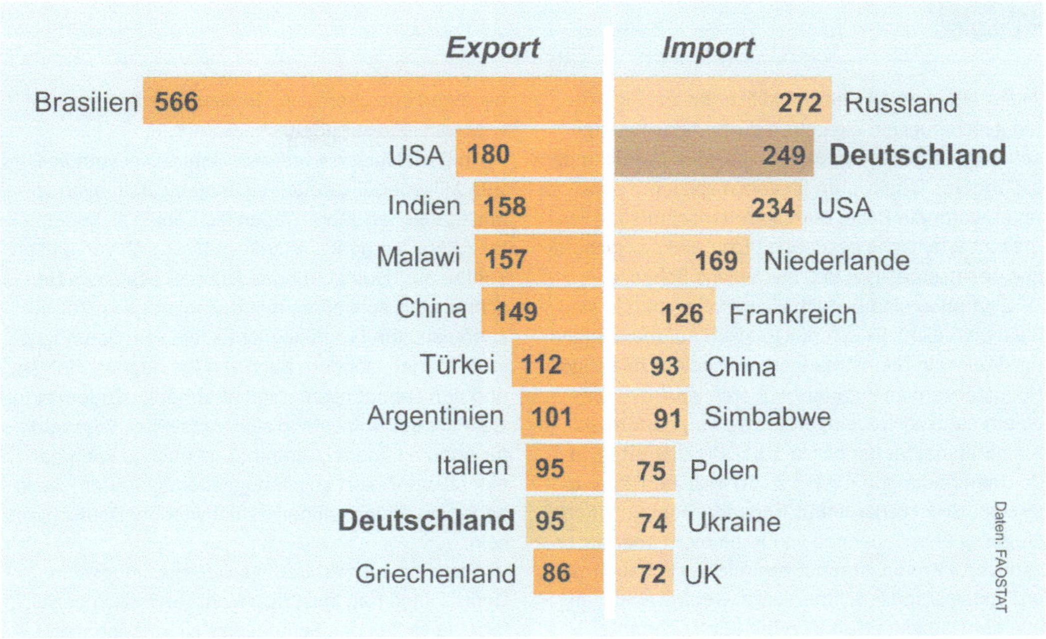

Die 10 führenden Ziele deutscher Zigarettenexporte
Anzahl der Packungen (à 20 Zigaretten); Stand: 2007

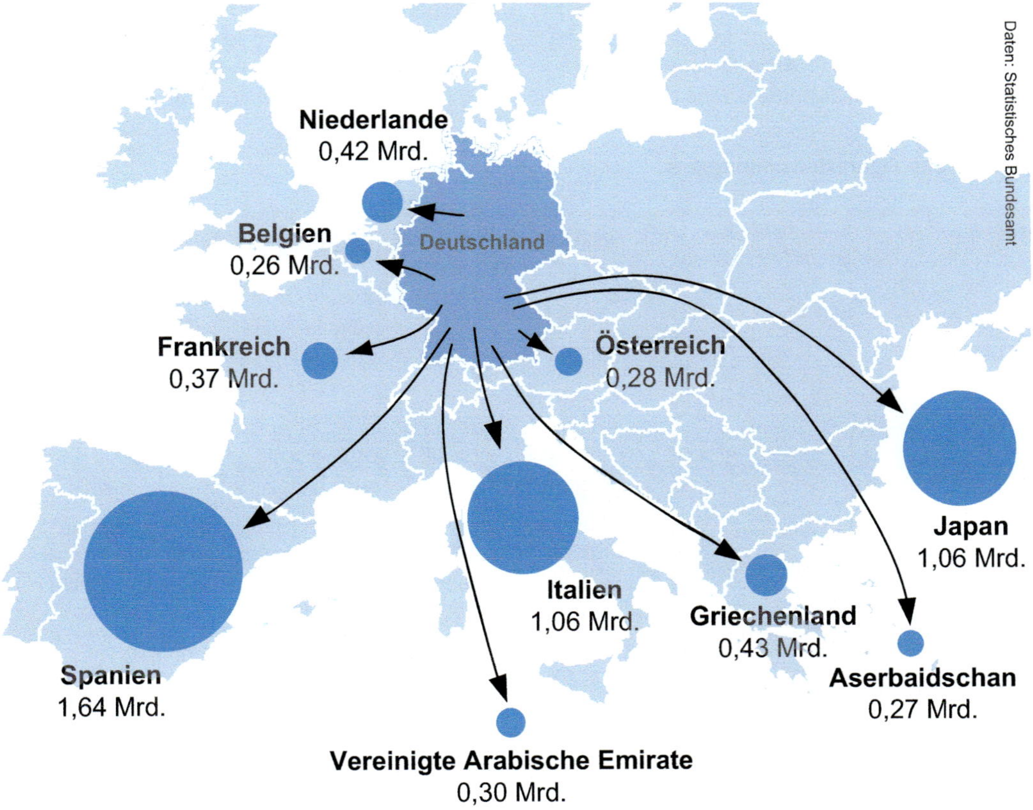

5.6 Illegaler Tabakhandel

Jedes Jahr werden weltweit Milliarden von Zigaretten geschmuggelt. Zigaretten dürften das meistgeschmuggelte Konsumgut der Welt sein. Der Schmuggel anderer Tabakwaren hingegen spielt nur eine untergeordnete Rolle. Der Zigarettenschmuggel verursacht erhebliche gesundheitliche, volkswirtschaftliche, rechtsstaatliche und steuerliche Schäden.

Zigaretten sind einfach zu schmuggeln: Sie sind klein und leicht. Geschmuggelt wird auf mannigfaltige Weise: In Kleinstmengen, welche die zulässige Höchstanzahl an Zigaretten übersteigen, die aus einem Land zollfrei eingeführt werden dürfen, als Kleinkriminalität mit bis zu 100.000 Zigaretten, in Containerladungen mit bis zu 10 Millionen Zigaretten, per Grenzverkauf und Transport über Schiff oder Flugzeug über Tausende von Kilometern oder als organisierte Kriminalität mit zahlreichen Scheinfirmen und gefälschten Frachtpapieren. Gewinn schlagen aus dem illegalen Handel neben den Schmugglern die Hersteller von Zigaretten, denn auch sie profitieren von dem Absatz von Zigaretten – egal auf welchem Markt. Es gibt zahlreiche Hinweise darauf, in welchem Maße namhafte Zigarettenhersteller diesen illegalen Vertriebsweg rund um den Globus in den letzten Jahren genutzt haben.

Ein zunehmendes Problem ist der Handel mit illegal hergestellten Zigaretten, denn durch Verunreinigungen und chemische Rückstände besteht eine zusätzliche gesundheitliche Gefahr.

In Deutschland wurden im Jahr 2008 vom Zoll 291 Millionen Zigaretten sichergestellt. In allen vorangegangenen Jahren lagen die Zahlen sichergestellter Zigaretten höher. Allerdings lässt sich von diesen Zahlen nur bedingt auf das Ausmaß des Zigarettenschmuggels schließen, da die Zahl der vom Zoll sichergestellten Produkte nicht allein vom Schmuggelaufkommen, sondern auch von Fahndungserfolgen und den Fahndungsmethoden abhängt. Zudem sind viele der in Deutschland sichergestellten Zigaretten für andere Länder bestimmt und ebenso kann der eigentliche Zielort geschmuggelter Zigaretten, die in anderen Ländern sichergestellt werden, Deutschland sein.

Welches Ausmaß der Zigarettenschmuggel in Deutschland hat, lässt sich nicht verlässlich beziffern, da es Ziel des Schmuggels ist, unbeobachtet abzulaufen. Schätzungsweise macht das Schmuggelvolumen in Deutschland rund 10 % des versteuerten Zigarettenabsatzes aus. Ein Absatz von Schmuggelzigaretten in dieser Größenordnung betrüge etwa 9 Milliarden Stück und würde einen Steuerschaden von über 1 Milliarde € pro Jahr verursachen. Die Gewinne der Schmuggler und Produzenten beliefen sich auf mehrere hundert Millionen €.

Analyse des Zigarettenschmuggels

	Illegale Steuervermeidung	Kleinschmuggel	Großschmuggel	Illegale Produktion
Definition	Ausnutzung von Preisunterschieden auf (räumlich) getrennten Märkten	Ausnutzung von Preisunterschieden auf (räumlich) getrennten Märkten	Umgehung sämtlicher Steuern und Abgaben; Umleitung von Gütern im ‚Transit'	Fälschung von Markenprodukten oder Produktion von reinen Schwarzmarktprodukten
Schmuggler	Individuen	Individuen und kleinere Banden	Organisierte Kriminalität	Organisierte Kriminalität
Umfang	Gering (> 200 bzw. 800 Zigaretten je Trip)	Gering (max. 100.000 Zigaretten je Trip)	Umfangreich (ca. 10 Mio. Zigaretten je Container)	Umfangreich (ca. 10 Mio. Zigaretten je Container)
Kosten je Lieferung	< 200 €	< 10.000 €	> 200.000 €	< 200.000 €
Möglicher Profit je Lieferung	Eigenbedarf	< 10.000 €	> 1.000.000 €	> 1.000.000 €

Vom deutschen Zoll sichergestellte Zigaretten
in Millionen Stück

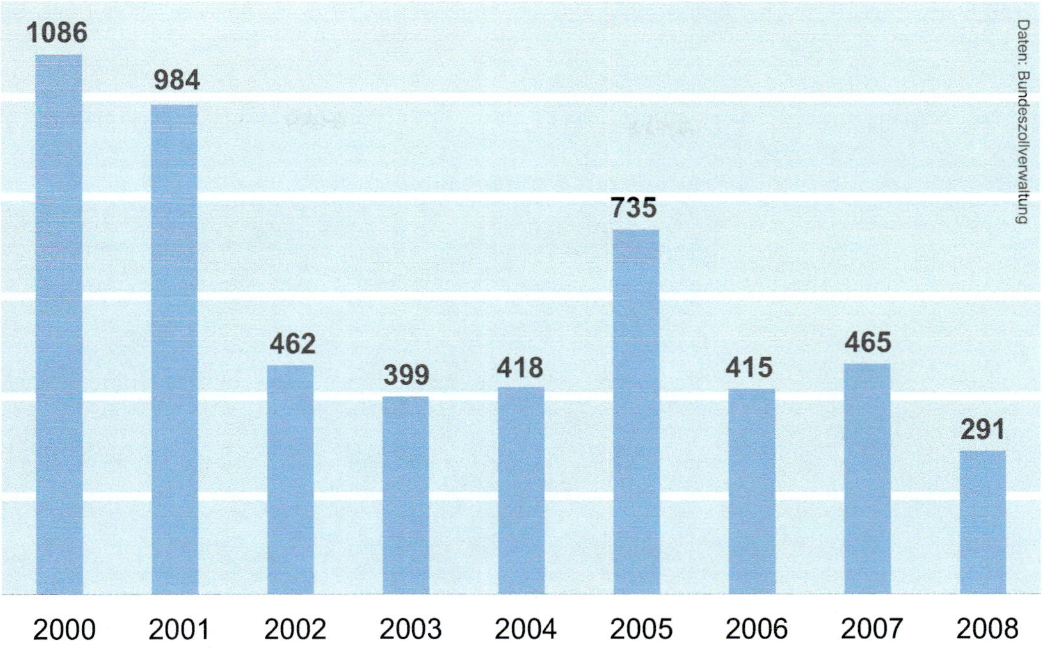

Schmuggelrouten für Zigaretten in Europa

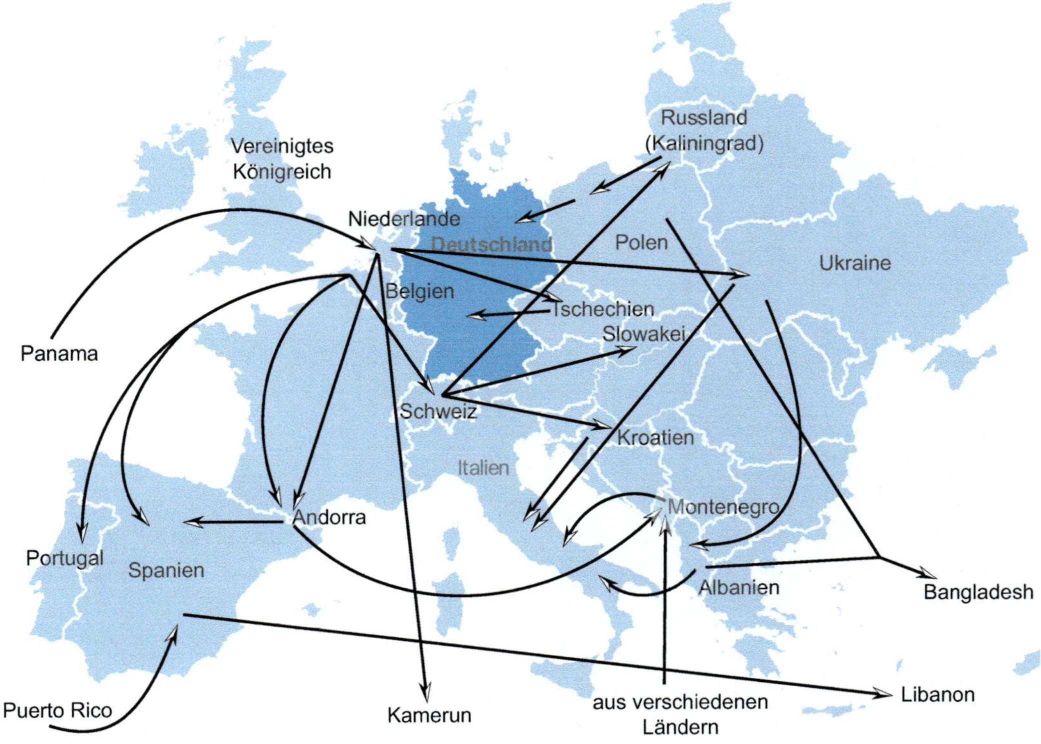

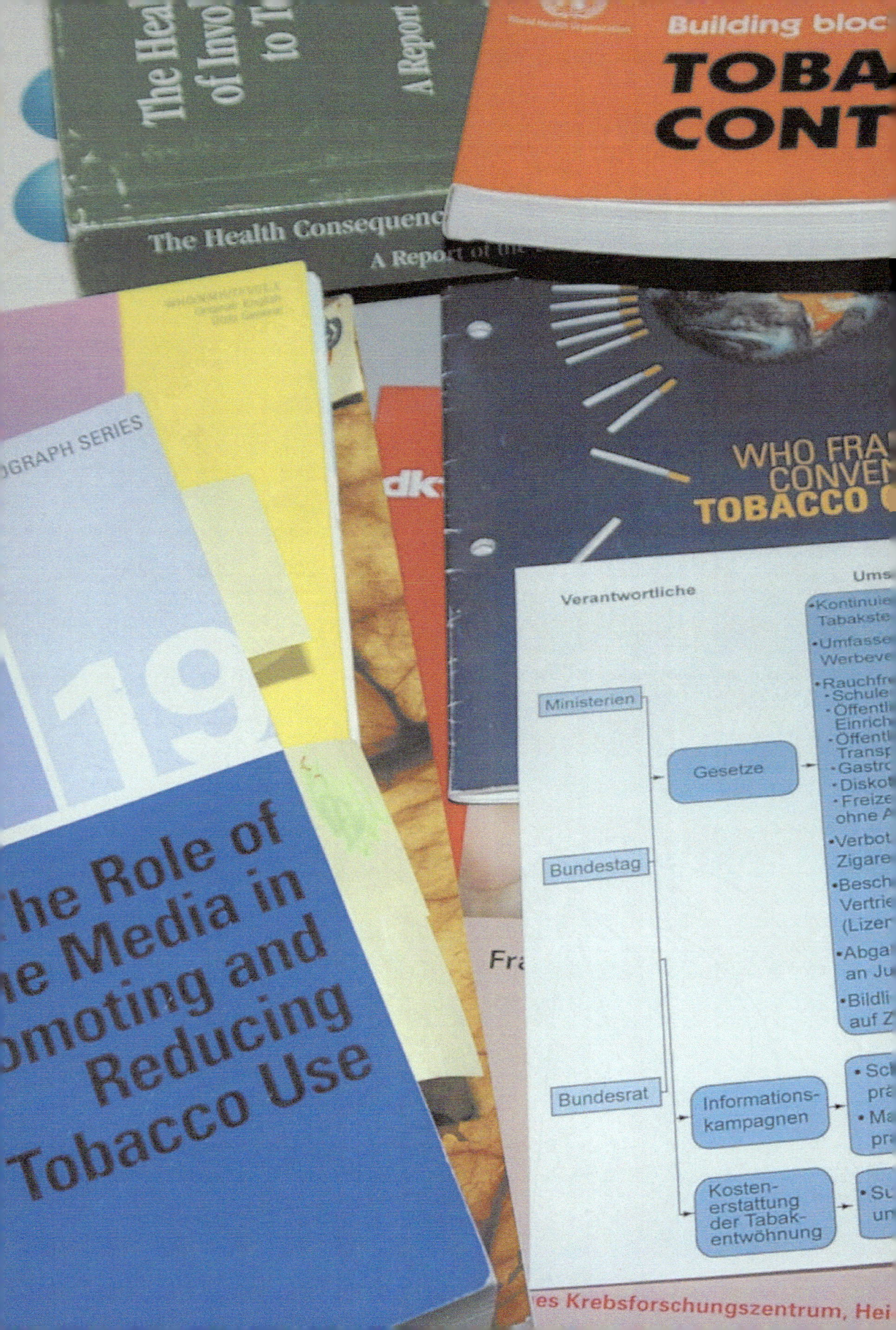
The Health Consequenc
A Report
Building bloc
TOBA
CONT
WHO FRA
CONVEN
TOBACCO
Verantwortliche
Ministerien
Bundestag
Bundesrat
Gesetze
Informations-
kampagnen
Kosten-
erstattung
der Tabak-
entwöhnung
Krebsforschungszentrum, Hei
The Role of
Media in
Reducing
Tobacco Use
GRAPH SERIES

6 Tabakkontrollpolitik

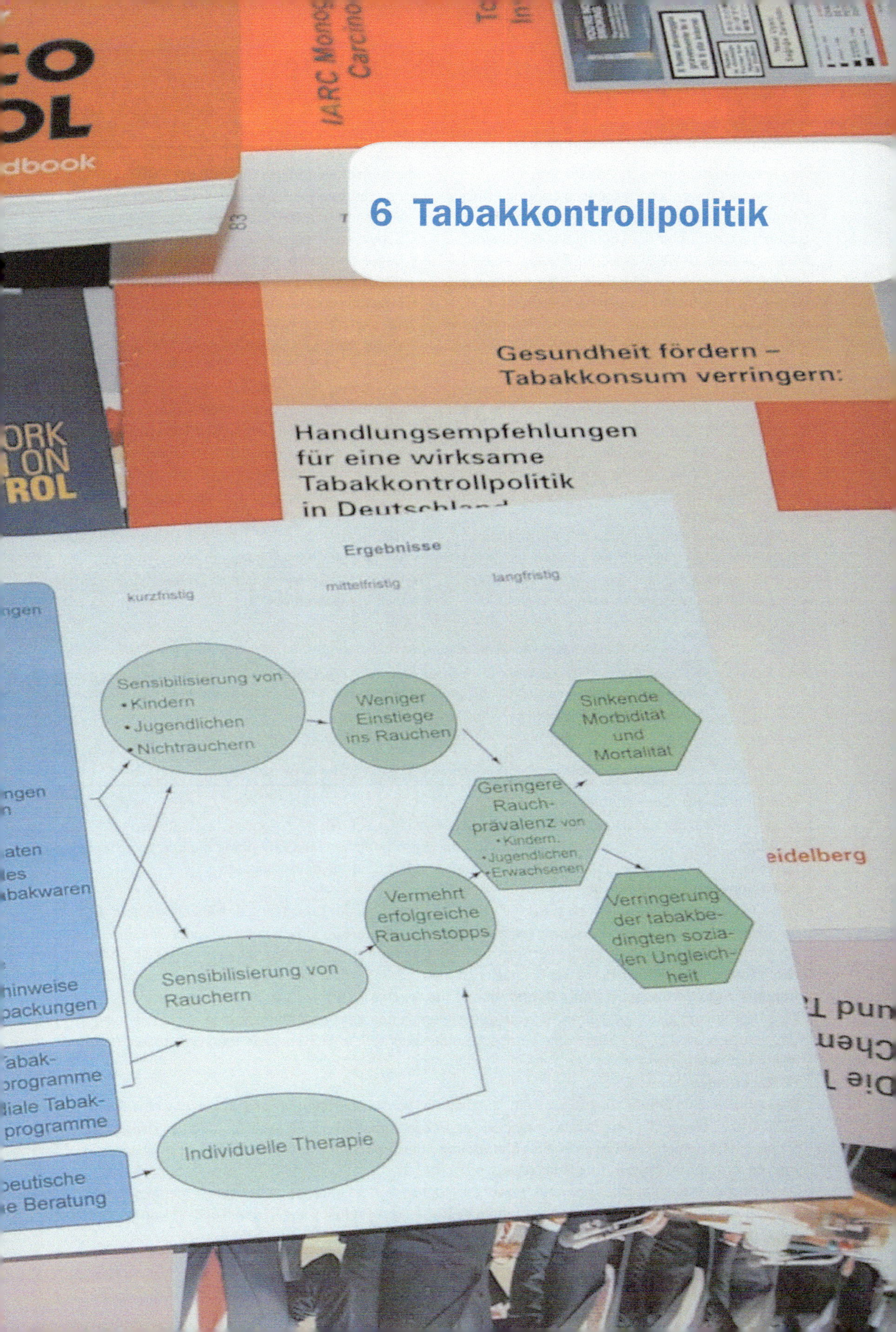

6.1 Das Rahmenabkommen zur Tabakkontrolle (FCTC)

Das Rahmenabkommen zur Tabakkontrolle (Framework Convention on Tobacco Control, FCTC) ist der erste zwischenstaatliche Vertrag im Bereich Gesundheit, der unter der Leitung der Weltgesundheitsorganisation (WHO) zwischen Staaten ausgehandelt wurde. Das Ziel der FCTC ist es, heutige und künftige Generationen vor den verheerenden gesundheitlichen, gesellschaftlichen, ökologischen und wirtschaftlichen Folgen des Tabakkonsums und des Passivrauchens zu schützen. Das Rahmenabkommen wurde im Jahr 2003 von der Weltgesundheitsversammlung (WHA) einstimmig angenommen und ist seit dem 27. Februar 2005 rechtskräftig. Bis April 2009 haben 167 Staaten sowie die EU als staatsübergreifende Einheit das Abkommen unterzeichnet. Hiervon haben 164 Staaten die FCTC ratifiziert und sind Vertragsparteien.

Deutschland unterzeichnete das Abkommen am 24. Oktober 2003 und ratifizierte es am 16. Dezember 2004. 90 Tage später, also am 16. März 2005, wurde es für Deutschland rechtlich bindend.

Themenschwerpunkte (Artikel) der FCTC

- Preisbezogene und steuerliche Maßnahmen zur Verminderung der Nachfrage nach Tabak (Art. 6)
- Schutz vor Passivrauchen (Art. 8)
- Regelung zu den Inhaltsstoffen von Tabakerzeugnissen (Art. 9)
- Regelung zur Bekanntgabe von Angaben über Tabakerzeugnisse (Art. 10)
- Verpackung und Etikettierung von Tabakerzeugnissen (Art. 11)
- Aufklärung, Information, Schulung und Bewusstseinsbildung in der Öffentlichkeit (Art. 12)
- Tabakwerbung, Förderung des Tabakverkaufs und Tabaksponsoring (Art. 13)
- Verminderung der Nachfrage im Zusammenhang mit Tabakabhängigkeit und der Aufgabe des Tabakkonsums (Art. 14)
- Unerlaubter Handel mit Tabakprodukten (Art. 15)
- Verkauf an und durch Minderjährige (Art. 16)
- Unterstützung wirtschaftlich realisierbarer alternativer Tätigkeiten (Art. 17).

„Tabakkontrolle kann nicht nur durch die Anstrengungen einzelner Regierungen, nationaler Nichtregierungsorganisationen und Medienvertreter gelingen. Wir benötigen eine internationale Antwort auf ein internationales Problem."
Gro Harlem Brundtland, WHO Generaldirektorin a.D.

Instrumente des Rahmenabkommens FCTC
Die FCTC ist ein Staatsvertrag, der das Recht aller Menschen auf den höchsten Gesundheitsstandard bestätigt. Staaten und regionale Organisationen zur wirtschaftlichen Integration, wie die Europäische Gemeinschaft, können der FCTC durch Unterschrift und Ratifizierung beitreten.

FCTC-Konventionssekretariat
Das Konventionssekretariat unterstützt die Vertragsparteien bei der Umsetzung des Abkommens und ist für die Berichterstattung auf internationaler Ebene zuständig. Es koordiniert unter anderem die Erstellung der Umsetzungsleitlinien durch die Vertragsparteien. Das Konventionssekretariat ist unabhängig und in den Räumlichkeiten der WHO in Genf angesiedelt.

Konferenz der Vertragsparteien – Conference of the Parties (COP)
Diese Verhandlungstreffen aller FCTC-Vertragsparteien dienen der Überprüfung und Beschleunigung der Umsetzung sowie der Diskussion und Verabschiedung aller auf der FCTC basierenden Dokumente (Leitlinien, Protokolle, usw.).

FCTC-Leitlinien
Die Leitlinien sind Empfehlungen zur Unterstützung der Vertragsparteien bei der Umsetzung einzelner FCTC Artikel. Sie werden von den Vertragsparteien in Zusammenarbeit mit Experten und der Zivilgesellschaft (siehe Kasten zur FCA) erarbeitet und während der Konferenz der Vertragsparteien verabschiedet.

Intergovernmental Negotiating Body (INB)
Das INB (zwischenstaatliches Verhandlungsorgan) tagt im Vorfeld internationaler Abkommen. Von 2008 bis voraussichtlich 2010 wird in den Verhandlungstreffen das Protokoll gegen den illegalen Handel mit Tabakprodukten erarbeitet.

FCA – Framework Convention Alliance on Tobacco Control
(www.fctc.org)
Um die Entwicklung und Umsetzung der FCTC zu unterstützen, bildete sich 1999 eine Allianz aus nichtstaatlichen Organisationen aus der ganzen Welt. Die Framework Convention Alliance on Tobacco Control (FCA) umfasst mittlerweile über 350 Organisationen aus über 100 Ländern und spielt eine Schlüsselrolle bei der Aufklärung der politischen Entscheidungsträger und bei der Stärkung der grenzüberschreitenden Zusammenarbeit.

FRAMEWORK CONVENTION ALLIANCE
BUILDING SUPPORT FOR TOBACCO CONTROL

Deutsche Partner der FCA sind das Deutsche Krebsforschungszentrum in Heidelberg, das Aktionsbündnis Nichtrauchen, der Verbraucherzentrale Bundesverband e.V., der Ärztliche Arbeitskreis Rauchen und Gesundheit e.V. und die Bundesärztekammer.

Vertragsparteien der FCTC
Stand: 1. April 2009

FCTC
WHO FRAMEWORK CONVENTION ON TOBACCO CONTROL

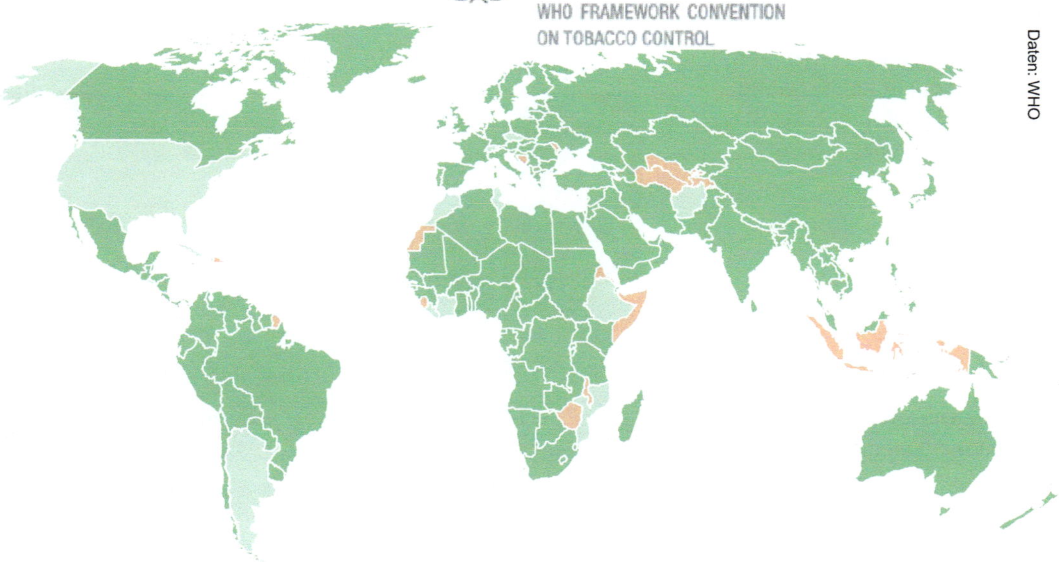

Daten: WHO

Abkommen ratifiziert — Abkommen unterzeichnet — Abkommen nicht unterzeichnet

Wichtige Umsetzungsfristen der FCTC für Deutschland

✓ = bereits umgesetzt

März 2007:
- 1. Bericht zur Umsetzung der FCTC von Mitgliedsstaaten an die WHO (Art. 21) ✓

März 2008:
- Verbot irreführender Verpackung und Etikettierung, wie „leicht", „light", „ultra-light" (Art. 11) ✓
- Abwechselnde Warnhinweise, die mindestens 30 % der Hauptseiten abdecken müssen, ✓ möglichst 50 % abdecken sollen und Bilder und Piktogramme enthalten können (Art. 11)

März 2010:
- Umfassendes Verbot von Werbung, Promotion und Sponsoring für Tabakprodukte (Art. 13)
- 2. Bericht zur Umsetzung der FCTC von Mitgliedsstaaten an die WHO (Art. 21)

März 2013:
- 3. Bericht zur Umsetzung der FCTC von Mitgliedsstaaten an die WHO (Art. 21)

6.2 Geschichte des Rahmenabkommens

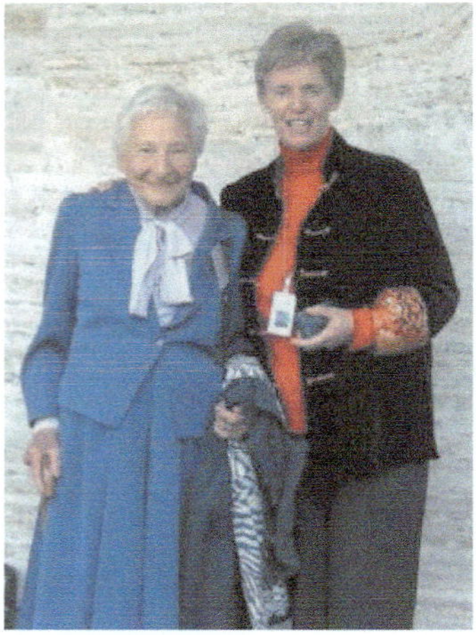

Prof. **Ruth Roemer (1916–2005), UCLA School of Public Health, (links) und Prof. Judith Mackay, WHO Senior Policy Advisor (rechts)**

„Am 26. Oktober 1993 hat mich Ruth Roemer zu einem unvergesslichen Frühstück in San Francisco eingeladen. ‚Hat die WHO jemals eine Tabakkonvention in Erwägung gezogen?' fragte sie mich. Ich antwortete, die WHO hätte ständig Besprechungen – manche würden sagen zu viele! Ruth erklärte mir geduldig, dass sie eine Konvention im Sinne der Vereinten Nationen meinte und bat mich, diese Idee der WHO näher zu bringen.
Ich habe den Vorschlag sofort an die WHO in Genf weitergeleitet sowie an die UNCTAD [UN Konferenz für Handel und Entwicklung, die damals für Tabakangelegenheiten bei der UN zuständig war]. Die Idee einer Konvention, die internationales Recht nutzte, um die öffentliche Gesundheitspflege zu fördern, war neu."
Judith Mackay (WHO-Beraterin und Direktorin der Asian Consultancy on Tobacco Control)

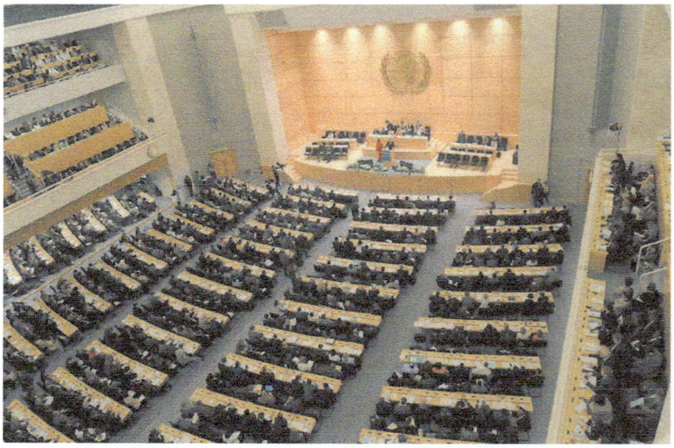

Konferenzraum während der internationalen Verhandlungstreffen

FCTC-Verhandlungsmarathon - von der Idee zur globalen Umsetzung

FCTC-Verhandlung

Un

- 1995: Formulierung der Idee eines internationalen Instruments zur Tabakkontrolle (48. Weltgesundheitsversammlung, WHA)
- 1996: 49. WHA erteilt Arbeitsauftrag an WHO-Generaldirektor Hiroshi Nakajima
- 1998: Tabakkontrolle wird unter WHO-Generaldirektorin Gro Harlem Brundtland zur Priorität
- 1999: Mai: Mitgliedsstaaten erteilen der WHO den Auftrag, eine Rahmenkonvention auszuarbeiten
- 2000: Mai: WHO beschließt internationale Verhandlungen (INB); Okt.: • Öffentliche Anhörung • 1. INB-Sitzung
- 2001: Jan.: Erster Textentwurf; Mai: 2. INB-Sitzung; Okt.: 3. INB-Sitzung
- 2002: März: 4. INB-Sitzung; Juli: Konferenz zu illegalem Handel (UN); Okt.: 5. INB-Sitzung
- 2003: März: 6. INB-Sitzung; Mai: 56. WHA nimmt FCTC; 30. Juni: Unterzeichnungs (23 Staaten und die EU ur 1. Tag; Norwegen ratifizier damit erste Vertragsparte; 24. Okt.: Deutschland unt

1995 1996 1997 1998 1999 2000 2001 2002 2003

Dr. Gro Harlem Brundtland,
WHO-Generaldirektorin 1998 bis 2003

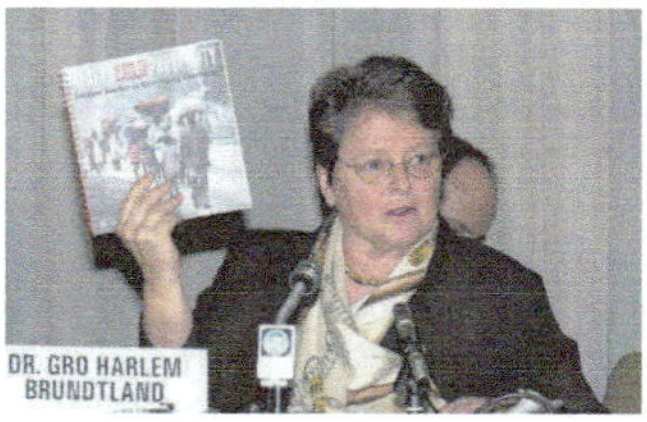

„Der Tabakgebrauch wird [...] über die Medien, die Unterhaltungsindustrie und unmittelbar über Marketing und Promotion spezieller Produkte kommuniziert. Der globale Tabakhandel hat in den letzten Jahren stark zugenommen. [...] Tabakkontrolle kann nicht nur durch die Anstrengungen einzelner Regierungen, nationaler NGOs und Medienvertreter gelingen. Wir benötigen eine internationale Antwort auf ein internationales Problem. [...] Das Rahmenabkommen wird danach streben, Kernbereiche der Tabakkontrolle anzusprechen wie beispielsweise: Harmonisierung der Tabakbesteuerung, Schmuggel, zollfreie Produkte, Werbung und Sponsoring, internationaler Handel, Packungsdesign und Etikettierung sowie landwirtschaftliche Diversifizierung."

FCTC im Alltag

Die FCTC fördert in Deutschland einen Wandel im öffentlichen Bewusstsein über Tabak und über die Notwendigkeit, strenge gesetzliche Bestimmungen zur Tabakkontrolle einzuführen. Dies führte in den letzten Jahren zu:

- *neuen Bemühungen, nationale gesetzgeberische und andere Maßnahmen zu ergreifen oder zu forcieren, um den durch Tabak verursachten Schaden einzudämmen,*
- *einer Mobilisierung nationaler und internationaler technischer und finanzieller Unterstützung für die Tabakkontrolle,*
- *einer festeren Einbindung weiterer Ministerien in die Bestrebungen zur Tabakkontrolle, darunter Außen- und Finanzministerium, und zu*
- *einer Mobilisierung nichtstaatlicher Organisationen und anderer Mitglieder der Gesellschaft für die Unterstützung einer stärkeren Tabakkontrolle.*

zeichnung

stimmig an
nn
eichnen am
d wird

chnet
Juni: Ende der
erzeichungsfrist
Staaten plus EU)
ov.: FCTC erreicht die
rderlichen 40 Ratifizierungen
Dez.: Deutschland ratifiziert

Umsetzung

27. Feb.: FCTC tritt in Kraft (90 Tage nach Ratifizierung durch mindestens 40 Vertragsparteien)
16 März: FCTC tritt für Deutschland in Kraft

Feb.: 1. Konferenz der Vertragsparteien (COP-1) in Genf beschließt:
- Vorläufiges Berichterstattungsinstrument (Art. 21)
- Errichtung des Konventionssekretariats

Juli: 2. Konferenz der Vertragsparteien (COP-2) in Bangkok beschließt:
- Leitlinien zum Schutz vor Passivrauchen (Art. 8)
- INB zu illegalem Handel von Tabakprodukten

Feb.: 1. INB-Sitzung zur Erarbeitung eines internationalen Protokolls gegen illegalen Handel von Tabakprodukten
Okt.: 2. INB-Sitzung
Nov.: 3. Konferenz der Vertragsparteien (COP-3) in Durban beschließt:
- Leitlinien gegen Einflussnahme durch die Tabakindustrie (Art. 5.3)
- Leitlinien zu Verpackung und Etikettierung (Art. 11)
- Leitlinien zu Tabakwerbung, Verkaufsförderung und Sponsoring (Art. 13)

Zukunft

4. Quartal 2010:
4. Konferenz der Vertragsparteien (COP-4); Leitlinien
- zur Regelung bezüglich der Inhaltsstoffe von Tabakerzeugnissen (Art. 9) und der Bekanntgabe von Angaben über Tabakerzeugnisse (Art. 10)
- zu Aufklärung, Information, Schulung und Bewusstseinsbildung in der Öffentlichkeit (Art. 12)
- für Maßnahmen zur Verminderung der Nachfrage im Zusammenhang mit Tabakabhängigkeit und der Aufgabe des Tabakkonsums (Art. 14)
- zur Unterstützung wirtschaftlich realisierbarer alternativer Tätigkeiten (Art. 17) sowie Schutz der Umwelt und der menschlichen Gesundheit (Art.18)

2004 2005 2006 2007 2008 2009 2010

6.3 Eindämmung der Einflussnahme der Tabakindustrie

FCTC
Artikel 5
Allgemeine Verpflichtungen
[...] (3) Bei der Festlegung und Durchführung ihrer gesundheitspolitischen Maßnahmen in Bezug auf die Eindämmung des Tabakgebrauchs schützen die Vertragsparteien diese Maßnahmen in Übereinstimmung mit innerstaatlichem Recht vor den kommerziellen und sonstigen berechtigten Interessen der Tabakindustrie. [...]

FCTC-Leitlinien zu Art. 5.3
Ergänzend zur FCTC erkennen die Vertragsparteien in den im Jahr 2008 verabschiedeten Leitlinien den „fundamentalen und unüberbrückbaren Widerspruch zwischen den Interessen der Tabakindustrie und des Gesundheitswesens" an und empfehlen u.a. folgende Maßnahmen zur Unterstützung der Vertragsparteien bei der Umsetzung des Rahmenabkommens:

- Aufklärung über die Einflussnahme der Tabakindustrie auf die Einführung von Tabakkontrollmaßnahmen,
- Einschränkung der Beeinflussungsmöglichkeiten durch die Tabakindustrie und Transparenz aller Kontakte mit der Tabakindustrie,
- Verhinderung von Partnerschaften und nicht bindenden oder nicht vollstreckbaren freiwilligen Vereinbarungen mit der Tabakindustrie,
- Vermeidung von Interessenskonflikten von Regierungsvertretern und -angestellten sowie deren Berater und Auftragnehmer über u.a. das Verbot der Annahme von Geldzahlungen, Werbegeschenken oder Dienstleistungen sowie des Verbots der Teilnahme der Tabakindustrie an gesundheitsrelevanten Gremien und Arbeitsgruppen,
- Transparenz und umfassende Aufklärung über die Aktivitäten der Tabakindustrie und deren Gewährleistung,
- Denormalisierung und Reglementierung jeglicher als „unternehmerische Sozialverantwortung" beschriebenen Unternehmenskommunikation der Tabakindustrie, sofern diese nicht bereits unter Artikel 13 der FCTC (Tabakwerbung, Förderung des Tabakverkaufs und Tabaksponsoring) verboten ist,
- Verhinderung staatlicher Unterstützung der Tabakindustrie (Subventionen und Steuervorteile).

Situation in Deutschland
Die Entwicklung und Umsetzung einer wirksamen Prävention des Rauchens und politischer Maßnahmen zur Verminderung des Tabakkonsums wurden jahrzehntelang durch den Verband der Cigarettenindustrie (VdC) entscheidend verhindert. Der VdC war der Interessensverband der Tabakindustrie in Deutschland. Er löste sich im Jahr 2007 auf, nachdem der größte Hersteller, Philip Morris, die Mitarbeit aufgekündigt hatte. Seine Arbeit wird heute durch den im Jahr 2008 gegründeten Deutschen Zigarettenverband (DZV) fortgesetzt, der sich aus fünf der ehemals sieben im VdC vertretenen Zigarettenherstellern zusammensetzt.

Die Strategien der Tabakkonzerne zur Einflussnahme auf die Politik werden aus ehemals vertraulichen Dokumenten der Tabakindustrie deutlich, die im Rahmen US-amerikanischer Haftungsprozesse öffentlich verfügbar gemacht wurden. Die Einflussnahme erfolgt über Kontakte zu Ministerien und Behörden.

Der Lobbyismus gegenüber politischen Entscheidungsträgern spielt eine wesentliche Rolle. Die Empfehlungen der Leitlinien zur Eindämmung der Einflussnahme der Tabakindustrie von 2008 sind ethische Grundsätze der Politik gegenüber der Einflussnahme durch Vertreter der Tabakkonzerne.

Wichtige Internetseiten

Hintergrundinformationen
- www.tabakkontrolle.de
  Webseite des WHO-Kollaborationszentrums für Tabakkontrolle am Deutschen Krebsforschungszentrum mit Informationen und Publikationen
- www.tobaccowiki.com (englisch)
  Tabakbezogene Sourcewatch-Seite im Wikipedia-Stil
- www.globalink.org (englisch)
  Globales Tabakkontrollnetzwerk
- www.tobacco.org (englisch)
  US-amerikanische Seite mit aktuellen Informationen

Factsheet von *‚Smokefree Partnership‘*
www.smokefreepartnership.eu/IMG/pdf/Spotlight_5.3.pdf (englisch)

WHO-Bericht zur Einflussnahme der Tabakindustrie
www.who.int/tobacco/resources/publications/9789241597340.pdf (englisch)

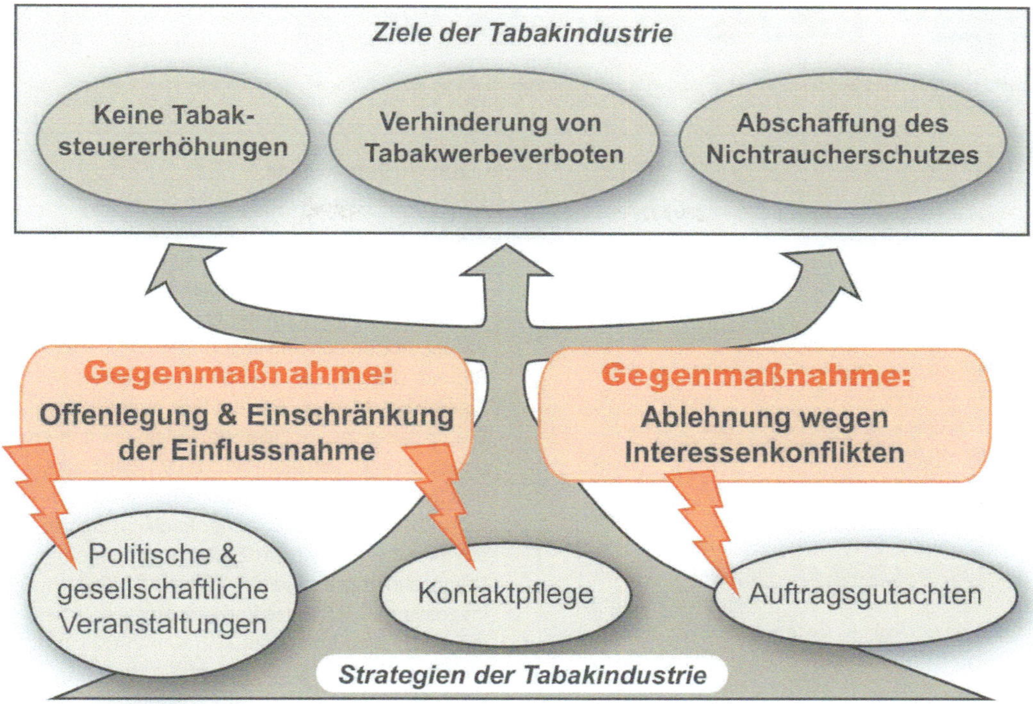

Aus den Tabakindustriedokumenten:
„Die Beziehung der [Tabak-]Industrie zur deutschen Regierung scheint ein ganzes Stück besser zu sein als die Beziehung zwischen der Industrie und der Regierung in diesem Land [USA]. Die Industrie in Deutschland scheint auf die Regierung größeren Einfluss zu haben als die Industrie in den USA."
Philip Morris, 1992

„Tabakindustriedokumente" sind ehemals geheime Geschäftspapiere der Tabakkonzerne, die infolge eines amerikanischen Gerichtsverfahrens öffentlich gemacht wurden. Sie gewähren Einblick in die Strategien der Tabakindustrie.

Wichtige Internetseiten
- Freie Dokumentrecherche (Volltextsuche)
  www.legacy.library.ucsf.edu
  (Datenbank mit über 10 Millionen Dokumenten und speziellen Hilfeseiten zur Recherche)
- Inhaltlich sortierte Sammlungen
  - www.ash.org.uk/ash_669pax88.htm
    (Action on Smoking and Health)
  - www.tobaccodocuments.org/resource_types.php
    (Smokefree Network USA)

Aus der Sicht eines Bundestagsabgeordneten:
„Lobbyisten haben immer Zeit. Zeit, den Abgeordneten anzurufen oder ihn zu besuchen. Zeit, mit ihm essen zu gehen. Zeit, ihn einzuladen auf Informationsabende, Parlamentarische Abende, Diskussionsabende, zum Streitgespräch, zum Freundschaftsgespräch, zum Lunch, zum Frühstück, zum Brunch, zum Vortrag, zum pro und contra oder einfach nur, um ihm eine nette Atmosphäre zu bieten. Sie haben Zeit, den Abgeordneten Arbeit abzunehmen, sie zu „entlasten". Sie lesen für sie die Urteile der Gerichte, die Vorlagen der Regierung, der Ministerien, der unzähligen Verbände und anderen Lobbyisten, sie lesen die Kommentare von Wissenschaftlern, deren Aufsätze, die deutsche Presse und die internationale ebenso. Und sie lesen Statistiken. Sie haben Zeit, den Abgeordneten Entscheidungen abzunehmen. Aber soweit darf es ja nicht kommen – deshalb geben sie Entscheidungshilfen."
Lothar Binding, MdB, 2008

6.4 Tabaksteuererhöhungen

FCTC
Artikel 6
Preisbezogene und steuerliche Maßnahmen zur Verminderung der Nachfrage nach Tabak
(1) Die Vertragsparteien erkennen an, dass preisbezogene und steuerliche Maßnahmen ein wirksames und wichtiges Mittel zur Verminderung des Tabakkonsums in verschiedenen Bevölkerungsgruppen, insbesondere bei jungen Menschen, sind.
(2) [...] soll jede Vertragspartei ihre nationalen Gesundheitsziele betreffend die Eindämmung des Tabakgebrauchs berücksichtigen und Maßnahmen beschließen oder gegebenenfalls aufrechterhalten; hierzu kann Folgendes gehören:
a) die Umsetzung einer Steuer- und gegebenenfalls einer Preispolitik für Tabakerzeugnisse, um zur Erreichung der Gesundheitsziele beizutragen, die auf eine Verminderung des Tabakkonsums abzielen, und
b) das Verbot oder gegebenenfalls die Einschränkung des Verkaufs und/oder der Einfuhr von steuer- und zollfreien Tabakerzeugnissen [...].
(3) Die Vertragsparteien teilen in ihren regelmäßigen Berichten an die Konferenz der Vertragsparteien nach Artikel 21 ihre Steuersätze auf Tabakerzeugnisse und die Entwicklungen beim Tabakkonsum mit.

FCTC-Leitlinien zu Artikel 6
Die Vertragsparteien haben die WHO gebeten, einen umfassenden Bericht zu preisbezogenen und steuerlichen Maßnahmen bis zur vierten Konferenz der Vertragsparteien im Jahr 2010 vorzubereiten. Diese soll dann als Grundlage für die Erarbeitung von Leitlinien dienen.

„[...] Forscher haben berechnet, dass bei einer dauerhaften Erhöhung des Zigarettenpreises um 10 % [...] weltweit 40 Millionen Menschen das Rauchen aufgeben und noch mehr Menschen, die sonst mit dem Rauchen angefangen hätten, davon abgehalten würden."
Weltbank, 2003
(Der Tabakepidemie Einhalt gebieten)

Situation in Deutschland

- Die Europäische Union legte mit der Richtlinie 92/79/EWG vom 19. Oktober 1992 für Zigaretten eine Mindeststeuerbelastung von 57 % des Kleinverkaufspreises (einschließlich sämtlicher Steuern) der Zigaretten der gängigsten Preisklasse fest. In Deutschland liegt dieser Anteil aller Steuern (Tabaksteuer und Mehrwertsteuer) an Zigaretten mit etwa 76 % deutlich höher.
- Die Tabaksteuer auf Zigaretten alleingenommen setzt sich in Deutschland aus 8,27 Cent/Stück und 24,66 % des Kleinverkaufspreises zusammen. Dies entspricht bei einer Packung Zigaretten mit einem Inhalt von 20 Stück und einem Durchschnittspreis von 4,71 € etwa 2,82 € bzw. insgesamt 59,87 % des Verkaufspreises.
- In Deutschland fanden im Zeitraum 2002 bis 2005 fünf Tabaksteuererhöhungen statt, die letzte Erhöhung erfolgte zum 1. September 2005. Eine weitere Preiserhöhung bei Tabakprodukten gab es mit der Anhebung der Mehrwertsteuer auf 19 % zum 1. Januar 2007.
- Die Besteuerung von Feinschnittprodukten liegt mit 46,37 % bei einem Preis von 4,90 € für 40 g Tabak wesentlich niedriger. Die Feinschnittsteuer setzt sich aus 34,06 €/kg und 18,57 % des Kleinverkaufspreises zusammen.
- Inwieweit Tabaksteuererhöhungen über den Preis an den Verbraucher weitergegeben werden, hängt außerdem von der Preisgestaltung der Hersteller ab.

Wichtige Internetseiten

Factsheet zu Tabaksteuererhöhungen
www.tabakkontrolle.de/pdf/Factsheet_Tabaksteuererhoehungen_2002_2004.pdf

EU-Bestimmungen
- www.smokefreepartnership.eu/IMG/pdf/ers-SL4-DE_2_.pdf
- www.ec.europa.eu/taxation_customs/taxation/excise_duties/tobacco_products/legislation/index_en.htm (englisch)

Weltbankbericht
Der Tabakepidemie Einhalt gebieten.
www.tabakkontrolle.de/pdf/Tabakepedemie_Einhalt_gebieten.pdf

Besteuerung von Tabakprodukten („The taxation of tobacco products"; aus: Weltbankbericht, Tabakkontrolle in Entwicklungsländern)
www1.worldbank.org/tobacco/tcdc/237T0272.pdf (englisch)

Zigarettenpreise in der Europäischen Union
Stand: 1. Januar 2009

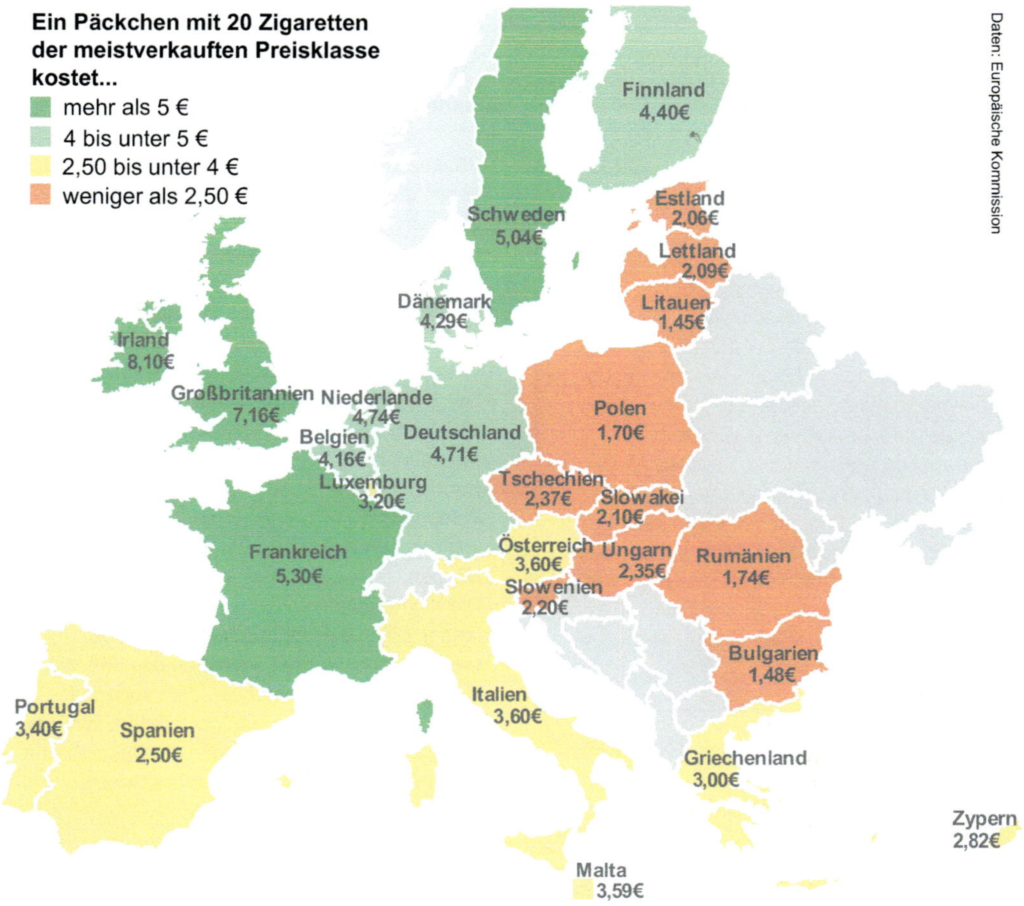

Tabaksteuer und Zigarettenkonsum

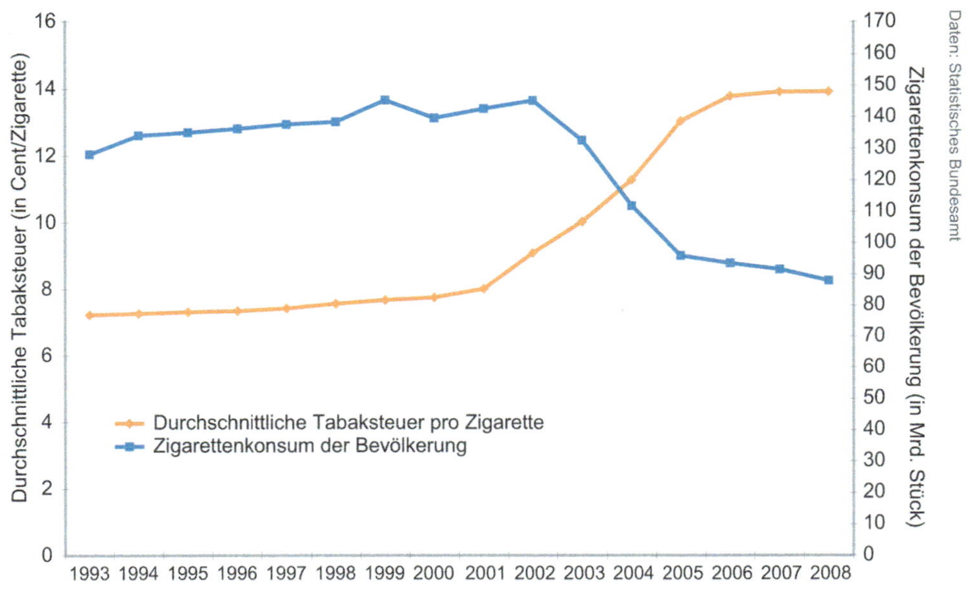

6.5 Rauchfreie Umwelt

FCTC
Artikel 8
Schutz vor Passivrauchen
(1) Die Vertragsparteien erkennen an, dass wissenschaftliche Untersuchungen eindeutig bewiesen haben, dass Passivrauchen Tod, Krankheit und Invalidität verursacht.
(2) Jede Vertragspartei beschließt in Bereichen bestehender innerstaatlicher Zuständigkeit nach innerstaatlichem Recht wirksame gesetzgeberische, vollziehende, administrative und/oder sonstige Maßnahmen zum Schutz vor Passivrauchen am Arbeitsplatz in geschlossenen Räumen, in öffentlichen Verkehrsmitteln, an geschlossenen öffentlichen Orten und gegebenenfalls an sonstigen öffentlichen Orten, führt solche Maßnahmen durch und setzt sich auf anderen Zuständigkeitsebenen aktiv für die Annahme und Durchführung solcher Maßnahmen ein.

FCTC-Leitlinien zu Art. 8
Ergänzend zu FCTC empfehlen die Leitlinien u.a. folgende Maßnahmen zur Unterstützung der Vertragsparteien bei der Umsetzung des Rahmenabkommens:

- Vollständige Unterbindung des Rauchens an allen Arbeitsplätzen in geschlossenen Räumen und an geschlossenen öffentlichen Orten, da es kein unbedenkliches Niveau für die Belastung mit Tabakrauch gibt,
- Verzicht auf Lüftungs- und Filteranlagen sowie die Einrichtung von Raucherbereichen, da diese unwirksam sind,
- einfache, klare und durchsetzbare Gesetzgebung zum Schutze der Bevölkerung vor der Belastung mit Tabakrauch,
- gute Planung und angemessene Mittel zur Umsetzung,
- Einbindung der Zivilgesellschaft in den Entwicklungs-, Umsetzungs- und Durchsetzungsprozess,
- Überwachung der Umsetzung und Durchsetzung sowie ihrer Auswirkungen,
- Stärkung und Ausweitung des Schutzes der Bevölkerung vor der Belastung durch Tabakrauch.

Situation in Deutschland

- Die Arbeitsstättenverordnung (ArbStättV) vom 25. August 2004 verpflichtet in §5 den Arbeitgeber, die nicht rauchenden Beschäftigten vor den Gesundheitsgefahren durch Tabakrauch zu schützen, indem er ein allgemeines oder ein auf einzelne Bereiche der Arbeitsstätte beschränktes Rauchverbot erlässt. „Arbeitsstätten mit Publikumsverkehr“ (und damit die Gastronomie) sind von dieser Regelung ausgenommen.
- Das Bundesnichtraucherschutzgesetz (BNichtrSchG) vom 20. Juli 2007 verbietet das Rauchen in öffentlichen Einrichtungen des Bundes, im öffentlichen Personenverkehr und in Personenbahnhöfen des öffentlichen Personenverkehrs. Erlaubt ist die Einrichtung von Raucherräumen.
- Die Nichtraucherschutzgesetze der Bundesländer, die in den Jahren 2007 und 2008 verabschiedet wurden, verbieten das Rauchen in öffentlichen Einrichtungen der Länder, in Bildungseinrichtungen, in Sportstätten, in medizinischen Einrichtungen und in der Gastronomie. Erlaubt ist je nach Bundesland die Einrichtung von Raucherräumen.
- Für die Gastronomie haben die Bundesländer unterschiedliche gesetzliche Regelungen, was die Einrichtung von Raucherräumen anbelangt. Nach Klagen von Gastronomiebetreibern entschied das Bundesverfassungsgericht am 30. Juli 2008, dass der Gesundheitsschutz Vorrang vor ökonomischen Interessen hat. Ein umfassendes Rauchverbot in der Gastronomie wäre daher verfassungsgemäß. Sollen jedoch Ausnahmen zugelassen werden, so müssen diese verhältnismäßig sein. Bis zu einer Neuregelung, die die Länder bis zum 31. Dezember 2009 zu treffen haben, dürfen Einraum-Gastronomiebetriebe mit einer Gastfläche kleiner als 75 Quadratmeter das Rauchen erlauben, sofern Personen unter 18 Jahren keinen Zutritt erhalten, keine „zubereiteten Speisen“ gereicht werden und der Betrieb deutlich als Rauchergaststätte gekennzeichnet ist. Diskotheken, zu denen nur Personen über 18 Jahren Zutritt haben, dürfen Raucherräume einrichten, in denen sich jedoch keine Tanzfläche befinden darf.
- Fast drei Viertel der deutschen Bevölkerung befürworten ein Rauchverbot in Gaststätten.

Rauchverbote in der Gastronomie in Europa
Stand: Februar 2009

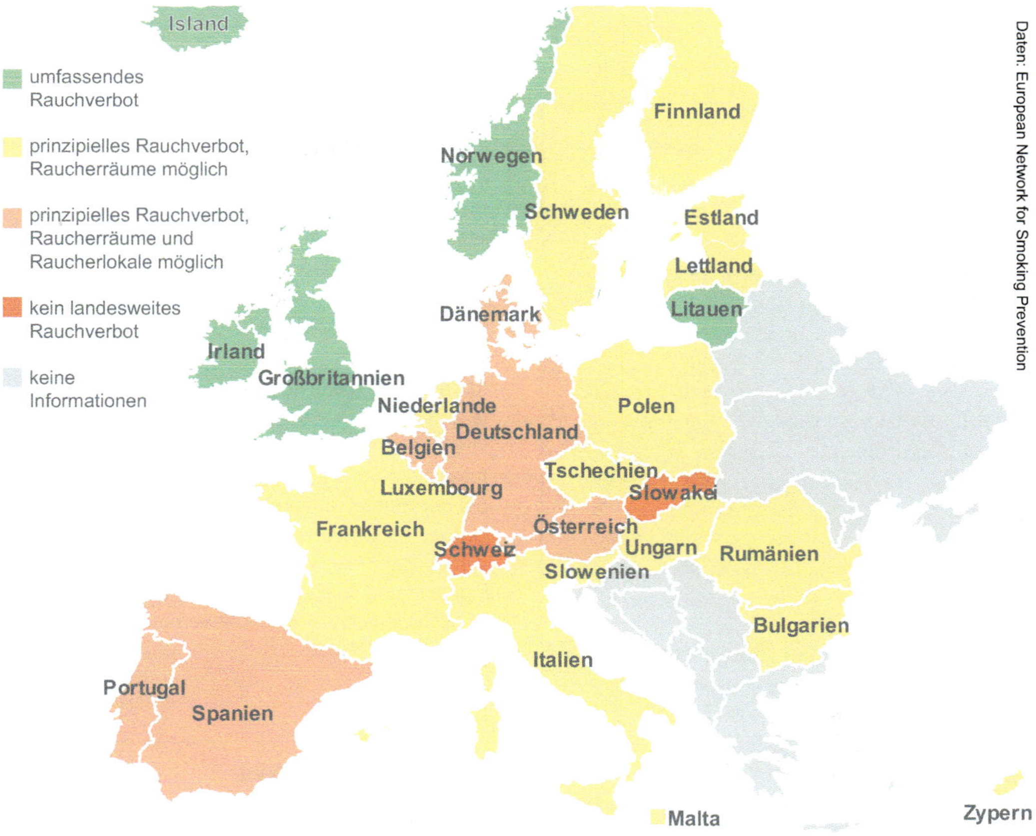

Daten: European Network for Smoking Prevention

Wichtige Internetseiten

WHO-Empfehlungen
www.who.int/tobacco/resources/publications/wntd/2007/who_protection_exposure_final_25June2007.pdf (englisch)

Ratgeber zur Umsetzung
www.fctc.org/dmdocuments/Smokefree_Air_Law_Enforcement.pdf (englisch)

Zustimmung zu rauchfreien Gaststätten 2009
www.tabakkontrolle.de/pdf/AdWfP_Rauchfreie_Gaststaetten_2009.pdf

Internationale Erfahrungen hinsichtlich der Umsetzung von Nichtraucherschutzgesetzen

- **Erfolgreiche Umsetzung**
  - www.tabakkontrolle.de/pdf/AdWfP_Der_irische_Weg.pdf
  - www.tabakkontrolle.de/pdf/AdWfP_Der_italienische_Weg.pdf
- **Gescheiterte Umsetzung**
  - www.tabakkontrolle.de/pdf/AdWfP_Das_spanische_Modell.pdf

Steigende Zustimmung der deutschen Bevölkerung zu einem Rauchverbot in Gaststätten
Anteil derjenigen, die grundsätzlich ein Rauchverbot in Gaststätten befürworten.

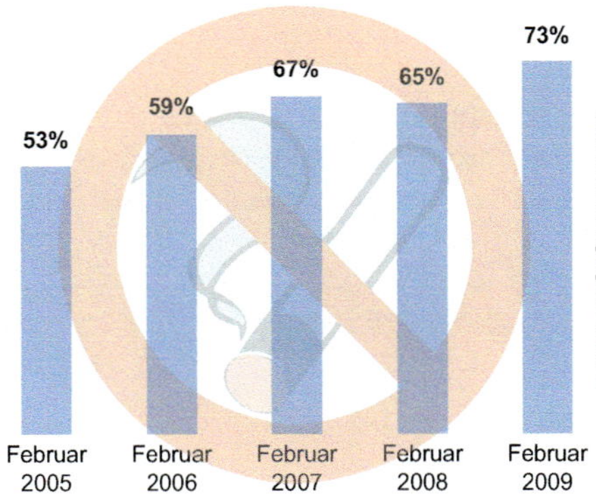

Daten: GfK-Befragungen des DKFZ

6.6 Produktregulierung

FCTC

Artikel 9

Regelung bezüglich der Inhaltsstoffe von Tabakerzeugnissen

Die Konferenz der Vertragsparteien schlägt in Abstimmung mit zuständigen internationalen Stellen Leitlinien für die Prüfung und Messung der Inhaltsstoffe und Emissionen von Tabakerzeugnissen sowie für die Regelung bezüglich dieser Inhaltsstoffe und Emissionen vor. Jede Vertragspartei beschließt nach Genehmigung durch die zuständigen nationalen Behörden wirksame gesetzgeberische, vollziehende und administrative oder sonstige Maßnahmen für diese Prüfung und Messung und für diese Regelung und führt solche Maßnahmen durch.

Artikel 10

Regelung bezüglich der Bekanntgabe von Angaben über Tabakerzeugnisse

Jede Vertragspartei beschließt in Übereinstimmung mit ihrem innerstaatlichen Recht wirksame gesetzgeberische, vollziehende, administrative oder sonstige Maßnahmen, die von Herstellern und Importeuren von Tabakerzeugnissen die Bekanntgabe von Angaben zu den Inhaltsstoffen und Emissionen von Tabakerzeugnissen gegenüber amtlichen Stellen verlangen, und führt solche Maßnahmen durch. Jede Vertragspartei beschließt darüber hinaus wirksame Maßnahmen zur Veröffentlichung von Angaben über die toxischen Bestandteile der Tabakerzeugnisse und der Emissionen, die von ihnen ausgehen können, und führt solche Maßnahmen durch.

FCTC-Leitlinien zu Art. 9 und 10

Eine Arbeitsgruppe der Vertragsparteien erarbeitet die Leitlinien zur Umsetzung der Artikel 9 und 10. Die Leitlinien sollen bei der vierten Konferenz im Jahr 2010 vorgestellt, diskutiert und verabschiedet werden.

Situation in Deutschland

Die Richtlinie 2001/37/EG der Europäischen Union vom 5. Juni 2001 zur Angleichung der Rechts- und Verwaltungsvorschriften der Mitgliedstaaten über die Herstellung, die Aufmachung und den Verkauf von Tabakerzeugnissen

- legt Höchstmengen für Teer (10 mg), Nikotin (0,1 mg) und Kohlenmonoxid (10 mg) pro Zigarette fest,
- fordert, dass diese Angaben auf der Packungsseite aufgedruckt werden und mindestens 10 % der Fläche einnehmen müssen,
- fordert die Bekanntgabe aller Inhaltsstoffe, die bei der Herstellung unter Angabe der Menge, der Gründe für die Verwendung sowie der toxikologischen Daten der Substanzen verwendet werden.

Die Umsetzung dieser Richtlinie erfolgte in Deutschland in Form der Tabakprodukt-Verordnung vom 20. November 2002.

Wichtige Internetseiten

Richtlinie 2001/37/EG
www.eur-lex.europa.eu/pri/de/oj/dat/2001/l_194/l_19420010718de00260034.pdf

Tabakprodukt-Verordnung
www.gesetze-im-internet.de/bundesrecht/tabprodv/gesamt.pdf

Hintergrundinformationen
www.tabakkontrolle.de/pdf/FCA_4.pdf

WHO-Bericht zur wissenschaftlichen Grundlage
www.who.int/tobacco/global_interaction/tobreg/9789241209458.pdf (englisch)

Rauchlose Tabakprodukte
www.tabakkontrolle.de/pdf/Rauchlose_Tabakprodukte_Band6.pdf

Zusatzstoffe
- www.bmelv.de/cln_045/nn_1158340/DE/02-Verbraucherschutz/__functions/DownloadsVerbraucherschutzTabakzusaetze.html__nnn=true
- www.tabakkontrolle.de/pdf/Factsheet_Zusatzstoffe.pdf
- www.tabakkontrolle.de/pdf/FzR_Kanzerogene_im_Tabakrauch.pdf

Maßnahmen zur Produktregulierung

Zusatzstoffe

- Verbot von Zusatzstoffen, die
  - giftig oder krebserzeugend sind,
  - bei der Verbrennung zur Bildung von Kanzerogenen führen,
  - das Abhängigkeitspotential verstärken,
  - den Raucheinstieg begünstigen,
  - einen Rauchstopp verhindern oder das Rückfallrisiko erhöhen sowie
  - pharmakologische Wirkungen haben
- Zulassung von Zusatzstoffen nur nach anerkannten Prüfstrategien

Vorsicht:
Ein Verbot von Zusatzstoffen macht die Zigarette **nicht** zu einem sicheren Produkt.

Inhaltsstoffe

- Angabe der einzelnen Inhaltsstoffe, gesplittet nach Marke, mit Anteil des Gesamtgewichts an der Zigarette
- Angaben zur Zusammensetzung des Haupt- und Nebenstromrauchs, der Pestizidrückstände und Verunreinigungen
- Angabe von 6 toxischen Bestandteilen/ Emissionen auf der Packung

Vorsicht:
Die Angabe der Mengen regulierter Produkte kann bei Konsumenten den Eindruck erwecken, dass Zigaretten mit Inhaltsstoffen unterhalb der Höchstwerte gesünder seien.

Emissionen

- Absenkung ausgewählter Schadstoffe
- Festlegung von Höchstwerten für Schadstoffe im Tabakrauch
- Kontrolle zum Anstieg anderer, nicht regulierter Schadstoffe
- Verbot für Hersteller
  - damit zu werben, eine Marke erfülle vorgeschriebene Standards
  - ein Ranking von Marken nach Testergebnissen zu veröffentlichen

Vorsicht:
Die Entfernung mancher Schadstoffe könnte zu einer Erhöhung anderer Schadstoffe führen.

Messverfahren

- Ersatz des üblicherweise verwendeten ISO-Messverfahrens, das nicht dem Rauchverhalten von Rauchern entspricht, durch das kanadische Intensives-Rauchen-Messverfahren, welches das Rauchverhalten von Rauchern abbildet.

Reduktion der Brandgefahr

- Verringerung der Entzündungsgefahr
- Verbot für Hersteller, mit reduzierter Brandgefahr für Produkte zu werben

Andere Tabakprodukte

- Umfassende Regulierung der Inhaltsstoffe und Emissionen
- Offenlegung der Inhaltsstoffe und Emissionen

6.7 Warnhinweise

FCTC
Artikel 11
Verpackung und Etikettierung von Tabakerzeugnissen
(1) Jede Vertragspartei beschließt innerhalb eines Zeitraums von drei Jahren [...] wirksame Maßnahmen und führt solche [...] durch, um sicherzustellen, dass
a) die Verpackungen [...] von Tabakerzeugnissen den Verkauf nicht mit Mitteln fördern, die falsch, irreführend, täuschend oder geeignet sind, einen falschen Eindruck über deren Eigenschaften, gesundheitliche Auswirkungen, Gefahren oder Emissionen zu erwecken [...].
b) auf jeder Packung müssen [...] gesundheitsrelevante Warnhinweise angebracht sein, die auf die schädlichen Auswirkungen des Tabakgebrauchs hinweisen [...]. Diese Warnhinweise [...]
ii) müssen abwechselnd erscheinen sowie
iii) groß und deutlich sicht- und lesbar sein,
iv) sollen 50% oder mehr der Hauptflächen abdecken, müssen jedoch mindestens 30 % der Hauptflächen einnehmen,
v) können in Form von bildlichen Darstellungen oder Piktogrammen gestaltet sein [...].

Situation in Deutschland

- Die Richtlinie 2001/37/EG der Europäischen Union vom 5. Juni 2001 zur Angleichung der Rechts- und Verwaltungsvorschriften der Mitgliedstaaten über die Herstellung, die Aufmachung und den Verkauf von Tabakerzeugnissen fordert den Aufdruck von Warnhinweisen auf Tabakprodukten, wobei der allgemeine Warnhinweis 30 % und der ergänzende zusätzliche Warnhinweis mindestens 40 % der Packungsseite einnehmen muss.
- Die Richtlinie wurde durch die Tabakprodukt-Verordnung vom 20. November 2002 in deutsches Recht umgesetzt. Die Entscheidung der EU „über die Verwendung von Farbfotografien oder anderen Abbildungen als gesundheitsbezogene Warnhinweise auf Verpackungen von Tabakerzeugnissen" (2003/641/EG) gibt den Mitgliedsstaaten die Möglichkeit, kombinierte Warnhinweise aus Text und Bild einzusetzen. Dafür stellt die EU eine Bibliothek mit bildlichen Warnhinweisen zur Verfügung. Im Jahr 2010 soll eine neue Bibliothek mit Text- und Bildwarnhinweisen vorgestellt werden.

FCTC-Leitlinien zu Art. 11
Ergänzend zur FCTC empfehlen die Leitlinien u.a. folgende Maßnahmen:

- Anbringung von Warnhinweisen auf Vorder- und Rückseite im oberen Teil der Packung,
- Nutzung farbiger bildlicher Warnhinweise,
- Regelmäßiger Wechsel von Gestaltung und Inhalt, um Gewöhnungseffekten vorzubeugen,
- Nutzung einer breiten Auswahl an Inhalten (Gesundheitsschäden durch Rauchen und Passivrauchen, Abhängigkeit, Rauchstopp, Entwöhnungsprogramme, wirtschaftliche Folgen),
- Verbot von irreführenden Bezeichnungen, Zahlen und Symbolen,
- Einführung der neutralen Verpackung zur Erhöhung der Erkennbarkeit und Wirkung der Warnhinweise.

Deutsche Regelung zu Warnhinweisen auf Zigarettenpackungen
Stand: April 2009

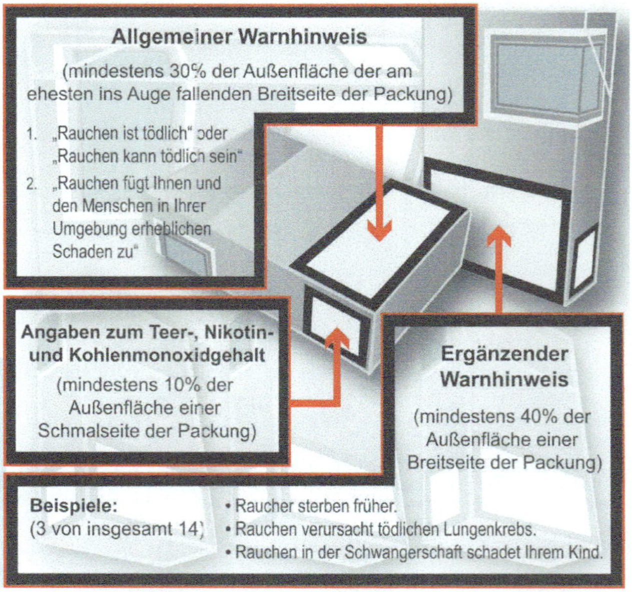

Warnhinweise auf Zigarettenpackungen

Stand: Oktober 2008

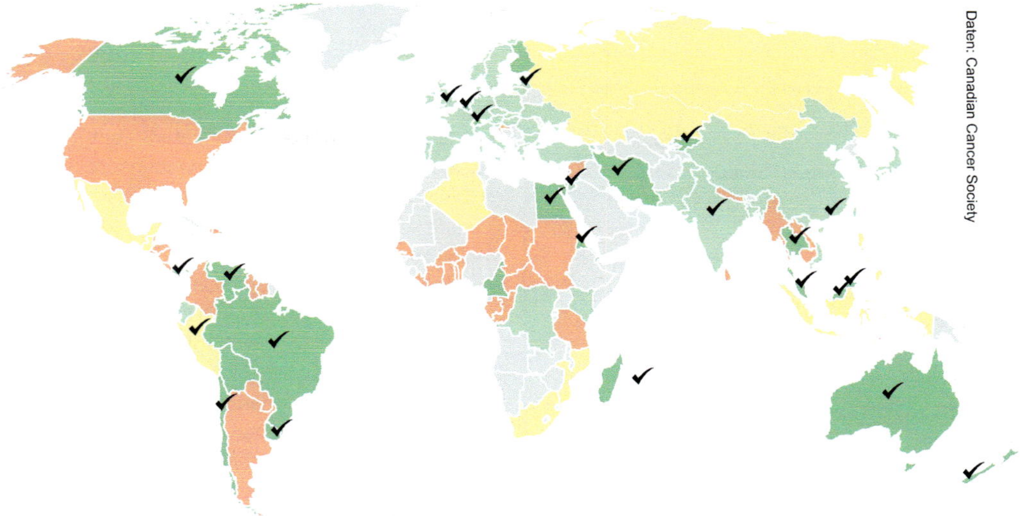

Daten: Canadian Cancer Society

- 50% und mehr von Vorder- und Rückseite für Warnhinweise
- 30% bis 49% von Vorder- und Rückseite für Warnhinweise
- weniger als 30% von Vorder- und Rückseite für Warnhinweise
- keine Warnhinweise auf Vorder- und Rückseite
- keine Informationen
- ✓ bildliche Warnhinweise

Kombinierte Warnhinweise der EU

Auswahl an Bildmotiven (Insgesamt gibt es 14 Themen mit jeweils 3 verschiedenen Motiven.)

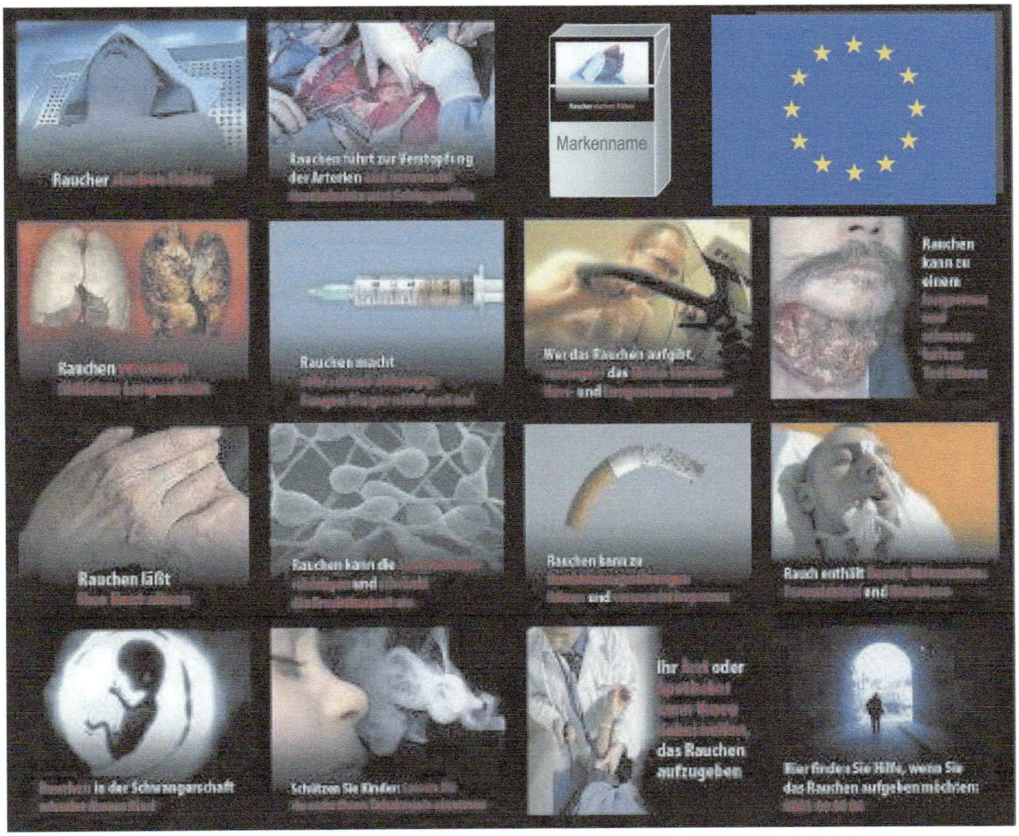

6.8 Aufklärung und Information

FCTC

Artikel 12

Aufklärung, Information, Schulung und Bewusstseinsbildung in der Öffentlichkeit

Jede Vertragspartei fördert [...] die Bewusstseinsbildung in der Öffentlichkeit in Fragen der Eindämmung des Tabakgebrauchs. Zu diesem Zweck beschließt jede Vertragspartei wirksame gesetzgeberische [...] Maßnahmen und führt solche Maßnahmen durch, um Folgendes zu fördern:

a) einen breiten Zugang zu wirksamen und umfassenden Programmen zur Aufklärung und Bewusstseinsbildung [...] über die Gesundheitsrisiken einschließlich des Suchtpotentials des Tabakkonsums und des Passivrauchens;

b) die Bewusstseinsbildung [...] über die Gesundheitsrisiken von Tabakkonsum und Passivrauchen und über die Vorteile der Aufgabe des Tabakkonsums und eines tabakfreien Lebens [...]

c) den öffentlichen Zugang [...] zu einem vielfältigen Angebot an Informationen über die Tabakindustrie [...]

d) wirksame und geeignete Programme zur Schulung oder Sensibilisierung und zur Bewusstseinsbildung im Bereich der Eindämmung des Tabakgebrauchs, die sich an Mitarbeiter des Gesundheitswesens, Wohlfahrtsmitarbeiter, Sozialarbeiter, Medienvertreter, Erzieher, Entscheidungsträger, Verwaltungsmitarbeiter und andere betroffene Personen richten;

e) die Bewusstseinsbildung bei öffentlichen und privaten Stellen und nichtstaatlichen Organisationen, die keine Verbindung zur Tabakindustrie haben, und deren Mitwirkung bei der Ausarbeitung und Durchführung sektorübergreifender Programme und Strategien zur Eindämmung des Tabakgebrauchs und

f) die Bewusstseinsbildung [...] über die nachteiligen gesundheitlichen, wirtschaftlichen und umweltrelevanten Folgen der Tabakproduktion und des Tabakkonsums.

FCTC-Leitlinien zu Art. 12

Eine Arbeitsgruppe der Vertragsparteien erarbeitet die Leitlinien zur Umsetzung von Artikel 12. Deutschland ist als einer der federführenden Staaten beteiligt. Die Leitlinien sollen bei der vierten Konferenz im Jahr 2010 vorgestellt, diskutiert und verabschiedet werden.

Situation in Deutschland

In Deutschland sind in die Aufklärung zum Tabakkonsum in erster Linie eingebunden:

- Die *Bundeszentrale für gesundheitliche Aufklärung (BZgA):* Umfangreiche Informationsmaterialien zur Förderung des Nichtrauchens.
- Das *Deutsche Krebsforschungszentrum (DKFZ):* Umfangreiche Informationen zum Rauchen, zum Rauchstopp, zur Tabakkontrollpolitik.
- *Initiativen der Länder*: Tabakpräventionsprogramme unter Einbeziehung unterschiedlicher Akteure, wir z.B. Ministerien, Ärzteverbände, Krankenkassen, Selbsthilfegruppen, Schulen und Kommunen.
- *Schulen*: Nichtraucherwettbewerbe für Schulklassen, wie beispielsweise „Be Smart – Don't Start" und Präventionskampagnen.
- Die *Deutsche Hauptstelle für Suchtfragen (DHS):* Materialien zu Rauchen und Tabakabhängigkeit, Weiterbildungen in der Suchthilfe.
- *Krankenkassen:* Informationen zu den durch Rauchen verursachten Gesundheitsschäden, Hilfe zum Rauchstopp.
- *Medizinische Fachgesellschaften, Ärzteverbände:* Informationen zum Rauchen, zum Rauchstopp, Fortbildungen zur Tabakentwöhnung.
- *Verlage/Gesundheitsportale:* Informationen zum Rauchen und zum Rauchstopp.
- Die *Pharmaindustrie:* Informationen zum Rauchstopp und Unterstützung des Rauchstopps durch Nikotinersatzprodukte und Medikamente.

Wichtige Internetseiten

- www.bzga.de (BZgA)
- www.tabakkontrolle.de (DKFZ)
- www.dhs.de (DHS)
- www.besmart.info (Be Smart – Don't Start)

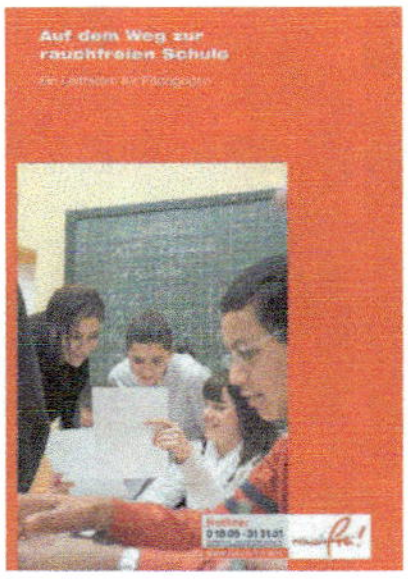

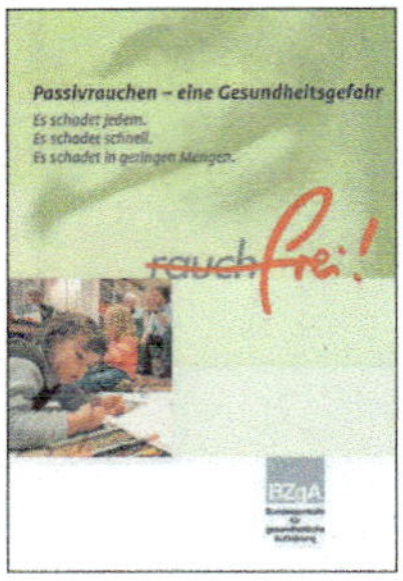

„rauchfrei“-Kampagne der BZgA für die Zielgruppe der Jugendlichen

Seit dem Jahr 2002 hat die Bundeszentrale für gesundheitliche Aufklärung (BZgA) für die rund sechs Millionen Jugendlichen in Deutschland im Alter von 12 bis 17 Jahren die Jugendkampagne „rauchfrei“ konzipiert und umgesetzt. Die „rauchfrei“-Kampagne folgt einer multidimensional ausgerichteten Interventionsstrategie und setzt sich aus personalkommunikativen und massenmedialen Teilen zusammen. Das Internet wird als wichtiges Kommunikationsmittel genutzt.

Durch die „rauchfrei“-Kampagne sollen:

- jugendliche Nichtraucherinnen und Nichtraucher in ihrer Ablehnung des Tabakkonsums bestärkt werden,
- der Einstieg in das Rauchen verhindert werden,
- jugendliche Probier- und Gelegenheitsraucher zu einer bewussten Entscheidung für das Nichtrauchen bewegt, ihr Ausstieg damit gefördert werden und
- jugendliche Raucherinnen und Raucher zum Ausstieg motiviert werden.

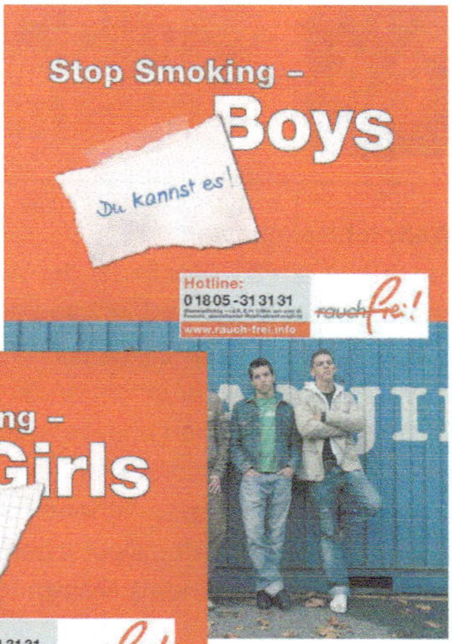

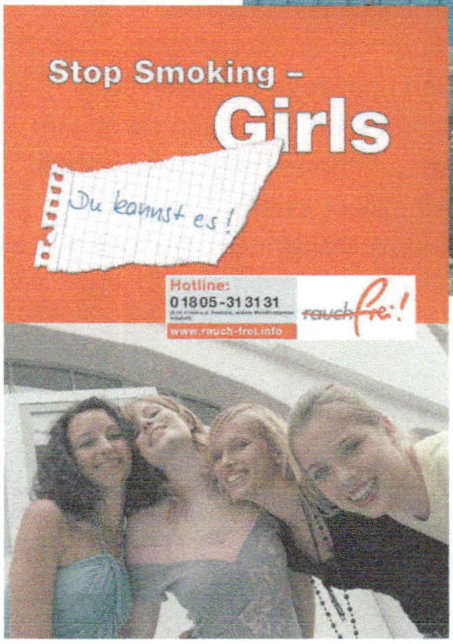

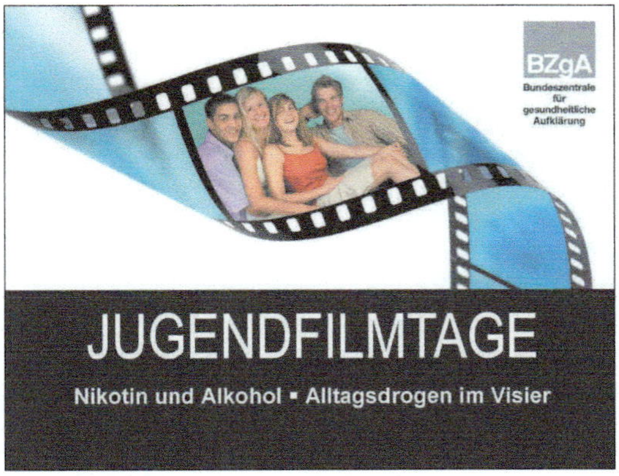

„JugendFilmTage ‚Nikotin und Alkohol – Alltagsdrogen im Visier‘“ der BZgA

Seit 2005 veranstaltet die BZgA jedes Jahr die „JugendFilmtage ‚Nikotin und Alkohol – Alltagsdrogen im Visier‘“. Ausgehend von einem gemeinsamen Filmbesuch mit thematischem Bezug zu Alkohol und Nikotin sollen bei den Filmtagen Jugendliche gezielt über die gesundheitlichen Folgen und das Abhängigkeitspotential des Rauchens und des Alkoholkonsums informiert werden. Insgesamt haben bis Ende 2007 mehr als 52.000 Schülerinnen und Schüler die Filmtage besucht.

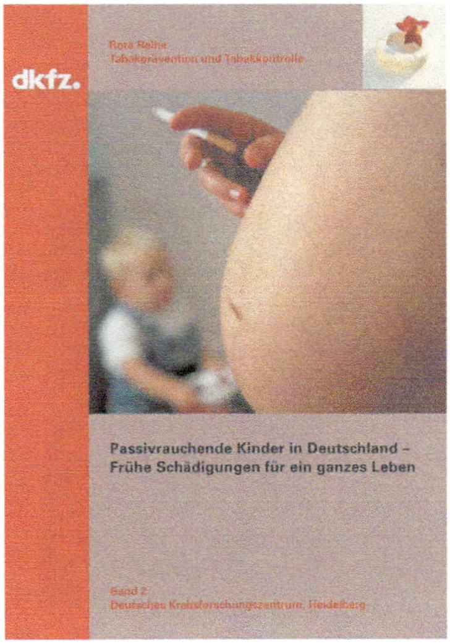

Initiativen aus der Wissenschaft: Deutsches Krebsforschungszentrum

Das WHO-Kollaborationszentrum für Tabakkontrolle am Deutschen Krebsforschungszentrum wurde mit der Zielsetzung, einen spürbaren Beitrag zu nationalen und internationalen Bemühungen um die Verringerung des Tabakkonsums zu leisten, gegründet. Kernarbeitsgebiete sind die Bereitstellung von Wissen und Erkenntnissen über das Ausmaß des Tabakkonsums, die Herausstellung tabakbedingter gesundheitlicher und ökonomischer Konsequenzen sowie die Erarbeitung wirksamkeitsüberprüfter Maßnahmen zur Verringerung des Tabakkonsums. Besonderer Wert wird auf die Kommunikation mit Entscheidungsträgern aus Politik, Medien und Gesundheitsberufen gelegt.

6.9 Aufklärung und Information – internationale Projekte

Weltnichtrauchertag
Jedes Jahr am 31. Mai findet der Weltnichtrauchertag statt. Er wurde 1987 von der Weltgesundheitsorganisation (WHO) ins Leben gerufen und steht jedes Jahr unter einem anderen Motto. Viele Nichtraucherinitiativen und -vereine führen an diesem Tag Informationsveranstaltungen durch und laden zur Beteiligung an Aktionen ein. Diese werden in Deutschland von der ‚Deutschen Krebshilfe e.V.' und dem ‚Aktionsbündnis Nichtrauchen' koordiniert.

Wichtige Internetseiten

Weltnichtrauchertag
- www.weltnichtrauchertag.de
- www.who.int/tobacco/wntd/2009/en/index.html (englisch)

EU-Help Kampagne
- www.help-eu.org
- www.needyourhelp.eu

Themen der WHO-Weltnichtrauchertage

2009 *Ein Bild sagt mehr als 1000 Worte*

2008 *Rauchfreie Jugend*

2007 *Rauchfrei genießen*

2006 *Tabak: Tödlich in jeder Form*

2005 *Schluss mit süchtig! - Wir helfen Rauchern. Die Gesundheitsberufe.*

2004 *Wer raucht, ist arm dran.*

2003 *Film und Fernsehen: mit Schall ohne Rauch!*

2002 *Ja zum Sport heißt Nein zum Tabak!*

2001 *Keine dicke Luft am Arbeitsplatz - auch Passivrauchen macht krank!*

2000 *Tobacco kills - don't be duped.*

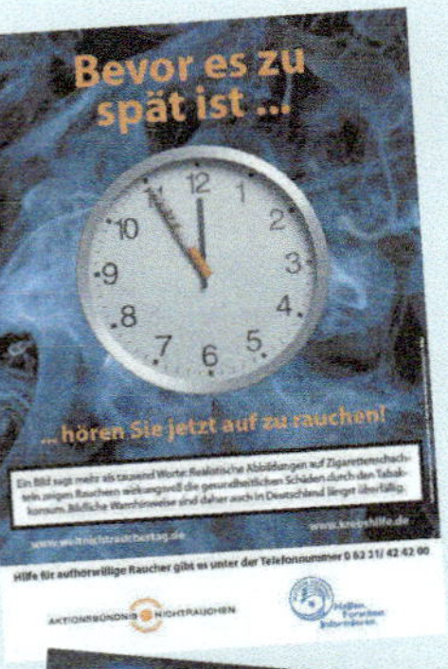

2009

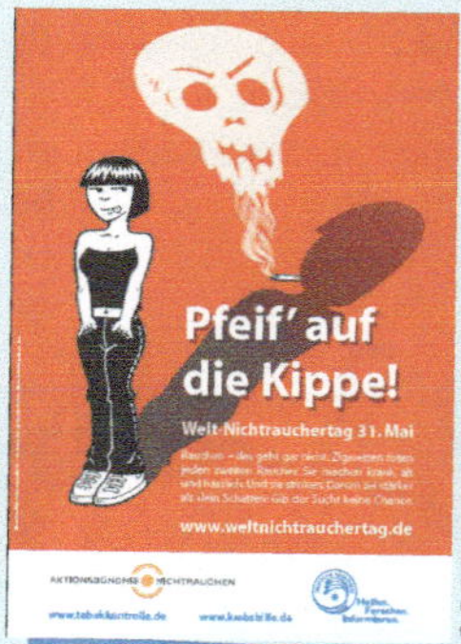

2008

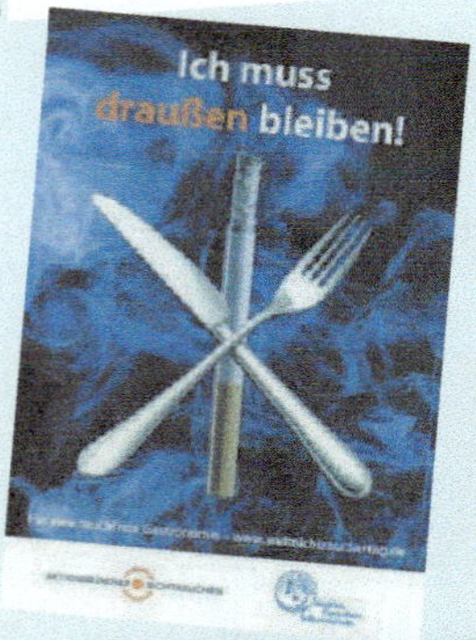

2007

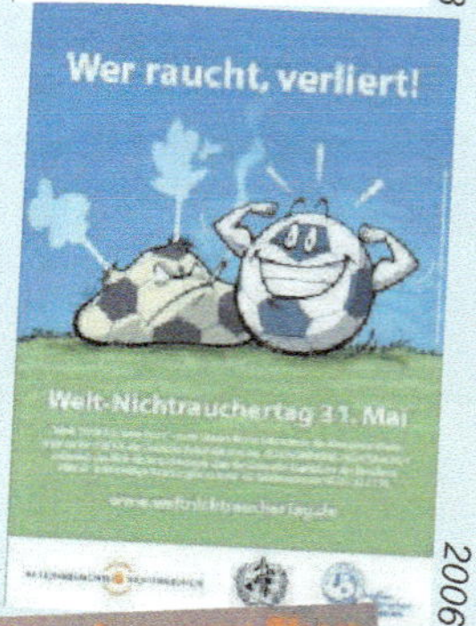

2006

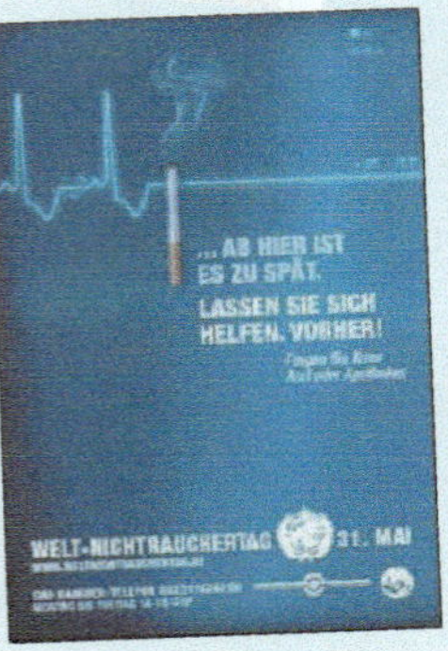

2005

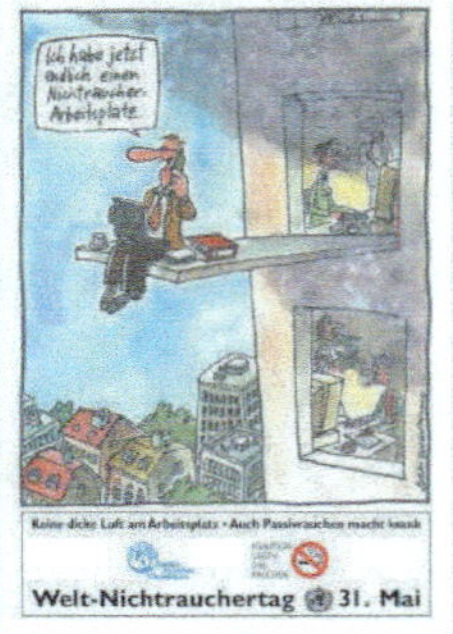

2001

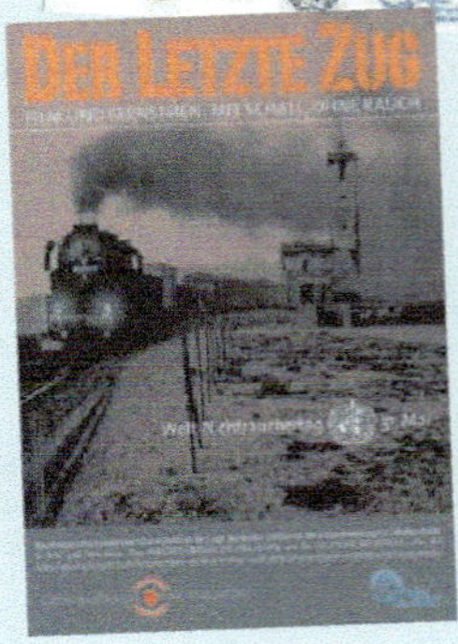

2003

‚HELP – Für ein rauchfreies Leben'
Die Initiative HELP der Europäischen Kommission besteht seit 2005. HELP richtet sich insbesondere an Jugendliche und junge Erwachsene zwischen 14 und 34 Jahren. Ziel der Kampagne ist es, in den 27 EU-Mitgliedsstaaten durch eine begleitende TV-Kampagne, Pressearbeit sowie verschiedene Aktionen im Rahmen ausgewählter Events die Bevölkerung davon zu überzeugen, das Rauchen aufzugeben bzw. erst gar nicht damit anzufangen. Zudem informiert HELP umfassend über die Gefahren des Passivrauchens.
In den Jahren 2005 bis 2008 wurden EU-weit folgende Ergebnisse erzielt:

- 4,5 Milliarden Kontakte über TV und Online-Medien,
- 1.154 nationale Aufklärungs- und Informationsveranstaltungen mit 363.000 Kohlenmonoxid-Messungen zur Sensibilisierung der Bevölkerung,
- 7 Millionen Besucher auf der Webseite www.help-eu.org,
- 140.000 Anmeldungen beim E-mail Coaching Programm,
- EU-Jugendmanifest „Jugendliche für ein rauchfreies Leben",
- Über 7.900 Presseartikel und Medienberichte über die Kampagne.

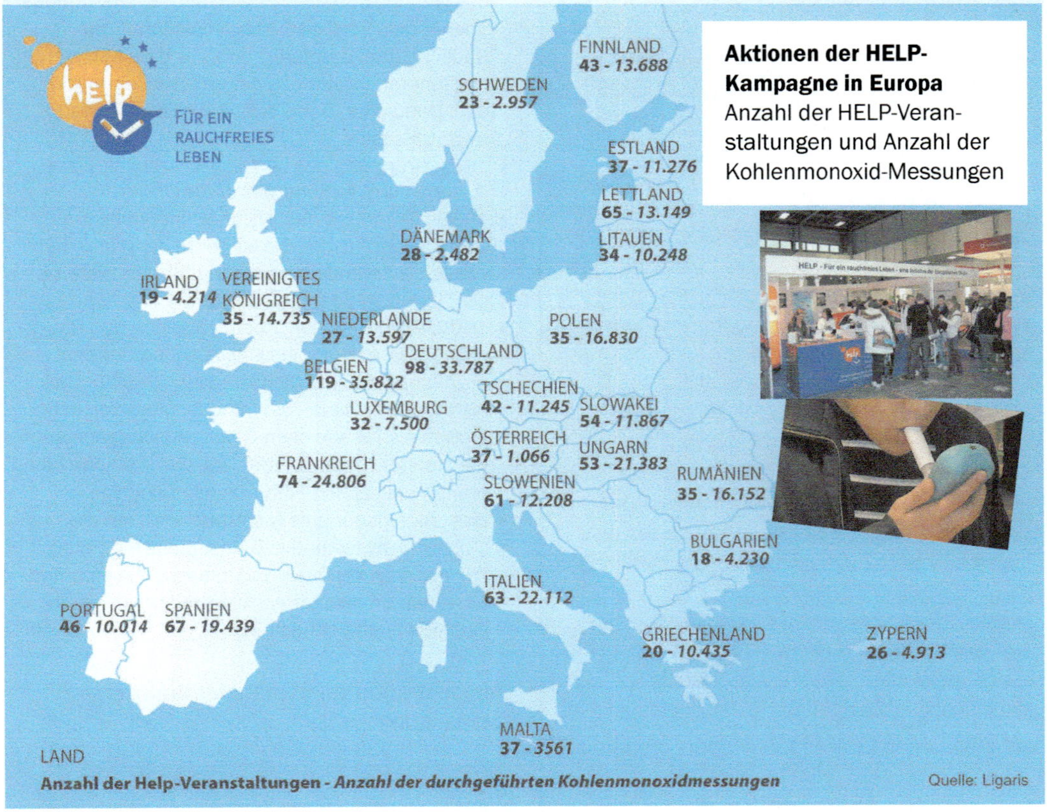

Aktionen der HELP-Kampagne in Europa
Anzahl der HELP-Veranstaltungen und Anzahl der Kohlenmonoxid-Messungen

Kohlenmonoxid
Kohlenmonoxid (CO) ist ein giftiges Gas und einer der Hauptbestandteile des Tabakrauchs. Beim Rauchen gelangt es über die Lunge ins Blut, wo es sich an den roten Blutfarbstoff Hämoglobin bindet. Dadurch wird der Sauerstofftransport im Körper beeinträchtigt. Der CO-Gehalt im Körper steigt und die Sauerstoffversorgung wird herabgesetzt. Dies verringert die körperliche Leistungsfähigkeit. Bei einem Rauchstopp normalisiert sich die CO-Konzentration im Körper innerhalb kurzer Zeit.
Die Messungen der Kohlenmonoxid-Konzentration in der Ausatemluft zeigen die Belastungen des Körpers durch Rauchen und Passivrauchen auf. Sie sollen Denkanstöße geben und sind eine ansprechende Methode, sich über die Auswirkungen des Rauchens auf die Gesundheit bewusst zu werden.

6.10 Beteiligung der Zivilgesellschaft

FCTC

Artikel 12

Aufklärung, Information, Schulung und Bewusstseinsbildung in der Öffentlichkeit

Jede Vertragspartei fördert und stärkt [...] die Bewusstseinsbildung in der Öffentlichkeit in Fragen der Eindämmung des Tabakgebrauchs. Zu diesem Zweck beschließt jede Vertragspartei wirksame gesetzgeberische [...] Maßnahmen und führt solche Maßnahmen durch, um Folgendes zu fördern: [...]

e) die Bewusstseinsbildung bei öffentlichen und privaten Stellen und nichtstaatlichen Organisationen, die keine Verbindung zur Tabakindustrie haben, und deren Mitwirkung bei der Ausarbeitung und Durchführung sektorübergreifender Programme und Strategien zur Eindämmung des Tabakgebrauchs [...]

Artikel 20

Forschung, Überwachung und Informationsaustausch

(3) [...] Jede Vertragspartei bemüht sich um [...]

b) die Zusammenarbeit mit zuständigen internationalen und regionalen zwischenstaatlichen Organisationen und anderen Stellen, einschließlich staatlicher und nichtstaatlicher Stellen, bei der regionalen und weltweiten Tabaküberwachung und dem Austausch von Informationen [...]

Artikel 23

Konferenz der Vertragsparteien

(5) Die Konferenz der Vertragsparteien prüft regelmäßig die Durchführung des Übereinkommens [...]. Zu diesem Zweck wird sie wie folgt tätig: [...]

g) sie ersucht gegebenenfalls um die Dienste und Mitarbeit zuständiger und einschlägiger Organisationen und Organe im System der Vereinten Nationen und anderer internationaler und regionaler zwischenstaatlicher Organisationen und nichtstaatlicher Organisationen und Gremien sowie um die von diesen zur Verfügung gestellten Informationen als ein Mittel zur Stärkung der Durchführung des Übereinkommens [...]

Situation in Deutschland

Die zahlreichen Nichtregierungsorganisationen zum Thema Rauchen sind vor allem im Nichtraucherschutz aktiv.

- 1904: Gründung des „Verbands zum Schutze für Nichtraucher".
- Vor dem 1. Weltkrieg: Gründung des „Bundes deutscher Tabakgegner", der während der Weimarer Republik in „Deutscher Bund zur Bekämpfung der Tabakgefahren" umbenannt wurde. Während des Nationalsozialismus ging ein Teil des Bundes über in die „Reichsarbeitsgemeinschaft für Rauschgiftbekämpfung" und war dem Ministerium des Inneren unterstellt, ein anderer Teil wurde der „Deutschen Gesellschaft für Lebensreform" angeschlossen.
- 1971: Gründung des „Ärztlichen Arbeitskreises Rauchen und Gesundheit" (ÄARG)
- 1988: Gründung der „Nichtraucher-Initiative Deutschland" (NID). Sie ist heute die größte bundesweit agierende Vereinigung für den Nichtraucherschutz mit derzeit über 4.000 Mitgliedern.
- 1992: Gründung der „Koalition gegen das Rauchen". Diese wurde im Jahr 2003 umbenannt in „Aktionsbündnis Nichtrauchen" (ABNR). Das ABNR, das sich als Zusammenschluss von zehn großen nichtstaatlichen Gesundheitsorganisationen versteht, legt zu jeder Legislaturperiode einen breiten politischen Forderungskatalog vor.
- Das „Aktionsbündnis Nichtrauchen" und die „Nichtraucher-Initiative Deutschland" arbeiten mit weiteren Vereinen und Initiativen zusammen, um einen umfassenden Nichtraucherschutz in Deutschland zu erreichen.

Demonstration vor dem Bundeskanzleramt

Februar 2003

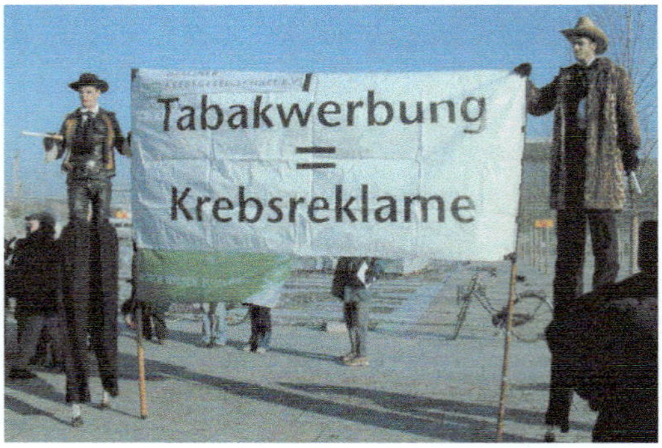

Auswahl deutscher Nichtregierungsorganisationen in Tabakprävention und Nichtraucherschutz

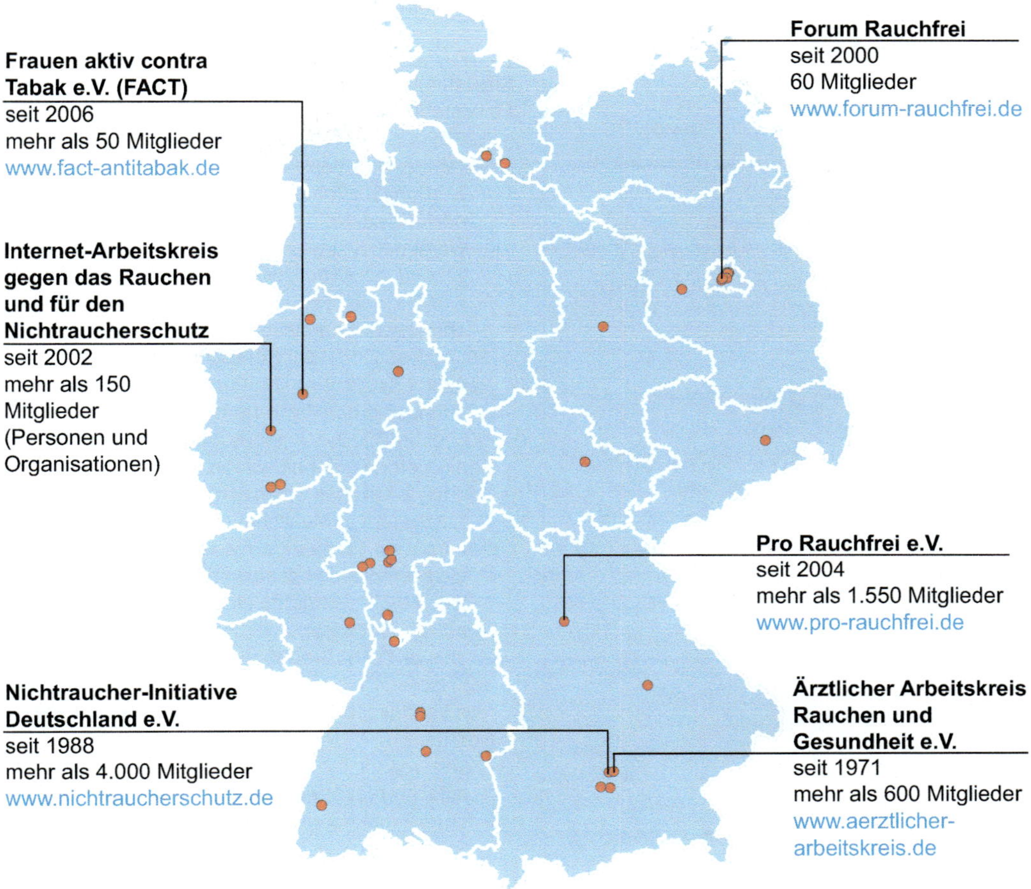

Mitgliedsorganisationen des Aktionsbündnisses Nichtrauchen

Name	Sitz	Seit	Internetadresse
Ärztlicher Arbeitskreis Rauchen und Gesundheit e.V. (ÄARG)	Eching	1971	www.aerztlicher-arbeitskreis.de
Bundesärztekammer (BÄK)	Berlin	1947	www.bundesaerztekammer.de
Bundesvereinigung Prävention und Gesundheitsförderung e.V. (BVPG)	Bonn	1954	www.bvpraevention.de
Deutsche Gesellschaft für Kardiologie e.V. (DGK)	Düsseldorf	1927	www.dgk.org
Deutsche Gesellschaft für Pneumologie und Beatmungsmedizin e.V. (DGP)	Werne	1926	www.pneumologie.de
Deutsche Hauptstelle für Suchtfragen e.V. (DHS)	Hamm	1947	www.dhs.de
Deutsche Krebsgesellschaft e.V. (DKG)	Berlin	1951	www.krebsgesellschaft.de
Deutsche Krebshilfe e.V.	Bonn	1974	www.krebshilfe.de
Deutsche Lungenstiftung e.V.	Hannover	1994	www.lungenstiftung.de
Deutsches Krebsforschungszentrum (DKFZ)	Heidelberg	1964	www.dkfz.de

6.11 Tabakwerbeverbote

FCTC

Artikel 13

Tabakwerbung, Förderung des Tabakverkaufs und Tabaksponsoring [...]

(2) Jede Vertragspartei erlässt in Übereinstimmung mit ihrer Verfassung [...] ein umfassendes Verbot aller Formen von Tabakwerbung, Förderung des Tabakverkaufs und Tabaksponsoring. [...]

(4) Als Mindestanforderung [...]

a) verbietet jede Vertragspartei alle Formen von Tabakwerbung [...], die mit Mitteln für ein Tabakerzeugnis werben, die falsch, irreführend, täuschend oder geeignet sind, einen falschen Eindruck über dessen Eigenschaften, gesundheitliche Auswirkungen, Gefahren oder Emissionen zu erwecken;

b) verlangt jede Vertragspartei, dass jegliche Tabakwerbung [...] und [...] Sponsoring [...] mit gesundheitsrelevanten oder sonstigen geeigneten Warnhinweisen [...] verbunden sind;

c) schränkt jede Vertragspartei den Einsatz von [...] Anreizen zum Kauf von Tabakerzeugnissen durch die Öffentlichkeit ein;

d) verlangt jede Vertragspartei die Bekanntgabe von Ausgaben seitens der Tabakindustrie für noch nicht verbotene Werbung [...]

e) erlässt jede Vertragspartei innerhalb eines Zeitraums von fünf Jahren ein umfassendes Verbot [...]

f) verbietet jede Vertragspartei das Tabaksponsoring von internationalen Veranstaltungen [...]

Situation in Deutschland

Es bestehen folgende Tabakwerbeverbote:

- 1975: Das deutsche Lebensmittel- und Bedarfsgegenständegesetz verbietet
  - Werbung für Tabakprodukte in Fernsehen und Hörfunk sowie
  - Werbung, die das Rauchen als unschädlich oder gesund, als Mittel zur Anregung körperlichen Wohlbefindens oder das Inhalieren als nachahmenswert darstellt.
- 31. August 1999: Der Rundfunkstaatsvertrag verbietet Sponsoring von Rundfunk- und Fernsehsendungen durch Zigarettenhersteller.
- 23. Juli 2002: Das Jugendschutzgesetz verbietet Tabakwerbung im Kino vor 18 Uhr.
- 23. Juli 2004: Das Gesetz zur Verbesserung des Schutzes junger Menschen vor Gefahren des Alkohol- und Tabakkonsums verbietet
  - die kostenlose Abgabe von Zigaretten und
  - legt die Mindestgröße einer Zigarettenpackung auf 17 Stück fest.
- 1. Januar 2007: Die Tabakwerberichtlinie der Europäischen Union (2003/33/EG) wird durch §21a des Vorläufigen Tabakgesetzes umgesetzt. Dieser verbietet:
  - Werbung für Tabakerzeugnisse in Zeitungen und Zeitschriften, soweit diese nicht ausschließlich für im Tabakhandel tätige Personen bestimmt sind,
  - Werbung für Tabakerzeugnisse in „Diensten der Informationsgesellschaft" wie dem Internet,
  - Sponsoring von Rundfunkprogrammen und von grenzüberschreitenden Veranstaltungen durch Unternehmen, deren Haupttätigkeit die Herstellung oder der Verkauf von Tabakerzeugnissen ist.

Erlaubt sind in Deutschland:

- Tabakwerbung auf Plakaten und am Verkaufsort
- Tabakwerbung im Kino nach 18 Uhr sowie
- „Brand stretching"/„Brand sharing" (Verwendung des Markennamens für Nicht-Tabakprodukte).

FCTC-Leitlinien zu Art. 13

Ergänzend zur FCTC empfehlen die Leitlinien zur Unterstützung der Vertragsparteien bei der Umsetzung des Tabakrahmenabkommens ein ausnahmsloses Verbot aller Formen der direkten und indirekten Tabakwerbung, einschließlich der Verkaufsförderung. Dies beinhaltet u.a. folgende Maßnahmen:

- Auslageverbot an Verkaufsorten,
- Verbot von Zigarettenautomaten,
- Verbot von Werbung und Verkauf im Internet,
- Einführung der neutralen Verpackung (Einheitspackung) zur Verhinderung der Nutzung als Werbeträger,
- Verbot von Brand stretching (der Markenname wird für andere Produktkategorien mitverwendet) und Brand sharing (Tabakprodukte und Nicht-Tabakprodukte tragen den gleichen Markennamen),
- Verbot von Spenden der Tabakfirmen für soziale Zwecke.

Verbote von Außenwerbung für Tabakprodukte in Europa
Stand: Februar 2009

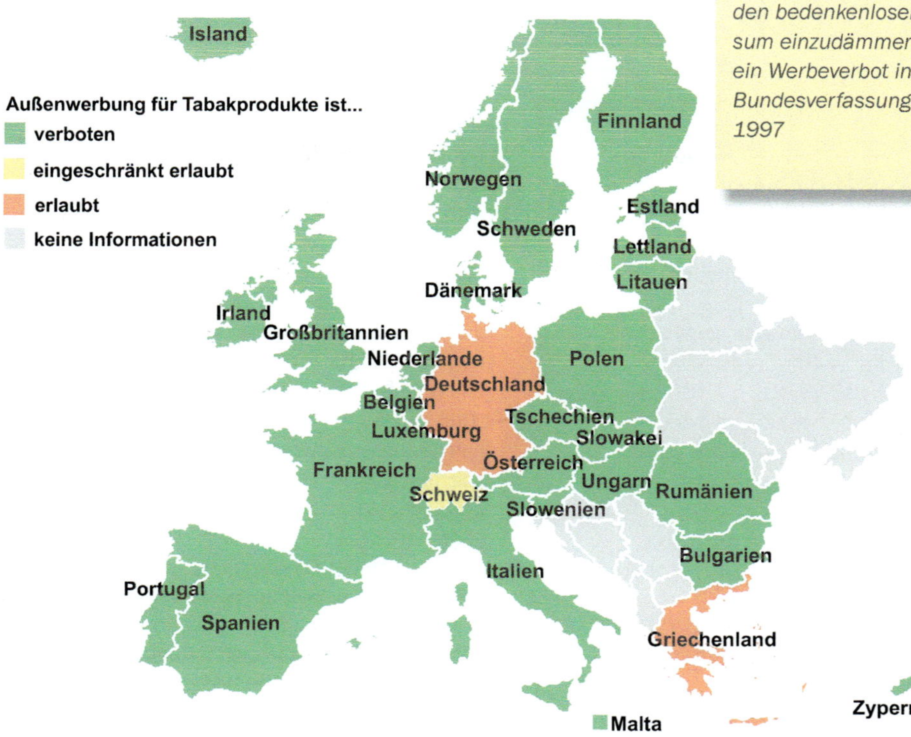

Daten: European Network forSmoking Prevention

„Im Übrigen käme als Maßnahme, die [...] geeignet wäre, den bedenkenlosen Tabakkonsum einzudämmen, vor allem ein Werbeverbot in Betracht." Bundesverfassungsgericht, 1997

Empfehlungen der FCTC-Leitlinien...

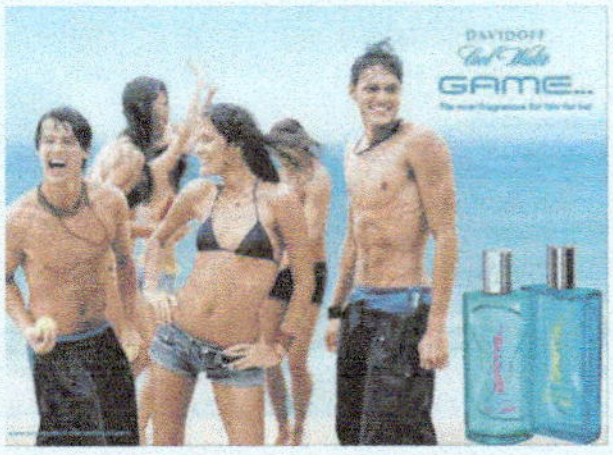

...zum „Brand stretching"/„Brand sharing":
Die Verwendung des Markennamens für Nicht-Tabakprodukte
- umgeht Verbote für direkte Tabakwerbung,
- schafft Markenbekanntheit,
- schafft Markenimage,
- schafft Identifikation mit der Marke und ihrem Image

und sollte daher verboten werden.

...zur neutralen Verpackung („Plain Packaging"):
Die Verpackung ist ein wichtiger Werbeträger.
- Sie weckt die Aufmerksamkeit des Verbrauchers,
- sie vermittelt Markenidentität und
- sie wirbt für das Produkt.

Daher sollte eine neutrale Verpackung eingeführt werden, auf der der Markenname für alle Marken in einheitlicher Schrift und Farbgebung aufgedruckt wird.

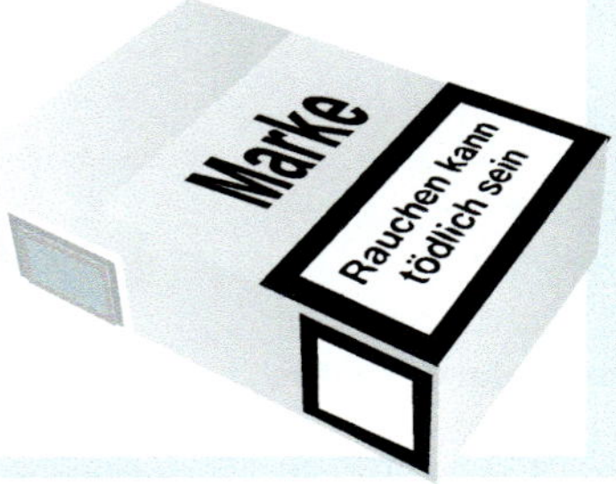

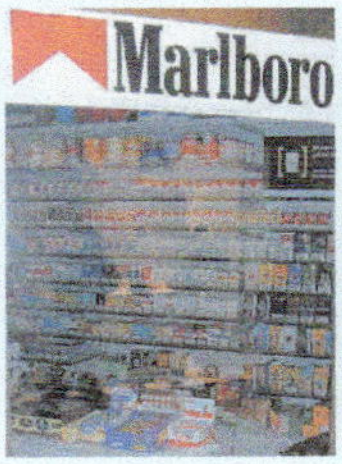

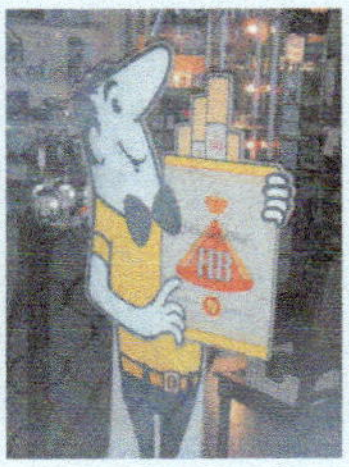

...zu Werbung am Verkaufsort:
Werbung am Verkaufsort ist ein wichtiges Werbemittel.
- Sie weckt Bedürfnisse,
- sie animiert Raucher zu Spontankäufen,
- sie untergräbt den Wunsch nach einem Rauchstopp und
- sie kann neue Raucher zum Zigarettenkauf animieren.

Daher sollte sie verboten werden.

6.12 Ausstieg und Entwöhnung

FCTC
Artikel 14
Maßnahmen zur Verminderung der Nachfrage im Zusammenhang mit Tabakabhängigkeit und der Aufgabe des Tabakkonsums
(1) Jede Vertragspartei erarbeitet und verbreitet geeignete, umfassende und integrierte Richtlinien auf der Grundlage wissenschaftlicher Erkenntnisse und bewährter Praktiken [...] und ergreift wirksame Maßnahmen zur Förderung der Aufgabe des Tabakkonsums und einer angemessenen Behandlung der Tabakabhängigkeit.
(2) Zu diesem Zweck strebt jede Vertragspartei Folgendes an:
a) die Entwicklung und Umsetzung wirksamer Programme mit dem Ziel der Förderung der Aufgabe des Tabakkonsums [...];
b) die Einbeziehung von Diagnose und Behandlung der Tabakabhängigkeit und Beratungsdiensten zur Aufgabe des Tabakkonsums in nationale Gesundheits- und Bildungsprogramme [...];
c) die Schaffung von Programmen zur Diagnose, Beratung, Vorbeugung und Behandlung der Tabakabhängigkeit [...]
d) die Zusammenarbeit mit anderen Vertragsparteien zur Erleichterung des Zugangs zu bezahlbaren Behandlungen der Tabakabhängigkeit [...] einschließlich pharmazeutischer Produkte. [...]

FCTC-Leitlinien zu Art. 14
Eine Arbeitsgruppe der Vertragsparteien erarbeitet Leitlinien zur Umsetzung von Artikel 14. Deutschland ist als Partnerstaat beteiligt. Die Leitlinien sollen bei der vierten Konferenz der Vertragsparteien im Jahr 2010 vorgestellt, diskutiert und verabschiedet werden.

Wichtige Internetseiten

Rolle der Ärzte in der Tabakentwöhnung:
www.tabakkontrolle.de/pdf/Aerzte_in_Praevention_und_Therapie.pdf

Wissenschaftliche Evidenz von Methoden der Tabakentwöhnung:
www2.cochrane.org/reviews/en/topics/94.html (englisch)

Situation in Deutschland
In Deutschland wurden in den letzten Jahren verschiedene Tabakentwöhnungsprogramme und Unterstützungsmaßnahmen zum Rauchstopp ins Leben gerufen.

- „Das Rauchfrei Programm“: Bundesweit in vielen Städten angebotene Gruppentherapie über drei bis sieben Wochen zur Vorbereitung auf den Rauchstopp, Umsetzung des Rauchstopps und Nachbetreuung.
- „Quit and Win – Rauchfrei im Mai“: Internationaler Rauchstoppwettbewerb. Raucher verpflichten sich, im Mai nicht zu rauchen. Es gibt bei diesem Wettbewerb bis zu 10.000 € zu gewinnen.
- Institutionen des Gesundheitswesens (Krankenhäuser, Rehabilitationseinrichtungen u.a.), Krankenkassen und Einzelpersonen verschiedener Gesundheitsberufe bieten Raucherberatung und Tabakentwöhnungsprogramme an.

Auswahl bestehender Fortbildungsangebote:

- Curriculum „Qualifikation Tabakentwöhnung“ (20-stündige Fortbildung)
- „Heidelberger Curriculum“ (eintägige Präsenzfortbildung)
- „Suchtmedizinische Grundversorgung“ der Bundesärztekammer (50-stündige Fortbildung)
- Leitfäden „Frei von Tabak“ und „Raucherspechstunde“ (Selbststudium).

Telefonische Unterstützung beim Rauchstopp

- Rauchertelefon der Bundeszentrale für gesundheitliche Aufklärung: 01805 - 31 31 31
- Rauchertelefon des Deutschen Krebsforschungszentrums: 06221 - 42 42 00
- Raucherberatung für Schwangere und junge Eltern: 0180 - 50 99 555
- Helpline Bayern: 0800 - 14 18 141

Internetbasierte Ausstiegsprogramme
Ausstiegsprogramm der Bundeszentrale für gesundheitliche Aufklärung (BzgA): Das Programm begleitet den Rauchstopp und unterstützt mit täglichen Tipps und Informationen.

- www.rauch-frei.info für Jugendliche und
- www.rauchfrei-info.de für Erwachsene

Mitgliedseinrichtungen im Deutschen Netz Rauchfreier Krankenhäuser & Gesundheitseinrichtungen (DNRfK)
Stand: März 2009

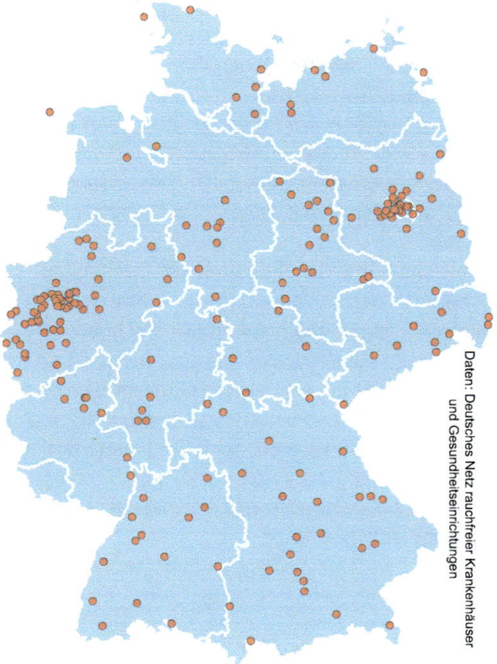

Das Deutsche Netz Rauchfreier Krankenhäuser & Gesundheitseinrichtungen (DNRfK, www.rauchfrei-plus.de) unterstützt den Aufbau von Raucherberatung und Tabakentwöhnung für Mitarbeiter und Patienten der Mitgliedseinrichtungen. Das Netzwerk wurde vom Bundesministerium für Gesundheit als Modellprojekt von 2005 bis 2008 gefördert. Bis zum März 2009 beteiligten sich über 180 Gesundheitseinrichtungen an mehr als 290 Standorten und erreichten damit über 150.000 Mitarbeiter sowie ca. 2,6 Millionen stationäre und 4,6 Millionen ambulante Patienten pro Jahr.

Angebote zur Raucherberatung und Tabakentwöhnung
Stand: März 2009

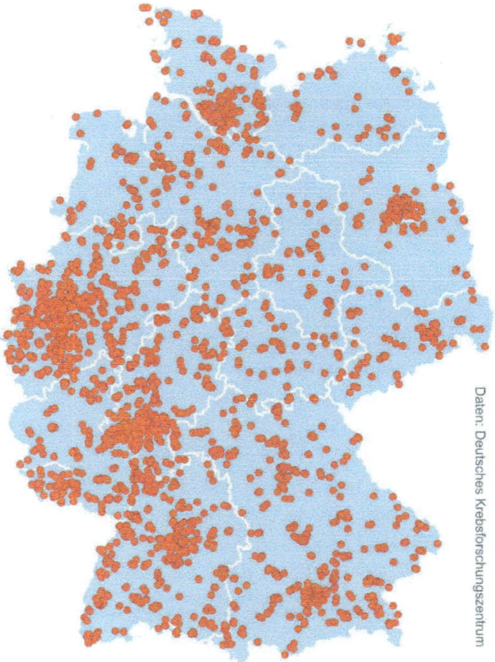

Das Deutsche Krebsforschungszentrum stellt in Zusammenarbeit mit der Bundeszentrale für gesundheitliche Aufklärung eine umfassende Datenbank von Anbieteradressen der unterschiedlichsten Beratungs- und Therapieangebote in ganz Deutschland zur Verfügung, die eine einfache Suche nach einem geeigneten Anbieter nach Postleitzahl ermöglicht. Die Datenbank der Anbieter von Raucherberatung und Tabakentwöhnung mit über 3.000 Angeboten ist unter www.anbieter-raucherberatung.de abrufbar. Diese Datenbank wird laufend aktualisiert.

Therapeutische Maßnahmen mit nachgewiesener Wirkung (Wirksamkeitsstudien liegen vor)	**Therapeutische Maßnahmen, für die keine Wirksamkeitsstudien vorliegen**
Ärztliche/zahnärztliche Kurzintervention	Entspannungstechniken, Atemübungen
Verhaltenstherapie	Hypnose
Telefonische Raucherberatung	Akupunktur
Computer-/internetbasierte Ausstiegsprogramme	Kontingenzkontrakte
Medikamentöse Therapien Nikotinersatzstoffe Nicht nikotinhaltige Medikamente (Bupropion, Vareniclin) nur nach sorgfältiger Nutzen-Risiko-Abschätzung	Alternative Interventionen (Homöopathie, kräutermedizinische Behandlungen, alternativmedizinische Behandlungen u.a.)

6.13 Bekämpfung des illegalen Handels

FCTC
Artikel 15
Unerlaubter Handel mit Tabakerzeugnissen

(1) Die Vertragsparteien erkennen an, dass die Unterbindung aller Formen des unerlaubten Handels mit Tabakerzeugnissen, einschließlich des Schmuggels, der unerlaubten Herstellung und der Fälschung, sowie die Erarbeitung und Umsetzung einschlägiger innerstaatlicher Rechtsvorschriften neben subregionalen, regionalen und weltweiten Übereinkünften wesentliche Elemente zur Eindämmung des Tabakgebrauchs sind.

(2) Jede Vertragspartei beschließt wirksame gesetzgeberische, vollziehende, administrative oder sonstige Maßnahmen und führt solche Maßnahmen durch, um sicherzustellen, dass alle Packungen und Verpackungen von Tabakerzeugnissen und alle Außenverpackungen solcher Erzeugnisse gekennzeichnet sind, um den Vertragsparteien die Feststellung der Herkunft der Tabakerzeugnisse zu erleichtern [...]

(4) Mit Blick auf die Unterbindung des unerlaubten Handels mit Tabakerzeugnissen
a) überwacht jede Vertragspartei den grenzüberschreitenden Handel mit Tabakerzeugnissen, einschließlich des unerlaubten Handels [...]
b) erlässt oder verschärft jede Vertragspartei Rechtsvorschriften gegen den unerlaubten Handel mit Tabakerzeugnissen, [...] die angemessene Strafen [...] vorsehen;
c) ergreift jede Vertragspartei geeignete Maßnahmen, um sicherzustellen, dass alle beschlagnahmten Herstellungsgeräte, gefälschten und geschmuggelten Zigaretten und sonstigen Tabakerzeugnisse [...] vernichtet [...] werden;
d) beschließt jede Vertragspartei Maßnahmen zur Überwachung, Dokumentation und Kontrolle der Lagerung und des Vertriebs von Tabakerzeugnissen [...]
e) beschließt jede Vertragspartei gegebenenfalls Maßnahmen, um die Beschlagnahme des Erlöses aus dem unerlaubten Handel mit Tabakerzeugnissen zu ermöglichen. [...]

Situation in Deutschland

- Der Großteil aller beschlagnahmten Schmuggelware sind Zigaretten.
- Etwa 8 % aller in der EU gerauchten Zigaretten sind unverzollt oder unversteuert.
- Im Jahr 2008 stellte der Zoll in Deutschland 291 Millionen illegal eingeführte Zigaretten sicher.
- Etwa die Hälfte der Zigaretten aus Ermittlungsverfahren des Zollfahndungsdienstes weisen Fälschungsmerkmale auf und sind in besonderem Maße mit Pestiziden wie zum Beispiel DDT belastet. DDT gilt als potentiell krebserregend und schädigt sowohl das Nervensystem als auch die Leber. Dem Verbraucher ist es kaum möglich, die gefälschten Zigarettenpackungen zu erkennen, da sie meist hervorragende Nachahmungsqualität aufweisen.

Wichtige Internetseiten

Hintergrundinformation:
- www.tabakkontrolle.de/pdf/FCA_8.pdf
- www.fctc.org/dmdocuments/INB-2_Factsheet_Use_of_Technology2.pdf (englisch)

Glossar:
www.fctc.org/dmdocuments/glossary_fact_sheet2.pdf (englisch)

EU Abkommen mit Zigarettenherstellern:
www.fctc.org/%7Efctcorg/dmdocuments/fca-2008-inb-illicit-trade-inb1-factsheet-questions-answers-ec-industry-agreements-en.pdf (englisch)

FCTC-Protokoll zum illegalen Handel mit Tabakprodukten
Die Vertragsparteien erarbeiten bei Tagungen des INB (zwischenstaatliches Verhandlungsorgan) ein bindendes Protokoll zum illegalen Handel mit Tabakprodukten. Der Protokollentwurf soll bei der vierten Konferenz der Vertragsparteien im Jahr 2010 vorgestellt, diskutiert und verabschiedet werden.

Maßnahmen zur Bekämpfung des illegalen Handels

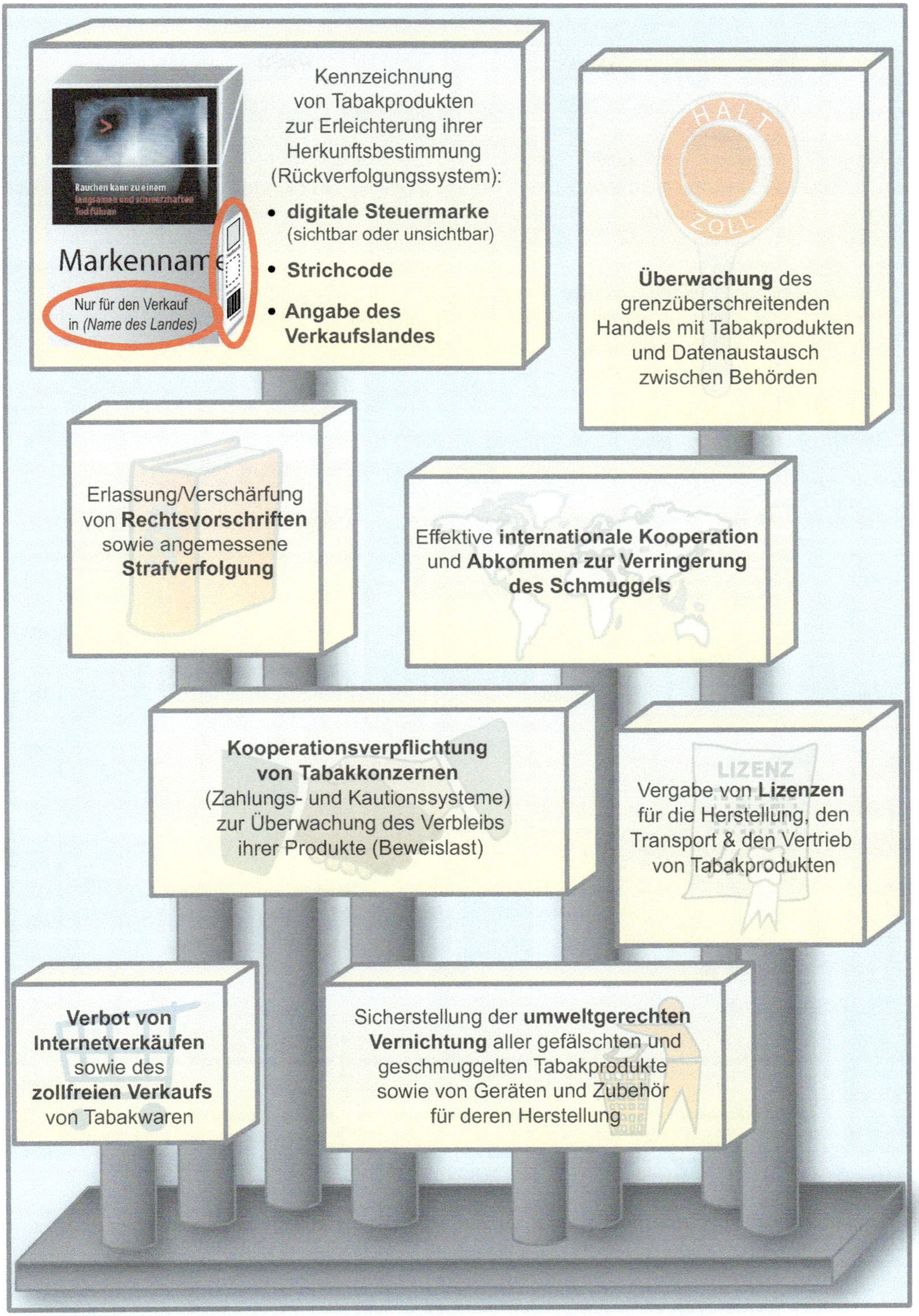

6.14 Ausblick

In Deutschland ist es in den letzten Jahren gelungen, den Tabakkonsum spürbar zu vermindern: Der Rückgang der Raucheranteile in der Erwachsenenbevölkerung und insbesondere bei Jugendlichen (von 28 % im Jahr 2001 auf 15,4 % im Jahr 2008) macht den verstärkten Trend zum Nichtrauchen deutlich. Auch die Passivrauchbelastung am Arbeitsplatz, in der Freizeit und zu Hause ist rückläufig, und die rauchfreie Gastronomie erhält eine breite Zustimmung in der Bevölkerung.

Dennoch bleibt noch viel zu tun, Erfolge müssen gesichert und weiter ausgebaut werden.

Hierzu steht eine Vielzahl an Strategien und Maßnahmen zur Verfügung, deren Wirksamkeit wissenschaftlich belegt ist.

All diese Handlungsstrategien sind im WHO-Rahmenabkommen zur Tabakkontrolle gebündelt. Deutschland ist Vertragspartner und auf dem Weg, die im Rahmenabkommen niedergelegten Handlungsempfehlungen und Verpflichtungen Schritt für Schritt umzusetzen. Hierzu bedarf es der Unterstützung der Zivilgesellschaft, die der Politik flankierend zur Seite steht. Ziel ist, den Einstieg in den Tabakkonsum zu verhindern, den Ausstieg zu erleichtern und vor Passivrauchen zu schützen. Rauchen ist das größte vermeidbare Gesundheitsrisiko in Deutschland. Nichtrauchen verbessert nachhaltig die Lebensqualität, Gesundheit und Lebenserwartung der Bevölkerung.

Tabakkontrollmaßnahmen und deren Wirkung in Deutschland

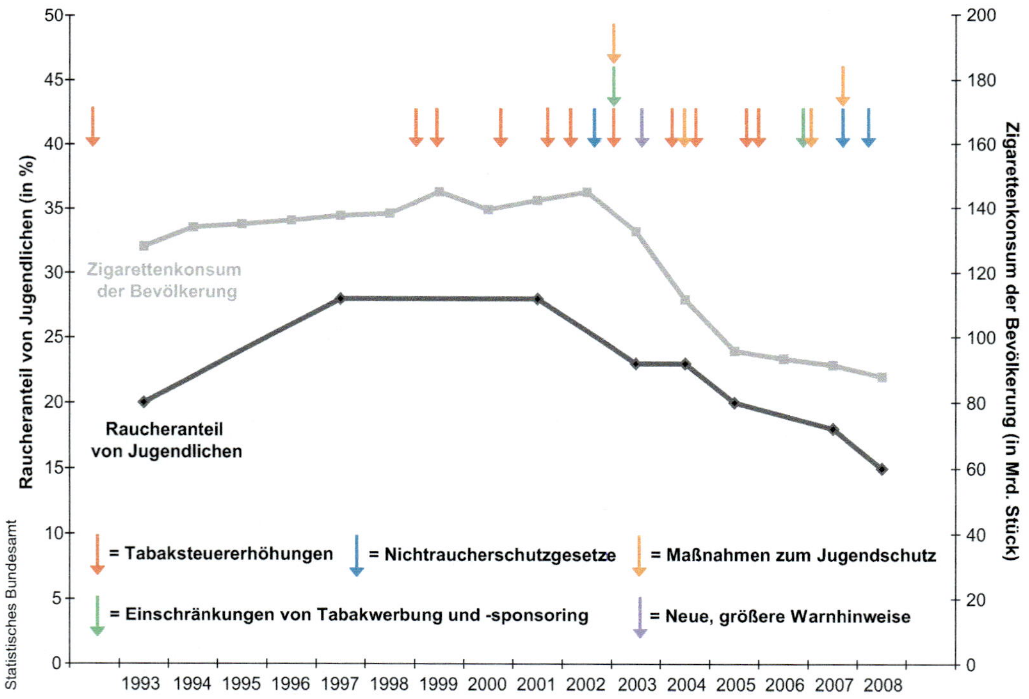

Zielsetzungen für die Zukunft

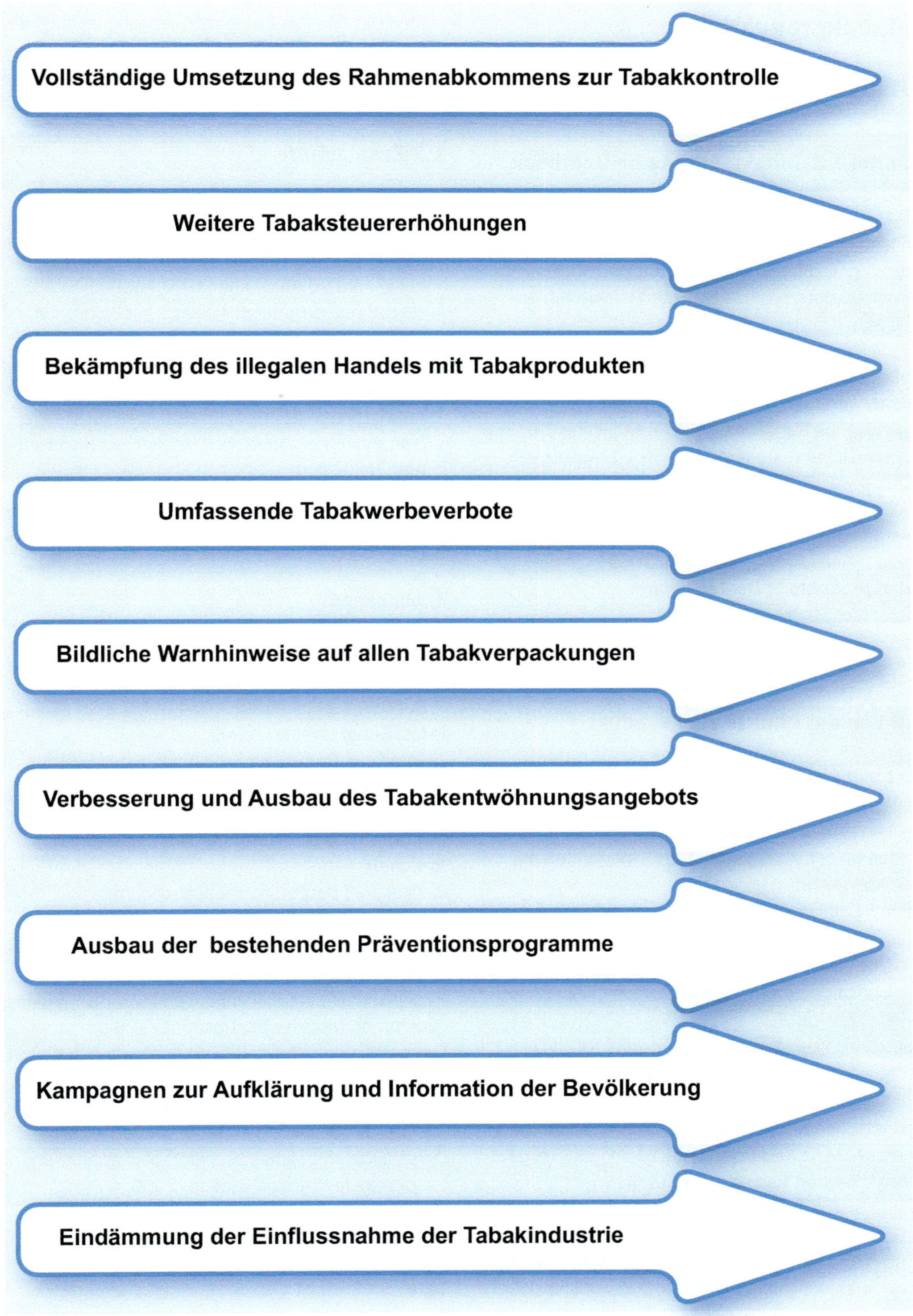

Literatur- und Abbildungsverzeichnis

1 Tabakprodukte

Titelbild
Nick K. Schneider, 2009

Kapitel 1.1 Tabakprodukte im Überblick

Text

Bornscheuer U, Pühler A, Dill H et al. (2007) Römpp Online. Thieme Chemistry, Stuttgart, http://www.roempp.com/prod/index1.html (abgerufen am 7. Mai 2009)

Abbildungen

Absatz verschiedener Tabakprodukte

Statistisches Bundesamt (2009) Fachserie 14: Finanzen und Steuern, Reihe 9.1.1, Absatz von Tabakwaren 2008. Statistisches Bundesamt, Wiesbaden

Bearbeitung: Deutsches Krebsforschungszentrum, Stabsstelle Krebsprävention, 2009

Tabakprodukte in Deutschland

Fotos: Nick K. Schneider, 2009

Darstellung: Deutsches Krebsforschungszentrum, Stabsstelle Krebsprävention (2009)

1.2 Von der Pflanze zum Produkt

Text und Abbildung

Bornscheuer U, Pühler A, Dill H et al. (2007) Römpp Online. Thieme Chemistry, Stuttgart, http://www.roempp.com/prod/index1.html (abgerufen am 7. Mai 2009)

Dane AJ, Havey CD, Voorhees KJ (2006) The detection of nitro pesticides in mainstream and sidestream cigarette smoke using electron monochromator-mass spectrometry. Anal Chem, 78, 3227–3233

Deutsches Krebsforschungszentrum (2005) Die Tabakindustriedokumente I: Chemische Veränderungen an Zigaretten und Tabakabhängigkeit. Deutsches Krebsforschungszentrum, Heidelberg

Khater AEM (2004) Polonium-210 budget in cigarettes. J Environ Radioact, 71, 33–41

United States General Accounting Office (2003) Pesticides on tobacco: Federal activities to assess risks and monitor residues. (GAO-03-485) Report to the ranking minority member, Committee on government reform, House Of Representatives. United States General Accounting Office, Washington D.C.; http://www.gao.gov/new.items/d03485.pdf (abgerufen am 7. Mai 2009)

Darstellung: Deutsches Krebsforschungszentrum, Stabsstelle Krebsprävention, 2009

1.3 Zusatzstoffe

Text

Bundesministerium der Justiz (2003) Verordnung über Tabak und Tabakerzeugnisse (Tabakverordnung) vom 20. Dezember 1977. (BGBl. I S. 2831), zuletzt geändert durch Artikel 1 der Verordnung vom 14. Juli 2008 (BGBl. I S. 1295)

Deutsches Krebsforschungszentrum (2005) Erhöhte Gesundheitsgefährdung durch Zusatzstoffe in Tabakerzeugnissen – Konsequenzen für die Produktregulation. Deutsches Krebsforschungszentrum, Heidelberg

Deutsches Krebsforschungszentrum (2008) Tabakrauch – ein Giftgemisch. Deutsches Krebsforschungszentrum, Heidelberg

Abbildungen

Zugelassene Substanzen bei der Herstellung von Tabakprodukten

Bundestag (2002) Tabakprodukt-Verordnung. Bundesgesetzblatt, 82, 4434–4437

Fotos: Sarah Kahnert, 2009

Darstellung: Deutsches Krebsforschungszentrum, Stabsstelle Krebsprävention, 2009

Entstehung gesundheitsschädlicher Substanzen durch die Umwandlung von Zucker beim Rauchen

Darstellung: Deutsches Krebsforschungszentrum, Stabsstelle Krebsprävention, 2009

Die Wirkung von Menthol beim Rauchen

Ahijevych K, Garrett BE (2004) Menthol pharmacology and its potential impact on cigarette smoking behavior. Nicotine Tob Res, 6, 17–28

Ferris WG, Connolly GN (2004) Application, function, and effects of menthol in cigarettes: a survey of tobacco industry documents. Nicotine Tob Res, 6 Suppl 1, 43–54

Darstellung: Deutsches Krebsforschungszentrum, Stabsstelle Krebsprävention, 2009

1.4 Inhaltsstoffe des Tabakrauchs

Text

Deutsche Forschungsgemeinschaft (2008) MAK- und BAT-Werte-Liste 2008, Maximale Arbeitsplatz-

konzentrationen und Biologische Arbeitsstofftoleranzwerte; Mitteilung 44. Wiley-VCH, Weinheim
Deutsches Krebsforschungszentrum (2005) Die Tabakindustriedokumente I: Chemische Veränderungen an Zigaretten und Tabakabhängigkeit. Deutsches Krebsforschungszentrum, Heidelberg
Deutsches Krebsforschungszentrum (2009) Krebserzeugende Substanzen im Tabakrauch. Deutsches Krebsforschungszentrum, Heidelberg
Hoffmann D, Hoffmann I, El-Bayoumy K (2001) The less harmful cigarette: a controversial issue. A tribute to Ernst L. Wynder. Chem Res Toxicol, 14, 767–790
Hoffmann D, Wynder EL (1986) Chemical constitutions and bioactivity of tobacco smoke. IARC scientific publications, 74, 145–165
International Agency for Research on Cancer (1986) Tobacco smoking. IARC Monographs on the evaluation of the carcinogenic risk of chemicals to humans. International Agency for Research on Cancer, World Health Organization, Lyon
International Agency for Research on Cancer (2004) Tobacco smoke and involuntary smoking. IARC Monographs on the evaluation of the carcinogenic risks to humans. International Agency for Research on Cancer, World Health Organization, Lyon
International Agency for Research on Cancer (2007) Smokeless tobacco and some tobaccospecific N-nitrosamines. IARC Monographs on the Evaluation of Carcinogenic Risks to Humans, International Agency for Research on Cancer, Lyon
International Agency for Research on Cancer (2008) IARC Monographs Volumes 1-99, overall evaluations of carcinogenicity to humans, last update 28.04.08. http://monographs.iarc.fr/ENG/Classification/crthalllist.php (abgerufen am 7. Mai 2009)
Smith CJ, Perfetti TA, Garg R et al. (2004) Percutaneous penetration enhancers in cigarette mainstream smoke. Food Chem Toxicol, 42, 9–15

Abbildungen

Bedeutende Klassen chemischer Verbindungen und Anzahl der Einzelsubstanzen im Tabakrauch

Hoffmann D, Wynder EL (1986) Chemical constitutions and bioactivity of tobacco smoke. IARC scientific publications, 74, 145–165

Ausgewählte gesundheitsgefährdende Substanzen im Tabakrauch

Institut für Arbeitsschutz der deutschen gesetzlichen Unfallversicherung (2009) GESTIS-Stoffdatenbank - Gefahrstoffinformationssystem der gewerblichen Berusgenossenschaften. http://www.dguv.de/bgia/de/gestis/stoffdb/index.jsp (abgerufen am 7. Mai 2009)
Darstellung: Deutsches Krebsforschungszentrum, Stabsstelle Krebsprävention, 2009

1.5 Verringerung oder Vermeidung von Gesundheitsgefahren?

Text

Britton J (2008) Should doctors advocate snus and other nicotine replacements? Yes. BMJ, 336, 358
Bundesinstitut für Risikobewertung (2008) BfR rät zur Vorsicht im Umgang mit elektronischen Zigaretten; Stellungnahme Nr. 013/2008 vom 5. Januar 2008. http://www.bfr.bund.de/cm/216/bfr_raet_zur_vorsicht_im_umgang_mit_elektronischen_zigaretten.pdf (abgerufen am 7. Mai 2009)
Coggins CR, Gaworski CL (2008) Could charcoal filtration of cigarette smoke reduce smoking-induced disease? A review of the literature. Regul Toxicol Pharmacol, 50, 359–365
Deutsches Krebsforschungszentrum (2006) Rauchlose Tabakprodukte: Jede Form von Tabak ist gesundheitsschädlich. Deutsches Krebsforschungszentrum, Heidelberg
Die Presse (2009) Es gibt keine ungefährlichen Zigaretten (Interview mit Pierre de Labouchere, Geschäftsführer von JTI). http://diepresse.com/home/wirtschaft/economist/477973/index.do (abgerufen am 20. Mai 2009)
European Commission, Health and Consumer Protection Directorate General (2008) Health effects of smokeless tobacco products. http://ec.europa.eu/health/ph_risk/committees/04_scenihr/docs/scenihr_o_013.pdf (abgerufen am 7. Mai 2009)
Gartner CE, Hall WD, Chapman S et al. (2007) Should the Health Community Promote Smokeless Tobacco (Snus) as a Harm Reduction Measure? PLoS Medicine, 4, e185
Hall W, Gartner C (2009) Supping with the devil? The role of law in promoting tobacco harm reduction using low nitrosamine smokeless tobacco products. Public Health, 123, 287–291
International Agency for Research on Cancer (2007) Smokeless tobacco and some tobaccospecific N-nitrosamines. IARC Monographs on the Evaluation of Carcinogenic Risks to Humans, International Agency for Research on Cancer, Lyon
Macara AW (2008) Should doctors advocate snus and other nicotine replacements? No. BMJ, 359

Polzin GM, Zhang L, Hearn BA et al. (2008) Effect of charcoal-containing cigarette filters on gas phase volatile organic compounds in mainstream cigarette smoke. Tob Control, 17 Suppl 1, i10–i16

Swedish Tobacco Control (2009) Snus is not just any product. http://www.tobaccoorhealthsweden.org/WebControls/Upload/Dialogs/Download.aspx?ID=13130 (abgerufen am 7. Mai 2009)

World Health Organization (2008) Marketers of electronic cigarettes should halt unproved therapy claims. World Health Organization, http://www.who.int/mediacentre/news/releases/2008/pr34/en/index.html (abgerufen am 7. Mai 2009)

World Health Organization (2008) Transcript of WHO podcast – 26 September 2008. WHO says there is no evidence that the electronic cigarette helps smokers to quit smoking. WHO this week asked manufacturers and marketers to stop their unproved therapy claims. http://www.who.int/mediacentre/multimedia/podcasts/2008/transcript_48/en/print.html (abgerufen am 7. Mai 2009)

Zhu SH, Wang JB, Hartman A et al. (2009) Quitting cigarettes completely or switching to smokeless tobacco: do US data replicate the Swedish results? Tob Control, 18, 82–87

Abbildung

Tabakprodukte unter gesundheitsschädlichem Aspekt

Fotos: Katrin Schaller, 2009; Martin Neudörfer, fresh-foto.de

Darstellung: Deutsches Krebsforschungszentrum, Stabsstelle Krebsprävention (2009)

2 Tabakkonsum und gesundheitliche Folgen

Titelbild

komplus GmbH, Heidelberg

Europäische Kommission Deutschland. Kombinierte Warnhinweise. http://ec.europa.eu/health/ph_determinants/life_style/Tobacco/Documents/de_pictures.pdf (abgerufen am 7. Mai 2009)

Darstellung: Deutsches Krebsforschungszentrum, Stabsstelle Krebsprävention, 2009

2.1 Physiologische Wirkungen des Rauchens

Text

Deutsches Krebsforschungszentrum (2007) Dem Tabakkonsum Einhalt gebieten – Ärzte in Prävention und Therapie der Tabakabhängigkeit, 2. vollständig überarbeitete Auflage. Deutsches Krebsforschungszentrum, Bundesärztekammer, Heidelberg, Berlin

Deutsches Krebsforschungszentrum (2008) Gesundheitsschäden durch Rauchen und Passivrauchen. Deutsches Krebsforschungszentrum, Heidelberg

Deutsches Krebsforschungszentrum (2008) Nikotin – Pharmakologische Wirkung und Entstehung der Abhängigkeit. Deutsches Krebsforschungszentrum, Heidelberg

Reichl F-XH (1997) Taschenatlas der Toxikologie. Substanzen, Wirkungen, Umwelt. Georg Thieme Verlag, Stuttgart, New York

US Department of Health and Human Services (2004) The health consequences of smoking: a report of the Surgeon General. US Department of Health and Human Services, Centers for Disease Control and Prevention, Washington, D.C.

Abbildungen

Wirkung von Nikotin auf den Körper

Haustein K-O (2001) Tabakabhängigkeit. Gesundheitliche Schäden durch das Rauchen. Ursachen – Folgen – Behandlungsmöglichkeiten – Konsequenzen für Politik und Gesellschaft. Deutscher Ärzte-Verlag, Köln

Reichl F-XH (1997) Taschenatlas der Toxikologie. Substanzen, Wirkungen, Umwelt. Georg Thieme Verlag, Stuttgart, New York

Bearbeitung: Deutsches Krebsforschungszentrum, Stabsstelle Krebsprävention, 2009

Durch Rauchen verursachte Krankheiten und Beeinträchtigungen

Collishaw NE, Boyd NF, Cantor KP et al. (2009) Canadian expert panel on tobacco smoke and breast cancer risk. http://www.otru.org/pdf/special/expert_panel_tobacco_breast_cancer.pdf (abgerufen am 7. Mai 2009)

International Agency for Research on Cancer (2004) Tobacco smoke and involuntary smoking. IARC Monographs on the evaluation of the carcinogenic risks to humans. International Agency for Research on Cancer, World Health Organization, Lyon

US Department of Health and Human Services (2004) The health consequences of smoking: a report of the Surgeon General. US Department of Health and Human Services, Centers for Disease Control and Prevention, National Center for Chronic Disease Prevention and Health Promotion, Office on Smoking and Health, Washington, D.C.

Bearbeitung: Deutsches Krebsforschungszentrum, Stabsstelle Krebsprävention, 2009

2.2 Tabakabhängigkeit

Text

Deutsches Krebsforschungszentrum (2008) Nikotin – Pharmakologische Wirkung und Entstehung der Abhängigkeit. Deutsches Krebsforschungszentrum, Heidelberg

Foto: Brigitte Engelhardt, DKFZ, 2008

Abbildungen

Entstehung der Tabakabhängigkeit im Gehirn

Deutsches Krebsforschungszentrum (2008) Nikotin – Pharmakologische Wirkung und Entstehung der Abhängigkeit. Deutsches Krebsforschungszentrum, Heidelberg

Darstellung: Deutsches Krebsforschungszentrum, Stabsstelle Krebsprävention, 2009

Risikofaktoren für die Entwicklung einer Tabakabhängigkeit

Darstellung: Deutsches Krebsforschungszentrum, Stabsstelle Krebsprävention, 2009

2.3 Entwicklungstrends des Tabakkonsums

Text

Bundeszentrale für gesundheitliche Aufklärung (2007) Förderung des Nichtrauchens bei Jugendlichen – Kurzbericht. Bundeszentrale für gesundheitliche Aufklärung, Köln

Bundeszentrale für gesundheitliche Aufklärung (2008) Die Drogenaffinität Jugendlicher in der Bundesrepublik Deutschland 2008. Alkohol-, Tabak- und Cannabiskonsum. Erste Ergebnisse zu aktuellen Entwicklungen und Trends. Bundeszentrale für gesundheitliche Aufklärung, Köln

Lampert T, List SM (2009) Tabak – Zahlen und Fakten zum Konsum. In: Deutsche Hauptstelle für Suchtfragen e.V.: Jahrbuch Sucht 2009. Neuland Verlag, Geesthacht, 51–71

Schulze A, Mons U (2006) The evolution of educational inequalities in smoking: a changing relationship and a cross-over effect among German birth cohorts of 1921–70. Addiction, 101, 1051–1056

Abbildungen

Entwicklung der Anteile der über 30-Jährigen, die jemals in ihrem Leben regelmäßig geraucht haben

Deutsches Krebsforschungszentrum – Stabsstelle Krebsprävention (2009) Eigene Berechnungen mit Daten des Mikrozensus 2005 (Scientific Use File).

Darstellung: Deutsches Krebsforschungszentrum, Stabsstelle Krebsprävention, 2009

Alter bei Beginn des Rauchens bei über 30-Jährigen

Deutsches Krebsforschungszentrum – Stabsstelle Krebsprävention (2009) Eigene Berechnungen mit Daten des Mikrozensus 2005 (Scientific Use File).

Darstellung: Deutsches Krebsforschungszentrum, Stabsstelle Krebsprävention, 2009

Anteile der Raucher bei 25- bis 69-jährigen Männern und Frauen

Lampert T, List SM (2009) Tabak – Zahlen und Fakten zum Konsum. In: Deutsche Hauptstelle für Suchtfragen e.V.: Jahrbuch Sucht 2009. Neuland Verlag, Geesthacht, 51–71

Bearbeitung: Deutsches Krebsforschungszentrum, Stabsstelle Krebsprävention, 2009

Anteile der Raucher und Nie-Raucher bei 12- bis 17-Jährigen

Bundeszentrale für gesundheitliche Aufklärung (2007) Förderung des Nichtrauchens bei Jugendlichen – Kurzbericht. Bundeszentrale für gesundheitliche Aufklärung, Köln

Bundeszentrale für gesundheitliche Aufklärung (2008) Die Drogenaffinität Jugendlicher in der Bundesrepublik Deutschland 2008. Alkohol-, Tabak- und Cannabiskonsum. Erste Ergebnisse zu aktuellen Entwicklungen und Trends. Bundeszentrale für gesundheitliche Aufklärung, Köln

Bearbeitung: Deutsches Krebsforschungszentrum, Stabsstelle Krebsprävention, 2009

2.4 Rauchen bei Erwachsenen

Text

Baumeister SE, Kraus L, Stonner TK et al. (2008) Tabakkonsum, Nikotinabhängigkeit und Trends. Ergebnisse des Epidemiologischen Suchtsurveys 2006. Sucht, 54 (Sonderheft 1), 26–35

Deutsches Krebsforschungszentrum – Stabsstelle Krebsprävention (2009) Eigene Berechnungen mit Daten des Mikrozensus 2005 (Scientific Use File)

Abbildungen

Deutschlandkarten zu den Raucheranteilen bei Frauen und Männern über 18 Jahren

Deutsches Krebsforschungszentrum – Stabsstelle Krebsprävention (2009) Eigene Berechnungen mit Daten des Mikrozensus 2005 (Scientific Use File)

Bearbeitung: Deutsches Krebsforschungszentrum, Stabsstelle Krebsprävention, 2009

Menge und Häufigkeit des Rauchens bei Raucherinnen

Baumeister SE, Kraus L, Stonner TK et al. (2008) Tabakkonsum, Nikotinabhängigkeit und Trends.

Ergebnisse des Epidemiologischen Suchtsurveys 2006. Sucht, 54 (Sonderheft 1), 26–35
Bearbeitung: Deutsches Krebsforschungszentrum, Stabsstelle Krebsprävention, 2009

Menge und Häufigkeit des Rauchens bei männlichen Rauchern

Baumeister SE, Kraus L, Stonner TK et al. (2008) Tabakkonsum, Nikotinabhängigkeit und Trends. Ergebnisse des Epidemiologischen Suchtsurveys 2006. Sucht, 54 (Sonderheft 1), 26–35
Bearbeitung: Deutsches Krebsforschungszentrum, Stabsstelle Krebsprävention, 2009

2.5 Rauchen bei Kindern und Jugendlichen

Text

Bundeszentrale für gesundheitliche Aufklärung (2008) Die Drogenaffinität Jugendlicher in der Bundesrepublik Deutschland 2008. Alkohol-, Tabak- und Cannabiskonsum. Erste Ergebnisse zu aktuellen Entwicklungen und Trends. Bundeszentrale für gesundheitliche Aufklärung, Köln
Deutsches Krebsforschungszentrum – Stabsstelle Krebsprävention (2009) Eigene Berechnungen mit Daten des Mikrozensus 2005 (Scientific Use File)

Abbildungen

Deutschlandkarten zu den Raucheranteilen bei 15- bis 20-jährigen Jungen und Mädchen

Deutsches Krebsforschungszentrum – Stabsstelle Krebsprävention (2009) Eigene Berechnungen mit Daten des Mikrozensus 2005 (Scientific Use File)
Bearbeitung: Deutsches Krebsforschungszentrum, Stabsstelle Krebsprävention, 2009

Menge und Häufigkeit des Rauchens bei Mädchen

Bundeszentrale für gesundheitliche Aufklärung (2008) Die Drogenaffinität Jugendlicher in der Bundesrepublik Deutschland 2008. Alkohol-, Tabak- und Cannabiskonsum. Erste Ergebnisse zu aktuellen Entwicklungen und Trends. Bundeszentrale für gesundheitliche Aufklärung, Köln
Bearbeitung: Deutsches Krebsforschungszentrum, Stabsstelle Krebsprävention, 2009

Menge und Häufigkeit des Rauchens bei Jungen

Bundeszentrale für gesundheitliche Aufklärung (2008) Die Drogenaffinität Jugendlicher in der Bundesrepublik Deutschland 2008. Alkohol-, Tabak- und Cannabiskonsum. Erste Ergebnisse zu aktuellen Entwicklungen und Trends. Bundeszentrale für gesundheitliche Aufklärung, Köln
Bearbeitung: Deutsches Krebsforschungszentrum, Stabsstelle Krebsprävention, 2009

2.6 Sozialer Status und Rauchen

Text

Deutsches Krebsforschungszentrum – Stabsstelle Krebsprävention (2009) Eigene Berechnungen mit Daten des Mikrozensus 2005 (Scientific Use File)
Lampert T (2008) Tabakkonsum und Passivrauchbelastung von Jugendlichen – Ergebnisse des Kinder- und Jugendsurveys (KIGGS). Dtsch Ärztebl, 105, 265–271
Lampert T, List SM (2009) Tabak – Zahlen und Fakten zum Konsum. In: Deutsche Hauptstelle für Suchtfragen e.V.: Jahrbuch Sucht 2009. Neuland Verlag, Geesthacht, 51–71

Abbildungen

Schulbildung und Rauchen bei 14- bis 17-Jährigen

Lampert T (2008) Tabakkonsum und Passivrauchbelastung von Jugendlichen – Ergebnisse des Kinder- und Jugendsurveys (KiGGS). Dtsch Ärztebl, 105, 265–271
Bearbeitung: Deutsches Krebsforschungszentrum, Stabsstelle Krebsprävention, 2009

Sozialstatus und Rauchen bei Erwachsenen

Lampert T, List SM (2009) Tabak – Zahlen und Fakten zum Konsum. In: Deutsche Hauptstelle für Suchtfragen e.V.: Jahrbuch Sucht 2009. Neuland Verlag, Geesthacht, 51–71
Bearbeitung: Deutsches Krebsforschungszentrum, Stabsstelle Krebsprävention, 2009

Deutschlandkarten zu den Bildungsunterschieden in den Raucheranteilen

Deutsches Krebsforschungszentrum – Stabsstelle Krebsprävention (2009) Eigene Berechnungen mit Daten des Mikrozensus 2005 (Scientific Use File)
Darstellung: Deutsches Krebsforschungszentrum, Stabsstelle Krebsprävention, 2009

2.7 Rauchen bei verschiedenen Berufsgruppen

Text

Deutsches Krebsforschungszentrum – Stabsstelle Krebsprävention (2009) Eigene Berechnungen mit Daten des Mikrozensus 2005 (Scientific Use File)

Abbildungen

Berufe mit den zehn höchsten und den zehn niedrigsten Raucheranteilen bei Männern

Deutsches Krebsforschungszentrum – Stabsstelle Krebsprävention (2009) Eigene Berechnungen mit Daten des Mikrozensus 2005 (Scientific Use File). Es wurden nur Berufsgruppen berücksichtigt, die eine Fallzahl > 50 umfassen.

Darstellung: Deutsches Krebsforschungszentrum, Stabsstelle Krebsprävention, 2009
Raucheranteile in ausgewählten Gesundheitsberufen bei Frauen
Deutsches Krebsforschungszentrum – Stabsstelle Krebsprävention (2009) Eigene Berechnungen mit Daten des Mikrozensus 2005 (Scientific Use File). Es wurden nur Berufsgruppen berücksichtigt, die eine Fallzahl > 50 umfassen.
Darstellung: Deutsches Krebsforschungszentrum, Stabsstelle Krebsprävention, 2009
Berufe mit den zehn höchsten und den zehn niedrigsten Raucheranteilen bei Frauen
Deutsches Krebsforschungszentrum – Stabsstelle Krebsprävention (2009) Eigene Berechnungen mit Daten des Mikrozensus 2005 (Scientific Use File). Es wurden nur Berufsgruppen berücksichtigt, die eine Fallzahl > 50 umfassen.
Darstellung: Deutsches Krebsforschungszentrum, Stabsstelle Krebsprävention, 2009

2.8 Rauchen in der Schwangerschaft

Text

Deutsches Krebsforschungszentrum (2003) Passivrauchende Kinder in Deutschland – frühe Schädigungen für ein ganzes Leben. Deutsches Krebsforschungszentrum, Heidelberg
Deutsches Krebsforschungszentrum (2008) Frauen und Rauchen in Deutschland. Deutsches Krebsforschungszentrum, Heidelberg
Schneider S, Maul H, Freerksen N et al. (2008) Who smokes during pregnancy? An analysis of the German Perinatal Quality Survey 2005. Public Health, 122, 1210–1216
US Department of Health and Human Services (2001) Woman and smoking: a report of the Surgeon General. US Department of Health and Human Services, Centers for Disease Control and Prevention, Washington, D.C.
US Department of Health and Human Services (2006) The health consequences of involuntary exposure to tobacco smoke: a report of the Surgeon General. US Department of Health and Human Services, Centers for Disease Control and Prevention, Washington, D.C.

Abbildungen

Wirkung des Rauchens auf Schwangerschaft und Kind
Deutsches Krebsforschungszentrum (2008) Frauen und Rauchen in Deutschland. Rote Reihe Tabakprävention und Tabakkontrolle, Band 9, DKFZ, Heidelberg
Darstellung: Deutsches Krebsforschungszentrum, Stabsstelle Krebsprävention, 2009
Rauchverhalten von Schwangeren
Schneider S, Maul H, Freerksen N et al. (2008) Who smokes during pregnancy? An analysis of the German Perinatal Quality Survey 2005. Public Health, 122, 1210–1216
Bearbeitung: Deutsches Krebsforschungszentrum, Stabsstelle Krebsprävention, 2009
Wirkung des Rauchens auf Ungeborene und Neugeborene
Deutsches Krebsforschungszentrum (2003): Passivrauchende Kinder – Frühe Schädigungen für ein ganzes Leben. Rote Reihe Tabakprävention und Tabakkontrolle, Band 2, 4. Auflage. DKFZ, Heidelberg
Bearbeitung: Deutsches Krebsforschungszentrum Heidelberg, Stabsstelle Krebsprävention, 2009.

2.9 Durch Rauchen bedingte Todesfälle

Text

Deutsches Krebsforschungszentrum – Stabsstelle Krebsprävention (2009) Eigene Berechnungen mit Daten des Mikrozensus 2005 (Scientific Use File)
Mons U (2009) Tabakattributable Mortalität in Deutschland und in den deutschen Bundesländern – Berechnungen mit Daten des Mikrozensus und der Todesursachenstatistik. Bislang unveröffentlichtes Manuskript (eingereicht)

Abbildungen

Deutschlandkarten der durch Rauchen bedingten Todesfälle
Deutsches Krebsforschungszentrum – Stabsstelle Krebsprävention (2009) Eigene Berechnungen mit Daten des Mikrozensus 2005 (Scientific Use File)
Bearbeitung: Deutsches Krebsforschungszentrum, Stabsstelle Krebsprävention, 2009
Überlebensraten von Rauchern und Nichtrauchern
Doll R, Peto R, Boreham J et al. (2004) Mortality in relation to smoking: 50 years' observations on male British doctors. BMJ, 328, 1519–1527
Bearbeitung: Deutsches Krebsforschungszentrum, Stabsstelle Krebsprävention, 2009

2.10 Durch Rauchen bedingte Todesfälle – Lungenkrebs

Text

Deutsches Krebsforschungszentrum – Stabsstelle Krebsprävention (2009) Eigene Berechnungen mit Daten des Mikrozensus 2005 (Scientific Use File)

Mons U (2009) Tabakattributable Mortalität in Deutschland und in den deutschen Bundesländern – Berechnungen mit Daten des Mikrozensus und der Todesursachenstatistik. Bislang unveröffentlichtes Manuskript (eingereicht)
Robert Koch-Institut, Gesellschaft der epidemiologischen Krebsregister in Deutschland (2008) Krebs in Deutschland 2003–2004. Häufigkeiten und Trends. 6. überarbeitete Auflage. Robert Koch-Institut, Berlin

Abbildungen

Deutschlandkarten der durch Rauchen bedingten Lungenkrebstodesfälle

Deutsches Krebsforschungszentrum – Stabsstelle Krebsprävention, (2009) Eigene Berechnungen mit Daten des Mikrozensus 2005 (Scientific Use File)
Bearbeitung: Deutsches Krebsforschungszentrum, Stabsstelle Krebsprävention 2009

2.11 Durch Rauchen bedingte Todesfälle – Herzerkrankungen

Text

Deutsches Krebsforschungszentrum – Stabsstelle Krebsprävention (2009) Eigene Berechnungen mit Daten des Mikrozensus 2005 (Scientific Use File)
Mons U (2009) Tabakattributable Mortalität in Deutschland und in den deutschen Bundesländern – Berechnungen mit Daten des Mikrozensus und der Todesursachenstatistik. Bislang unveröffentlichtes Manuskript (eingereicht)
Statistisches Bundesamt (2009) Ad-hoc Tabelle Sterbefälle (absolut, Sterbeziffer, Ränge, Anteile) für die 10/20/50/100 häufigsten Todesursachen. www.gbe-bund.de (abgerufen am 7. Mai 2009)

Abbildungen

Deutschlandkarten der durch Rauchen bedingten Todesfälle durch Herzerkrankungen

Deutsches Krebsforschungszentrum – Stabsstelle Krebsprävention (2009) Eigene Berechnungen mit Daten des Mikrozensus 2005 (Scientific Use File).
Bearbeitung: Deutsches Krebsforschungszentrum, Stabsstelle Krebsprävention, 2009

Die häufigsten Todesursachen

Statistisches Bundesamt (2009) Ad-hoc Tabelle Sterbefälle (absolut, Sterbeziffer, Ränge, Anteile) für die 10/20/50/100 häufigsten Todesursachen. www.gbe-bund.de (abgerufen am 7. Mai 2009)
Bearbeitung: Deutsches Krebsforschungszentrum, Stabsstelle Krebsprävention, 2009

3 Passivrauchen und gesundheitliche Folgen

Titelbild

Lossen Fotographie, Heidelberg

3.1 Gesundheitliche Folgen des Passivrauchens

Text

California Environmental Protection Agency (2005) Proposed identification of environmental tobacco smoke as a toxic air contaminant – June 2005. California Environmental Protection Agency, Office of Environmental Health Hazard Assessment, http://www.oehha.ca.gov/air/environmental_tobacco/2005etsfinal.html (abgerufen am 7. Mai 2008)
Deutsches Krebsforschungszentrum (2002) Gesundheit fördern – Tabakkonsum verringern. Handlungsempfehlungen für eine wirksame Tabakkontrollpolitik in Deutschland. Deutsches Krebsforschungszentrum, Heidelberg
Deutsches Krebsforschungszentrum (2005) Passivrauchen – ein unterschätztes Gesundheitsrisiko. Deutsches Krebsforschungszentrum, Heidelberg
Deutsches Krebsforschungszentrum (2008) Frauen und Rauchen in Deutschland. Deutsches Krebsforschungszentrum, Heidelberg
Deutsches Krebsforschungszentrum (2008) Gesundheitsschäden durch Rauchen und Passivrauchen. Deutsches Krebsforschungszentrum, Heidelberg
US Department of Health and Human Services (2006) The health consequences of involuntary exposure to tobacco smoke: a report of the Surgeon General. US Department of Health and Human Services, Centers for Disease Control and Prevention, Washington, D.C.
Foto: Katrin Schaller, 2009

Abbildung

Durch Passivrauchen verursachte oder verschlimmerte Krankheiten und Beschwerden

California Environmental Protection Agency (1997) Health effects of exposure to environmental tobacco smoke. California Environmental Protection Agency, Sacramento, California
International Agency for Research on Cancer (2004) Tobacco smoke and involuntary smoking. IARC Monographs on the evaluation of the carcinogenic risks to humans, International Agency for Research on Cancer, World Health Organization, Lyon
Miller MD, Marty MA, Broadwin R et al. (2007) The association between exposure to environmental

tobacco smoke and breast cancer: A review by the California Environmental Protection Agency. Prev Med, 44, 93-106
US Environmental Protection Agency (1992) Respiratory health effects of passive smoking: lung cancer and other disorders. The report of the US Environmental Protection Agency. US Department of Health and Human Services, Environmental Protection Agency, Washington, USA
Bearbeitung: Deutsches Krebsforschungszentrum Heidelberg, Stabsstelle Krebsprävention, 2009

3.2 Passivrauchen bei Erwachsenen

Text

Augustin R, Metz K, Heppekausen K et al. (2005) Tabakkonsum, Abhängigkeit und Änderungsbereitschaft. Ergebnisse des Epidemiologischen Suchtsurvey 2003. Sucht, 51, 40-48
Baumeister SE, Kraus L, Stonner TK et al. (2008) Tabakkonsum, Nikotinabhängigkeit und Trends. Ergebnisse des Epidemiologischen Suchtsurveys 2006. Sucht, 54 (Sonderheft 1), 26-35
Deutsches Krebsforschungszentrum (2007) Erhöhtes Gesundheitsrisiko für Beschäftigte in der Gastronomie durch Passivrauchen am Arbeitsplatz. Deutsches Krebsforschungszentrum, Heidelberg
Deutsches Krebsforschungszentrum (2008) Gesundheitsschäden durch Rauchen und Passivrauchen. Deutsches Krebsforschungszentrum, Heidelberg
Deutsches Krebsforschungszentrum - Stabsstelle Krebsprävention (2009) Eigene Berechnungen mit Daten des Telefonischen Gesundheitssurveys 2006
Lampert T, List SM (2009) Tabak - Zahlen und Fakten zum Konsum. In: Deutsche Hauptstelle für Suchtfragen e.V.: Jahrbuch Sucht 2009. Neuland Verlag, Geesthacht, 51-71

Abbildungen

Orte der Belastung durch Passivrauchen

Augustin R, Metz K, Heppekausen K et al. (2005) Tabakkonsum, Abhängigkeit und Änderungsbereitschaft. Ergebnisse des Epidemiologischen Suchtsurvey 2003. Sucht, 51, 40-48
Baumeister SE, Kraus L, Stonner TK et al. (2008) Tabakkonsum, Nikotinabhängigkeit und Trends. Ergebnisse des Epidemiologischen Suchtsurveys 2006. Sucht, 54 (Sonderheft 1), 26-35
Bearbeitung: Deutsches Krebsforschungszentrum, Stabsstelle Krebsprävention, 2009

Belastung durch Passivrauchen

Lampert T, List SM (2009) Tabak - Zahlen und Fakten zum Konsum. In: Deutsche Hauptstelle für Suchtfragen e.V.: Jahrbuch Sucht 2009. Neuland Verlag, Geesthacht, 51-71
Foto: Lossen Fotographie, Heidelberg
Bearbeitung: Deutsches Krebsforschungszentrum, Stabsstelle Krebsprävention, 2009

Passivrauchen am Arbeitsplatz

Deutsches Krebsforschungszentrum (2007) Erhöhtes Gesundheitsrisiko für Beschäftigte in der Gastronomie durch Passivrauchen am Arbeitsplatz. Deutsches Krebsforschungszentrum, Heidelberg
Bearbeitung: Deutsches Krebsforschungszentrum, Stabsstelle Krebsprävention, 2009

Sozialschicht und Passivrauchen

Deutsches Krebsforschungszentrum - Stabsstelle Krebsprävention (2009) Eigene Berechnungen mit Daten des Telefonischen Gesundheitssurveys 2006
Bearbeitung: Deutsches Krebsforschungszentrum, Stabsstelle Krebsprävention, 2009

3.3 Passivrauchen bei Kindern und Jugendlichen

Text

Lampert T (2008) Tabakkonsum und Passivrauchbelastung von Jugendlichen - Ergebnisse des Kinder- und Jugendsurveys (KiGGS). Dtsch Ärztebl, 105, 265-271
Lampert T, List SM (2009) Tabak - Zahlen und Fakten zum Konsum. In: Deutsche Hauptstelle für Suchtfragen e.V.: Jahrbuch Sucht 2009. Neuland Verlag, Geesthacht, 51-71

Abbildungen

Rauchen der Eltern und Passivrauchen bei 14- bis 17-Jährigen

Lampert T (2008) Tabakkonsum und Passivrauchbelastung von Jugendlichen - Ergebnisse des Kinder- und Jugendsurveys (KiGGS). Dtsch Ärztebl, 105, 265-271
Bearbeitung: Deutsches Krebsforschungszentrum, Stabsstelle Krebsprävention, 2009

Passivrauchen bei Kindern und Jugendlichen

Lampert T (2008) Tabakkonsum und Passivrauchbelastung von Jugendlichen - Ergebnisse des Kinder- und Jugendsurveys (KiGGS). Dtsch Ärztebl, 105, 265-271
Bearbeitung: Deutsches Krebsforschungszentrum, Stabsstelle Krebsprävention, 2009

Schulbildung und Passivrauchen bei 14- bis 17-Jährigen

Lampert T (2008) Tabakkonsum und Passivrauchbelastung von Jugendlichen – Ergebnisse des Kinder- und Jugendsurveys (KIGGS). Dtsch Ärztebl, 105, 265–271

Foto: Lossen Fotographie, Heidelberg

Bearbeitung: Deutsches Krebsforschungszentrum, Stabsstelle Krebsprävention, 2009

4 Ökonomische Aspekte des Rauchens

Titelbild

Deutsches Krebsforschungszentrum, Stabsstelle Krebsprävention, 2009

4.1 Individuelle Kosten des Rauchens

Text

Statistisches Bundesamt (2006) Fachserie 15: Wirtschaftsrechnungen Einkommens- und Verbrauchsstichprobe, Heft 3, Aufwendungen privater Haushalte für Nahrungsmittel, Getränke und Tabakwaren. Statistisches Bundesamt, Wiesbaden

Statistisches Bundesamt (2009) Fachserie 14: Finanzen und Steuern, Reihe 9.1.1, Absatz von Tabakwaren 1. Quartal 2009. Statistisches Bundesamt, Wiesbaden

Abbildungen

Monatliche Ausgaben für Tabakwaren

Statistisches Bundesamt (2006) Fachserie 15: Wirtschaftsrechnungen Einkommens- und Verbrauchsstichprobe, Heft 3, Aufwendungen privater Haushalte für Nahrungsmittel, Getränke und Tabakwaren. Statistisches Bundesamt, Wiesbaden

Bearbeitung: Deutsches Krebsforschungszentrum, Stabsstelle Krebsprävention, 2009

Was man sich nach einem Rauchstopp leisten könnte...

Darstellung: Deutsches Krebsforschungszentrum, Stabsstelle Krebsprävention, 2009

4.2 Krankheitskosten infolge des Rauchens

Text

Neubauer S, Welte R, Beiche A et al. (2006) Mortality, morbidity and costs attributable to smoking in Germany: update and a 10-year comparison. Tob Control, 15, 464–471

Statistisches Bundesamt (2006) Gesundheit. Ausgaben, Krankheitskosten und Personal 2004. Statistisches Bundesamt, Wiesbaden

Abbildungen

Direkte und indirekte Krankheitskosten durch Rauchen

Neubauer S, Welte R, Beiche A et al. (2006) Mortality, morbidity and costs attributable to smoking in Germany: update and a 10-year comparison. Tob Control, 15, 464–471

Bearbeitung: Deutsches Krebsforschungszentrum, Stabsstelle Krebsprävention, 2009

Aufschlüsselung der Krankheitskosten durch Rauchen

Neubauer S, Welte R, Beiche A et al. (2006) Mortality, morbidity and costs attributable to smoking in Germany: update and a 10-year comparison. Tob Control, 15, 464–471

Bearbeitung: Deutsches Krebsforschungszentrum, Stabsstelle Krebsprävention, 2009

Behandlungs- und Pflegekosten für Lungenkrebspatienten

Statistisches Bundesamt (2009) Ad-hoc-Tabelle Krankheitskosten in Mio. € für Deutschland. www.gbe-bund.de (abgerufen am 7. Mai 2009)

Bearbeitung: Deutsches Krebsforschungszentrum, Stabsstelle Krebsprävention, 2009

4.3 Tabakpreis und Tabaksteuer

Text

Deutscher Bundestag (2009): Entwurf eines Vierten Gesetzes zur Änderungen von Verbrauchssteuergesetzen. Gesetzentwurf der Bundesregierung. Drucksache 16/12257

Statistisches Bundesamt (1999–2009) Fachserie 14: Finanzen und Steuern, Reihe 9.1.1, Absatz von Tabakwaren 2008. Statistisches Bundesamt, Wiesbaden

Abbildungen

Preis einer Zigarette

Deutscher Zigarettenverband (2009) Der Preis einer Zigarette verteilt sich: http://www.zigarettenverband.de/pos-data/page_img/file/Preis_Zigarette_01_01_07.pdf (abgerufen am 7. Mai 2009)

Bearbeitung: Deutsches Krebsforschungszentrum, Stabsstelle Krebsprävention, 2009

Tabaksteuersätze 2008

Statistisches Bundesamt (2009) Fachserie 14: Finanzen und Steuern, Reihe 9.1.1, Absatz von Tabakwaren 2008. Statistisches Bundesamt, Wiesbaden

Bearbeitung: Deutsches Krebsforschungszentrum, Stabsstelle Krebsprävention, 2009

Netto-Einnahmen des Bundes durch Tabaksteuern

Statistisches Bundesamt (2005–2009) Fachserie 14: Finanzen und Steuern, Reihe 9.1.1, Absatz von Tabakwaren. Statistisches Bundesamt, Wiesbaden

Bearbeitung: Deutsches Krebsforschungszentrum, Stabsstelle Krebsprävention, 2009

Zigarettenpreis und Tabaksteuer

Statistisches Bundesamt (1992–2009) Fachserie 14: Finanzen und Steuern, Reihe 9.1.1, Absatz von Tabakwaren 2008. Statistisches Bundesamt, Wiesbaden

Bearbeitung: Deutsches Krebsforschungszentrum, Stabsstelle Krebsprävention, 2009

5 Tabakindustrie

Titelbild

Associated Press/John Durick

5.1 Hersteller von Tabakprodukten

Text

British American Tobacco (Germany) (2009) http://www.bat.de

Deutsches Krebsforschungszentrum (2009) Eigene Anfragen bei deutschen Tabakwarenherstellern

Japan Tobacco International (Germany) (2009) http://www.jti.com

Philip Morris (Germany) (2009) http://www.philipmorrisinternational.com/DE/pages/deu

Pro Dresden e.V. (2008) Erfolgreiches Team: Dresden und die f6 Cigarettenfabrik Dresden GmbH. http://prodresden.m-a-e.de/pdf/f6.pdf (abgerufen am 7. Mai 2009)

Reemtsma (2009) http://www.reemtsma.com

Abbildungen

Marktanteil führender Markenzigaretten

Die Tabak Zeitung (2009) Tabakjahrbuch 2009. Konradin Selection, Leinfelden-Echterdingen

Bearbeitung: Deutsches Krebsforschungszentrum, Stabsstelle Krebsprävention, 2009

Deutschlandkarte Sitz und Produktionsstandorte deutscher Tabakwarenhersteller

Deutsches Krebsforschungszentrum (2009) Eigene Anfragen bei deutschen Tabakwarenherstellern

Darstellung: Deutsches Krebsforschungszentrum, Stabsstelle Krebsprävention, 2009

5.2 Tabakanbau in Deutschland

Text

Europäische Kommission (1998) Die Reform des Tabaksektors. http://ec.europa.eu/agriculture/publi/fact/tobacco/index_de.htm (abgerufen am 7. Mai 2009)

European Commission (2008) Raw tobacco – harvest (2006-2007) and crop (2003-2005). European Commission, http://ec.europa.eu/agriculture/markets/tobacco/reports/stats_en.pdf (abgerufen am 7. Mai 2009)

Statistisches Bundesamt (2008) Fachserie 3: Land- und Forstwirtschaft, Fischerei, Reihe 3.1.2, Bodennutzung der Betriebe (Landwirtschaftlich genutzte Flächen). Statistisches Bundesamt, Wiesbaden

Statistisches Bundesamt (2008) Statistisches Jahrbuch 2008 für die Bundesrepublik Deutschland. Statistisches Bundesamt, Wiesbaden

Abbildungen

Beschäftigte in der Landwirtschaft

Statistisches Bundesamt (2008) Statistisches Jahrbuch 2008 für die Bundesrepublik Deutschland. Statistisches Bundesamt, Wiesbaden

Bearbeitung: Deutsches Krebsforschungszentrum, Stabsstelle Krebsprävention, 2009

Anbauflächen in der Landwirtschaft

Statistisches Bundesamt (2008) Fachserie 3: Land- und Forstwirtschaft, Fischerei, Reihe 3.1.2, Bodennutzung der Betriebe (Landwirtschaftlich genutzte Flächen). Statistisches Bundesamt, Wiesbaden

Bearbeitung: Deutsches Krebsforschungszentrum, Stabsstelle Krebsprävention, 2009

Tabakanbauflächen in Deutschland

Eigene Anfragen bei den Statistischen Landesämtern und den Landesverbraucherschutzministerien

Darstellung: Deutsches Krebsforschungszentrum, Stabsstelle Krebsprävention, 2009

5.3 Tabakanbau und Tabakproduktion und deren Folgen

Text

Cristian Aid, DESER (2002) Hooked on tobacco. Report on Britisch American Tobacco subsidiary

D'Alessandro A, Benowitz NL, Muzi G et al. (2001) Systemic nicotine exposure in tobacco harvesters. Arch Environ Health, 56, 257–263

Geist H (2008) Tobacco growers at the crossroads: Towards a comparison of diversification and ecosystem impacts. Land Use Policy, 26, 1066–1979

Reddy KS, Gupta PC (2004) Tobacco control in India. Ministry of Health and Family Welfare, India
Taylor P (1984) Smoke ring: The politics of tobacco. The Bodley Head, London
United States General Accounting Office (2003) Pesticides on tobacco: federal activities to assess ristks and monitor residues. (GAO-03-485). United States General Accounting Office, Washington D.C.; http://www.gao.gov/new.items/d03485.pdf (abgerufen am 7. Mai 2009)

Abbildung

Folgen von Tabakanbau und Tabakproduktion

Bearbeitung: Deutsches Krebsforschungszentrum, Stabsstelle Krebsprävention, 2009

5.4 Vertrieb und Absatz von Tabakprodukten

Text

Bundesfinanzhof (2008) Besteuerung überlanger Zigaretten – ein Trostpflästerchen für die gebeutelten Raucher – Beschluss vom 20.06.08 VII B 251/07. http://www.bundesfinanzhof.de/www/presse/pr2008/presse71.html (abgerufen am 7. Mai 2009)
Die Tabak Zeitung (2008) Ausgabe vom 2. Mai 2008, Nr. 117
Die Tabak Zeitung (2009) Ausgabe vom 10. April 2009, Nr. 118
Statistisches Bundesamt (2009) Fachserie 14: Finanzen und Steuern, Reihe 9.1.1, Absatz von Tabakwaren 2008. Statistisches Bundesamt, Wiesbaden

Abbildungen

Warenfluss von Fabrikzigaretten

Die Tabak Zeitung (2008) Ausgabe vom 2. Mai 2008, Nr. 117
Fotos: Nick K. Schneider, 2009; Katrin Schaller, 2009
Bearbeitung: Deutsches Krebsforschungszentrum, Stabsstelle Krebsprävention, 2009

Entwicklung des Absatzes von besteuerten Rauchtabakprodukten

Statistisches Bundesamt (2003–2009) Fachserie 14: Finanzen und Steuern, Reihe 9.1.1, Absatz von Tabakwaren. Statistisches Bundesamt, Wiesbaden

Anteile einzelner Zigarettensegmente am Gesamtabsatz von Zigaretten

Die Tabak Zeitung (2009) Ausgabe vom 10. April 2009, Nr. 118
Bearbeitung: Deutsches Krebsforschungszentrum, Stabsstelle Krebsprävention, 2009

5.5 Tabakaußenhandel

Text

Food and Agriculture Organization of the United Nations (2009) FAO Statistic Division 2009 – Werte für 2006. http://faostat.fao.org (abgerufen am 7. Mai 2009)
Mersmann H (2007) Ökonomische Analyse des Zigarettenschmuggels in Deutschland und rechtspolitische Empfehlungen. Diplomarbeit an der Universität Hamburg, Institut für Recht der Wirtschaft
Statistisches Bundesamt (2009) Genesis Online-Datenbank, Tabellen 51000-0011 und 510022. https://www-genesis.destatis.de/genesis/online (abgerufen am 7. Mai 2009)

Abbildungen

Die 10 führenden Herkunftsländer deutscher Zigaretteninporte

Statistisches Bundesamt (2009) Genesis Online-Datenbank, Tabellen 51000-0011 und 510022. https://www-genesis.destatis.de/genesis/online (abgerufen am 7. Mai 2009)
Darstellung: Deutsches Krebsforschungszentrum, Stabsstelle Krebsprävention, 2009

Rohtabakexporte und -importe der 10 weltweit führenden Länder

Food and Agriculture Organization of the United Nations (2009) FAO Statistic Division 2009 – Werte für 2006. http://faostat.fao.org (abgerufen am 7. Mai 2009)
Darstellung: Deutsches Krebsforschungszentrum, Stabsstelle Krebsprävention, 2009

Die 10 führenden Ziele deutscher Zigarettenexporte

Statistisches Bundesamt (2009) Genesis Online-Datenbank, Tabellen 51000-0011 und 510022. https://www-genesis.destatis.de/genesis/online (abgerufen am 7. Mai 2009)
Darstellung: Deutsches Krebsforschungszentrum, Stabsstelle Krebsprävention, 2009

5.6 Illegaler Tabakhandel

Text

American Cancer Society (2006) The tobacco atlas. American Cancer Society, Atlanta
Bundesministerium der Finanzen (2009) Die Bundeszollverwaltung, Jahresstatistik 2008. http://www.zoll.de/e0_downloads/d0_veroeffentlichungen/jahresstatistik_2008.pdf (abgerufen am 7. Mai 2009)
Frankfurter Allgemeine Zeitung, (15. Mai 2006), Deutsche Fahnder in Montenegro: Schnellboote voller Schmuggelzigaretten

Joossens L, Raw M (1998) Cigarette smuggling in Europe: who really benefits? Tob Control, 7, 66–71
Mersmann H (2007) Ökonomische Analyse des Zigarettenschmuggels in Deutschland und rechtspolitische Empfehlungen. Diplomarbeit an der Universität Hamburg, Institut für Recht der Wirtschaft

Abbildungen
Analyse des Zigarettenschmuggels
Darstellung: Hubertus Mersmann, 2009
Vom deutschen Zoll sichergestellte Zigaretten
Bundesministerium der Finanzen (2009) Die Bundeszollverwaltung, Jahresstatistik 2008. http://www.zoll.de/e0_downloads/d0_veroeffentlichungen/jahresstatistik_2008.pdf (abgerufen am 7. Mai 2009) und frühere Ausgaben derselben Reihe
Darstellung: Deutsches Krebsforschungszentrum, Stabsstelle Krebsprävention, 2009
Schmuggelrouten für Zigaretten in Europa
Joossens L, Raw M (1998) Cigarette smuggling in Europe: who really benefits? Tob Control, 7, 66–71
Mersmann H (2007) Ökonomische Analyse des Zigarettenschmuggels in Deutschland und rechtspolitische Empfehlungen. Diplomarbeit an der Universität Hamburg, Institut für Recht der Wirtschaft
Bearbeitung: Deutsches Krebsforschungszentrum, Stabsstelle Krebsprävention, 2009

6 Tabakkontrollpolitik

Titelbild
Nick K. Schneider, 2009

6.1 Das Rahmenabkommen zur Tabakkontrolle

Text
Framework Convention Alliance on Tobacco Control (2005) Hintergrundinformation zu der Tabakrahmenkonvention. Deutsche Übersetzung. Deutsches Krebsforschungszentrum, Heidelberg
World Health Organization (2004) Rahmenübereinkommen der WHO zur Eindämmung des Tabakgebrauchs vom 21. Mai 2003, Genf. Amtliche deutsche Übersetzung vom 2. April 2004.

Abbildung
Vertragsparteien der FCTC
World Health Organization (2009): Parties to the WHO Framework Convention on Tobacco Control. http://www.who.int/fctc/signatories_parties/en/index.html (abgerufen am 7. Mai 2009)
Darstellung: Deutsches Krebsforschungszentrum, Stabsstelle Krebsprävention, 2009

6.2 Geschichte des Rahmenabkommens

Text
Framework Convention Alliance on Tobacco Control (2009) The Framework Convention on Tobacco Control Timeline, http://fctc.org/index.php?option=com_content&view=article&id=7&Itemid=8 (abgerufen am 7. Mai 2009).
World Health Organization (2004) Rahmenübereinkommen der WHO zur Eindämmung des Tabakgebrauchs vom 21. Mai 2003, Genf. Amtliche deutsche Übersetzung vom 2. April 2004.

Abbildungen
Prof. Ruth Roemer und Prof. Judith Mackay
Mit freundlicher Genehmigung von Prof. Judith Mackay
Konferenzraum
World Health Organization, Oliver O'Hanlon (2008) The 61st World Health Assembly opens in Geneva, Switzerland on Monday, 19 May 2008 http://www.who.int/mediacentre/multimedia/2008/wha61/who_wha61_080519_03.jpg (abgerufen am 7. Mai 2009)
FCTC-Verhandlungsmarathon – von der Idee zur globalen Umsetzung
Darstellung: Deutsches Krebsforschungszentrum, Stabsstelle Krebsprävention, 2009
Dr. Gro Harlem Brundtland
World Health Organization, 2000

6.3 Eindämmung der Einflussnahme der Tabakindustrie

Text
Framework Convention Alliance on Tobacco Control (2008) Adoption of guidelines for implementation of Article 5.3 (Protection of public health policies with respect to tobacco control from commercial and other vested interests of the tobacco industry). Third session of the Conference of the parties to the WHO Framework Convention on Tobacco Control, 17-22 November, Durban, South Africa, http://fctc.org/dmdocuments/COP3_Article_5_3_%20briefing.pdf (abgerufen am 7. Mai 2009)
Framework Convention Alliance on Tobacco Control (2008) Guidelines for implementation of Article 5.3 of the WHO Framework Convention on Tobacco Control on the protection of public health policies with respect to tobacco control from commercial

and other vested interests of the tobacco industry. http://www.who.int/fctc/guidelines/article_5_3.pdf (abgerufen am 7. Mai 2009)
Philip Morris. Philip Morris Research Wall CR. Bates-Nr. 2022850392/0402. 1992, http://legacy.library.ucsf.edu/tid/oam88d00 (abgerufen am 7. Mai 2009)
World Health Organization (2004) Rahmenübereinkommen der WHO zur Eindämmung des Tabakgebrauchs vom 21. Mai 2003, Genf, Schweiz. Amtliche deutsche Übersetzung, 02.04.2004
World Health Organization (2009) Tobacco industry interference with tobacco control. World Health Organization, Genf

Abbildung

Ziele und Strategien der Tabakindustrie

Darstellung: Deutsches Krebsforschungszentrum, Stabsstelle Krebsprävention, 2009

6.4 Tabaksteuererhöhungen

Text

Bundesministerium der Justiz (1992) Tabaksteuergesetz vom 21. Dezember 1992 (BGBl. I S. 2150), zuletzt geändert durch Artikel 1 des Gesetzes vom 9. Dezember 2006 (BGBl. I S. 2830).
Deutsches Krebsforschungszentrum (2002) Gesundheit fördern – Tabakkonsum verringern. Handlungsempfehlungen für eine wirksame Tabakkontrollpolitik in Deutschland. Deutsches Krebsforschungszentrum, Heidelberg
Deutsches Krebsforschungszentrum, Institut für Gesundheitsökonomie und Klinische Epidemiologie der Universität zu Köln (2005) Auswirkungen der Tabaksteuererhöhungen von 2002 bis 2004. Deutsches Krebsforschungszentrum, Heidelberg
Statistisches Bundesamt (2008) Genussmittel bringen 2007 der Steuerkasse 18,5 Milliarden Euro, Zahl der Woche Nr. 047 vom 25.November 2008. Wiesbaden
Statistisches Bundesamt (2009) Fachserie 14: Finanzen und Steuern, Reihe 9.1.1, Absatz von Tabakwaren 2008. Statistisches Bundesamt, Wiesbaden
Weltbank (2003) Der Tabakepidemie Einhalt gebieten. Regierungen und wirtschaftliche Aspekte der Tabakkontrolle. Herausgabe der deutschen Ausgabe vom Deutschen Krebsforschungszentrum, Heidelberg
World Health Organization (2004) Rahmenübereinkommen der WHO zur Eindämmung des Tabakgebrauchs vom 21. Mai 2003, Genf. Amtliche deutsche Übersetzung vom 2. April 2004

Abbildungen

Zigarettenpreise in der Europäischen Union

Europäische Kommission (2009) Excise Duty Tables. Part III – Manufactured Tobacco. http://ec.europa.eu/taxation_customs/resources/documents/taxation/excise_duties/tobacco_products/rates/excise_duties-part_III_tobacco-en.pdf (abgerufen am 7. Mai 2009)
Darstellung: Deutsches Krebsforschungszentrum, Stabsstelle Krebsprävention, 2009

Tabaksteuer und Zigarettenkonsum

Statistisches Bundesamt (1994–2009) Fachserie 14: Finanzen und Steuern, Reihe 9.1.1, Absatz von Tabakwaren. Statistisches Bundesamt, Wiesbaden
Bearbeitung: Deutsches Krebsforschungszentrum, Stabsstelle Krebsprävention, 2009

6.5 Rauchfreie Umwelt

Text

Bundestag (2004) Verordnung über Arbeitsstätten. Bundesgesetzblatt, 44, 2179–2189
Bundestag (2007) Bundesnichtraucherschutzgesetz. Bundesgesetzblatt, 35, 1595–1597
Bundesverfassungsgericht (2008) 1 BvR 3262/07 vom 30. Juli 2008, Absatz Nr. 1–94. http://www.bverfg.de/entscheidungen/rs20080730_1bvr326207.html (abgerufen am 7. Mai 2009)
Deutsches Krebsforschungszentrum (2007) Leitlinien der Weltgesundheitsorganisation zum Schutz der Bevölkerung vor den Gefahren durch Tabakrauch – Artikel 8 des WHO-Rahmenübereinkommens zur Eindämmung des Tabakgebrauches (Framework Convention on Tobacco Control). Deutsches Krebsforschungszentrum, Heidelberg. http://www.tabakkontrolle.de/pdf/AdWfP_Leitlinien_der_WHO_Artikel8.pdf (abgerufen am 7. Mai 2007)
Deutsches Krebsforschungszentrum (2008) Gesetzlicher Nichtraucherschutz wirkt: Eine Bewertung der bisherigen wissenschaftlichen Evidenz zur Wirksamkeit von Rauchverboten. Deutsches Krebsforschungszentrum, Heidelberg
Deutsches Krebsforschungszentrum (2009) Rauchfreie Gaststätten in Deutschland 2009: Steigende Zustimmung der Bevölkerung. Deutsches Krebsforschungszentrum, Heidelberg
World Health Organization (2004) Rahmenübereinkommen der WHO zur Eindämmung des Tabak-

gebrauchs vom 21. Mai 2003, Genf. Amtliche deutsche Übersetzung vom 2. April 2004
World Health Organization (2007) Protection from Exposure to Secondhand Tobacco Smoke – Policy recommendations. World Health Organization, Genf

Abbildungen

Rauchverbote in der Gastronomie in Europa

European Network for Smoking Prevention (2009) European trends toward smoke-free provision. European Network for Smoking Prevention, http://www.ensp.org/files/european_trends_towards_smokefree_provisions_april_2009.pdf (abgerufen am 7. Mai 2009)
Darstellung: Deutsches Krebsforschungszentrum, Stabsstelle Krebsprävention, 2009

Steigende Zustimmung der deutschen Bevölkerung zu einem Rauchverbot in Gaststätten

Deutsches Krebsforschungszentrum (2009) Rauchfreie Gaststätten in Deutschland 2009: Steigende Zustimmung der Bevölkerung. Deutsches Krebsforschungszentrum, Heidelberg
Gesellschaft für Konsumforschung (2009): Rauchverbot – Februar 2009. Befragung der Gesellschaft für Konsumforschung im Auftrag des Deutschen Krebsforschungszentrums
Darstellung: Deutsches Krebsforschungszentrum, Stabsstelle Krebsprävention, 2009

6.6 Produktregulierung

Text

Bundesministerium der Justiz (1974) Vorläufiges Tabakgesetz in der Fassung der Bekanntmachung vom 9. September 1997 (BGBl. I S.2296), zuletzt geändert durch Artikel 1 des Gesetzes vom 21. Dezember 2006 (BGBl. I S. 3365).
Bundestag (2002) Tabakprodukt-Verordnung vom 20. November 2002. Bundesgesetzblatt, 82, 4434–4437
Europäisches Parlament (2001) Richtlinie 2001/37/EG des Europäischen Parlaments und des Rates vom 5. Juni 2001 zur Angleichung der Rechts- und Verwaltungsvorschriften der Mitgliedstaaten über die Herstellung, die Aufmachung und den Verkauf von Tabakerzeugnissen. 2001/37/EG, L194/-6-L194/34
Framework Convention Alliance on Tobacco Control (2005) Hintergrundinformation zu Artikel 9 („Regelung bezüglich der Inhaltsstoffe von Tabakerzeugnissen") und Artikel 10 („Regelung bezüglich der Bekanntgabe von Angaben über Tabakerzeugnisse") der Tabakrahmenkonvention. Deutsche Übersetzung. Deutsches Krebsforschungszentrum, Heidelberg
World Health Organization (2004) Rahmenübereinkommen der WHO zur Eindämmung des Tabakgebrauchs vom 21. Mai 2003, Genf. Amtliche deutsche Übersetzung vom 2. April 2004.

Abbildung

Maßnahmen zur Produktregulierung

Burns DM, Dybing E, Gray N (2008) Mandated lowering of toxicants in cigarette smoke: a description of the World Health Organization TobReg proposal. Tob Control, 17, 132–141
Deutsches Krebsforschungszentrum (2005) Erhöhte Gesundheitsgefährdung durch Zusatzstoffe in Tabakerzeugnissen – Konsequenzen für die Produktregulation. Deutsches Krebsforschungszentrum, Heidelberg
Deutsches Krebsforschungszentrum (2006) Rauchlose Tabakprodukte: Jede Form von Tabak ist gesundheitsschädlich. Deutsches Krebsforschungszentrum, Heidelberg
Deutsches Krebsforschungszentrum (2009) Krebserzeugende Substanzen im Tabakrauch. Deutsches Krebsforschungszentrum, Heidelberg
World Health Organization (2008) Reports of expert committees and study groups – harm reduction and smokeless tobacco products: Regulatory recommendations and research needs. Fourth meeting of the WHO study group on tobacco product regulation, Stanford, California, United States of America, 25-27 July 2007, http://www.who.int/gb/ebwha/pdf_files/EB124/B124_32-en.pdf (abgerufen am 7. Mai 2009)
World Health Organization (2008) The scientific basis of tobacco product regulation – second report of a WHO study group. World Health Organization, Genf
Darstellung: Deutsches Krebsforschungszentrum, Stabsstelle Krebsprävention, 2009

6.7 Warnhinweise

Text

Bundestag (2002) Tabakprodukt-Verordnung. Bundesgesetzblatt, 82, 4434–4437
Bundestag (2004) Verordnung über Arbeitsstätten. Bundesgesetzblatt, 44, 2179–2189
Bundestag (2007) Bundesnichtraucherschutzgesetz. Bundesgesetzblatt, 35, 1595–1597
Bundesverfassungsgericht (2008) 1 BvR 3262/07 vom 30. Juli 2008, Absatz Nr. 1–94. http://www.bverfg.de/entscheidungen/rs20080730_1bvr326207.html (abgerufen am 7. Mai 2009)

Deutsches Krebsforschungszentrum (2007) Ein Bild sagt mehr als tausend Worte: Empfehlungen für bildliche Warnhinweise auf Tabakprodukten in Deutschland. Deutsches Krebsforschungszentrum, Heidelberg

Drogenbeauftragte der Bundesregierung, Bundesministerium für Gesundheit (2005) Drogen- und Suchtbericht 2005. Bundesministerium für Gesundheit und Soziale Sicherung, Berlin

Europäische Kommission (2003) 2003/641/EG: Entscheidung der Kommission vom 5. September 2003 über die Verwendung von Farbfotografien oder anderen Abbildungen als gesundheitsbezogene Warnhinweise auf Verpackungen von Tabakerzeugnissen

Europäisches Parlament (2001) Richtlinie 2001/37/EG des Europäischen Parlaments und des Rates vom 5. Juni 2001 zur Angleichung der Rechts- und Verwaltungsvorschriften der Mitgliedstaaten über die Herstellung, die Aufmachung und den Verkauf von Tabakerzeugnissen. 2001/37/EG, L194/-6-L194/34

Framework Convention Alliance on Tobacco Control (2005) Hintergrundinformation zu Artikel 11 („Verpackung und Etikettierung von Tabakerzeugnissen") der Tabakrahmenkonvention. Deutsche Übersetzung. Deutsches Krebsforschungszentrum, Heidelberg

Framework Convention Alliance on Tobacco Control (2008) Guidelines for implementation of Article 11 of the WHO Framework Convention on Tobacco Control (Packaging and labelling of tobacco products). http://www.who.int/fctc/guidelines/article_11.pdf (abgerufen am 7. Mai 2009)

World Health Organization (2004) Rahmenübereinkommen der WHO zur Eindämmung des Tabakgebrauchs vom 21. Mai 2003, Genf. Amtliche deutsche Übersetzung vom 2. April 2004.

Abbildungen

Deutsche Regelung zu Warnhinweisen auf Zigarettenpackungen

Bundestag (2002) Tabakprodukt-Verordnung. Bundesgesetzblatt, 82, 4434–4437

Darstellung: Deutsches Krebsforschungszentrum, Stabsstelle Krebsprävention, 2009

Warnhinweise auf Zigarettenpackungen

Canadian Cancer Society (2008) Cigarette package health warnings. International status report. http://www.fctc.org/dmdocuments/warnings-intl%20status%20report%20Oct%202008.pdf (abgerufen am 7. Mai 2009)

Darstellung: Deutsches Krebsforschungszentrum, Stabsstelle Krebsprävention, 2009

Kombinierte Warnhinweise der EU

Europäische Kommission Deutschland. Kombinierte Warnhinweise. http://ec.europa.eu/health/ph_determinants/life_style/Tobacco/Documents/de_pictures.pdf (abgerufen am 7.Mai 2009)

Darstellung: Deutsches Krebsforschungszentrum, Stabsstelle Krebsprävention, 2009

6.8 Aufklärung und Information

Text

Drogenbeauftragte der Bundesregierung, Bundesministerium für Gesundheit (2008) Drogen- und Suchtbericht 2008.Berlin

World Health Organization (2004) Rahmenübereinkommen der WHO zur Eindämmung des Tabakgebrauchs vom 21. Mai 2003, Genf. Amtliche deutsche Übersetzung vom 2. April 2004

Abbildungen

Mit freundlicher Genehmigung der Bundeszentrale für gesundheitliche Aufklärung (BZgA) im Rahmen der rauchfrei-Kampagne

6.9 Aufklärung und Information – internationale Projekte

Text

Europäische Union (2009) Help – Für ein rauchfreies Leben. http://www.help-eu.org (abgerufen am 7. Mai 2009)

Help (2005–2008) The European Union anti-tobacco campaign in 27 Member States – Executive Summary. http://ec.europa.eu/health/ph_determinants/life_style/tobacco/help/docs/help_sum_en.pdf (abgerufen am 7. Mai 2009)

World Health Organization (2009) World No Tobacco Day, 31 May 2009. http://www.who.int/tobacco/wntd/2009/en/index.html (abgerufen am 7. Mai 2009)

Bundesvereinigung Prävention und Gesundheit e.V. (2009) www.weltnichtrauchertag.de (abgerufen am 7. Mai 2009)

Abbildungen

Themen der Weltnichtrauchertage

Bundesvereinigung Prävention und Gesundheit e.V. (2009) www.weltnichtrauchertag.de (abgerufen am 7. Mai 2009)

Aktionen der Help-Kampagne in Europa

Eigene Anfrage bei Ligaris

Darstellung: Ligaris

Fotos: Nick K. Schneider, 2009

6.10 Beteiligung der Zivilgesellschaft

Text

Lickint F (1939) Tabak und Organismus. Hippokrates-Verlag, Stuttgart

World Health Organization (2004) Rahmenübereinkommen der WHO zur Eindämmung des Tabakgebrauchs vom 21. Mai 2003, Genf. Amtliche deutsche Übersetzung vom 2. April 2004.

Abbildungen

Tabakwerbung = Krebsreklame

Deutsches Krebsforschungszentrum, 2003

Auswahl deutscher Nichtregierungsorganisationen in Tabakprävention und Nichtraucherschutz

Eigene Anfragen bei den entsprechenden deutschen Nichtregierungsorganisationen.

Darstellung: Deutsches Krebsforschungszentrum, Stabsstelle Krebsprävention, 2009

Mitgliedsorganisationen des Aktionsbündnisses Nichtrauchen

Darstellung: Deutsches Krebsforschungszentrum, Stabsstelle Krebsprävention, 2009

6.11 Tabakwerbeverbote

Text

Bundestag (1974) Gesetz zur Neuordnung und Bereinigung des Rechts im Verkehr mit Lebensmitteln, Tabakerzeugnissen, kosmetischen Mitteln und sonstigen Bedarfsgegenständen. Bundesgesetzblatt, 1945-1966

Bundestag (2002) Jugendschutzgesetz. Bundesgesetzblatt, 2730-2739

Bundestag (2004) Gesetz zur Verbesserung des Schutzes junger Menschen vor Gefahren des Alkohol- und Tabakkonsums. Bundesgesetzblatt, 39, 1857-1858

Campaign for Tobacco-Free Kids (2008) Tobacco advertising, promotion and sponsorship: Essential facts. Campaign for Tobacco-Free Kids, http://www.tobaccofreecenter.org/files/pdfs/ADPR_essential_facts_en.pdf (abgerufen am 7. Mai 2009)

Campaign for Tobacco-Free Kids (2008) Tobacco advertising, promotion and sponsorship: Evidence of the impact of tobacco marketing on tobacco use. Campaign for Tobacco-Free Kids, http://www.tobaccofreecenter.org/files/pdfs/ADPR_evidence_en.pdf (abgerufen am 7. Mai 2009)

Deutsches Krebsforschungszentrum (2004) Die Verfassungsmäßigkeit eines umfassenden Werbeverbotes in Deutschland. Deutsches Krebsforschungszentrum, Heidelberg

Europäisches Parlament (2003) Richtlinie 2003/33/EG des Europäischen Parlaments und des Rates vom 26. Mai 2003 zur Angleichung der Rechts- und Verwaltungsvorschriften der Mitgliedsstaaten über Werbung und Sponsoring zugunsten von Tabakerzeugnissen. 2003/33/EG

Framework Convention Alliance (2008) Adoption of guidelines for implementation of Article 13 (Tobacco advertising, promotion and sponsorship) and recommendations on further measures relating to crossborder tobacco advertising, promotion and sponsorship. Third session of the Conference of the parties to the WHO Framework Convention on Tobacco Control, 17-22 November, Durban, South Africa,

Framework Convention Alliance (2008) Plain packaging of tobacco products. Framework Convention Alliance for Tobacco Control, http://www.fctc.org/dmdocuments/FCA%20Factsheet_Plain%20Packaging_replace.pdf (abgerufen am 7. Mai 2009)

Framework Convention Alliance (2008) The impact of tobacco marketing on tobacco consumption and the effectiveness of comprehensive bans: Findings of the Monograph on The role of the media in promoting and reducing tobacco use. Framework Convention Alliance, http://www.fctc.org/dmdocuments/COP-3_fact_sheet_Impact_of_tobacco_Marketing.pdf (abgerufen am 7. Mai 2009)

Framework Convention Alliance on Tobacco Control (2005) Hintergrundinformation zu Artikel 13 („Tabakwerbung, Förderung des Tabakverkaufs und Tabaksponsoring") der Tabakrahmenkonvention. Deutsche Übersetzung. Deutsches Krebsfoschungszentrum, Heidelberg

Framework Convention Alliance on Tobacco Control (2008) Guidelines for implementation of Article 13 of the WHO Framework Convention Alliance on Tobacco Control (Tobacco advertising, promotion and sponsorship). http://www.who.int/fctc/guidelines/article_13.pdf (abgerufen am 7. Mai 2009)

Lovato C, Linn G, Stead LF et al. (2003) Impact of tobacco advertising and promotion on increasing adolescent smoking behaviours. Cochrane Database Sys Rev, CD003439

Vierter Staatsvertrag zur Änderung rundfunkrechtlicher Staatsverträge - Stand Mai 1999

World Health Organization (2004) Rahmenübereinkommen der WHO zur Eindämmung des Tabakgebrauchs, amtliche deutsche Übersetzung vom 2. April 2004

Abbildungen
Europakarte Verbote von Außenwerbung für Tabakprodukte in Europa
European Network for Smoking Prevention (2009) Implementation of EU and national tobacco advertising directives. European Network for Smoking Prevention, http://www.ensp.org/files/adv_ban_implementation_april_2009_final.pdf (abgerufen am 7. Mai 2009)
Darstellung: Deutsches Krebsforschungszentrum, Stabsstelle Krebsprävention, 2009
Fotos:
Deutsches Krebsforschungszentrum, 2009; Nick K. Schneider, 2009
Darstellung: Deutsches Krebsforschungszentrum, Stabsstelle Krebsprävention, 2009

6.12 Ausstieg und Entwöhnung

Text
Bundeszentrale für gesundheitliche Aufklärung (2009) www.bzga.de (abgerufen am 7. Mai 2009)
Cochrane Tobacco Addiction Group (2009) Sammlung von Reviews zu „Tobacco Addiction". The Cochrane Collaboration, http://www2.cochrane.org/reviews/en/topics/94.html (abgerufen am 7. Mai 2009)
Deutsches Krebsforschungszentrum (2007) Dem Tabakkonsum Einhalt gebieten – Ärzte in Prävention und Therapie der Tabakabhängigkeit, 2. vollständig überarbeitete Auflage. Deutsches Krebsforschungszentrum, Bundesärztekammer, Heidelberg, Berlin
Deutsches Krebsforschungszentrum (2008) Rauchfrei. www.rauchfrei2008.de (abgerufen am 7. Mai 2009)
Deutsches Netz Rauchfreier Krankenhäuser & Gesundheitseinrichtungen (2009) www.rauchfrei-plus.de (abgerufen am 7. Mai 2009)
Etzel M, Mons U, Schmitt S et al. (2008) Raucherentwöhnung in Deutschland 2007. Struktur der ambulanten Therapieangebote zur Tabakentwöhnung und Raucherberatung. Bundesgesundheitsblatt – Gesundheitsforschung – Gesundheitsschutz, 51, 1453–1461
Framework Convention Alliance on Tobacco Control (2005) Hintergrundinformation zu Artikel 14 („Maßnahmen zur Verminderung der Nachfrage im Zusammenhang mit Tabakabhängigkeit und der Aufgabe des Tabakkonsums") der Tabakrahmenkonvention. Deutsche Übersetzung. Deutsches Krebsforschungszentrum, Heidelberg
Institut für Therapieforschung (2009) www.rauchfrei-programm.de (abgerufen am 7. Mai 2009)
World Health Organization (2004) Rahmenübereinkommen der WHO zur Eindämmung des Tabakgebrauchs vom 21. Mai 2003, Genf. Amtliche deutsche Übersetzung vom 2. April 2004

Abbildungen
Mitgliedseinrichtungen im Deutschen Netz Rauchfreier Krankenhäuser & Gesundheitseinrichtungen (DNRfK)
Deutsches Netz Rauchfreier Krankenhäuser & Gesundheitseinrichtungen (2009) www.rauchfrei-plus.de (abgerufen am 7. Mai 2009)
Darstellung: Deutsches Krebsforschungszentrum, Stabsstelle Krebsprävention, 2009
Angebote zur Raucherberatung und Tabakentwöhnung
Etzel M, Mons U, Schmitt S et al. (2008) Raucherentwöhnung in Deutschland 2007. Struktur der ambulanten Therapieangebote zur Tabakentwöhnung und Raucherberatung. Bundesgesundheitsblatt – Gesundheitsforschung – Gesundheitsschutz, 51, 1453–1461
Darstellung: Deutsches Krebsforschungszentrum, Stabsstelle Krebsprävention, 2009
Therapeutische Maßnahmen
Cochrane Database of Systematic Reviews, www2.cochrane.org/reviews/en/topics/94.html (abgerufen am 7. Mai 2009)
Darstellung: Deutsches Krebsforschungszentrum, Stabsstelle Krebsprävention, 2009

6.13 Bekämpfung des illegalen Handels

Text
Bundesministerium der Finanzen (2009) Die Bundeszollverwaltung, Jahresstatistik 2008. http://www.zoll.de/e0_downloads/d0_veroeffentlichungen/jahresstatistik_2008.pdf (abgerufen am 7. Mai 2009)
Deutsches Krebsforschungszentrum (2002) Gesundheit fördern – Tabakkonsum verringern. Handlungsempfehlungen für eine wirksame Tabakkontrollpolitik in Deutschland. Deutsches Krebsforschungszentrum, Heidelberg
Drogenbeauftragte der Bundesregierung, Bundesministerium für Gesundheit (2008) Drogen- und Suchtbericht 2008. Berlin
Framework Convention Alliance (2008) The use of technology to combat the illicit tobacco trade. Framework Convention Alliance, http://www.fctc.org/dmdocuments/INB-2_Factsheet_Use_of_Technology2.pdf (abgerufen am 7. Mai 2009)
Framework Convention Alliance (o. J.) Glossary of terms in the illicit trade. Framework Convention

Alliance, http://www.fctc.org/dmdocuments/glossary_fact_sheet2.pdf (abgerufen am 7. Mai 2009)
Framework Convention Alliance on Tobacco Control (2005) Hintergrundinformation zu Artikel 15 („Unerlaubter Handel mit Tabakerzeugnissen") der Tabakrahmenkonvention. Deutsche Übersetzung. Deutsches Krebsforschungszentrum, Heidelberg
World Health Organization (2004) Rahmenübereinkommen der WHO zur Eindämmung des Tabakgebrauchs vom 21. Mai 2003, Genf. Amtliche deutsche Übersetzung vom 2. April 2004.

Abbildung
Maßnahmen zur Bekämpfung des illegalen Handels

Campaign for Tobacco-Free Kids (2008) Illicit tobacco trade – Illegal profits and and public peril. http://tobaccofreecenter.org/files/pdfs/ILL-Overview-oct08-v4.pdf (abgerufen am 07. Mai 2009)
Framework Convention Alliance (2008) The use of technology to combat the illicit tobacco trade. Framework Convention Alliance, http://www.fctc.org/dmdocuments/INB-2_Factsheet_Use_of_Technology2.pdf (abgerufen am 7. Mai 2009)
Framework Convention Alliance (2009) Illicit Trade Protocol. Bulletin, 86, 7
Framework Convention Alliance (2009) Technology and the fight against illicit tobacco trade. http://www.fctc.org/dmdocuments/INB-2_Media%20briefing_Technology_and_Illicit_Trade.pdf (abgerufen am 7. Mai 2009)
Darstellung: Deutsches Krebsforschungszentrum, Stabsstelle Krebsprävention, 2009

6.14 Ausblick

Abbildung
Tabakkontrollmaßnahmen und deren Wirkung in Deutschland

Deutsches Krebsforschungszentrum (2008) Rauchende Kinder und Jugendliche in Deutschland – leichter Einstieg, schwerer Ausstieg. Deutsches Krebsforschungszentrum, Heidelberg
Bearbeitung: Deutsches Krebsforschungszentrum, Stabsstelle Krebsprävention, 2009

Zielsetzungen für die Zukunft

Darstellung: Deutsches Krebsforschungszentrum, Stabsstelle Krebsprävention, 2009

GPSR Compliance

The European Union's (EU) General Product Safety Regulation (GPSR) is a set of rules that requires consumer products to be safe and our obligations to ensure this.

If you have any concerns about our products, you can contact us on ProductSafety@springernature.com

In case Publisher is established outside the EU, the EU authorized representative is:

Springer Nature Customer Service Center GmbH
Europaplatz 3
69115 Heidelberg, Germany

Batch number: 10591350

Printed by Printforce, the Netherlands